总主编　侯建全

实用护理客观结构化临床考试（OSCE）指导用书

外科篇

主编　王洁　洪洋　夏佩芳

苏州大学出版社
Soochow University Press

图书在版编目(CIP)数据

实用护理客观结构化临床考试(OSCE)指导用书. 外科篇 / 王洁，洪洋，夏佩芳主编. -- 苏州 : 苏州大学出版社，2025. 4. -- ISBN 978-7-5672-5070-3

Ⅰ. R47

中国国家版本馆 CIP 数据核字第 202513T600 号

书　　名: 实用护理客观结构化临床考试(OSCE)指导用书·外科篇
SHIYONG HULI KEGUAN JIEGOUHUA LINCHUANG KAOSHI (OSCE)ZHIDAO YONGSHU · WAIKEPIAN

主　　编: 王　洁　洪　洋　夏佩芳
责任编辑: 赵晓嬿
装帧设计: 吴　钰

出版发行: 苏州大学出版社(Soochow University Press)
社　　址: 苏州市十梓街 1 号　**邮编:** 215006
印　　装: 苏州市古得堡数码印刷有限公司
网　　址: www.sudapress.com
邮　　箱: sdcbs@suda.edu.cn
邮购热线: 0512-67480030
销售热线: 0512-67481020

开　　本: 787 mm×1 092 mm　1/16　**印张:** 24.5　**字数:** 627 千
版　　次: 2025 年 4 月第 1 版
印　　次: 2025 年 4 月第 1 次印刷
书　　号: ISBN 978-7-5672-5070-3
定　　价: 98.00 元

实用护理客观结构化临床考试（OSCE）指导用书编写组

总 主 编　侯建全

本册主编　王　洁　洪　洋　夏佩芳

本册副主编　张霞芬　李　弢　钱　丹　张　颖

本册编者（按姓氏笔画排序）

王　洁　王逸倩　刘　雪　李　弢

杨紫薇　吴　韬　佘孙菊　张　颖

张霞芬　陈琪琳　查必禄　施　芹

洪　洋　姚金娣　夏佩芳　钱　丹

蒋凌艳

序

现代医学飞速发展，护理工作内涵与外延不断拓展，对护士的专业素养提出了更高的要求。客观结构化临床考试（objective structured clinical examination，OSCE），通过标准化、情境化的考核，将碎片化的知识串联为系统的临床思维，将机械化的操作升华为对患者需求的深刻洞察，全面提升护士临床技能和综合素养。这种能力的锤炼，不仅关乎一场考试，更关乎护理职业的本质——以专业为盾，以共情为刃，在多变复杂的临床情境中守护患者的生命安全。

本书的编写，以“贴近临床、注重实践、提升能力”为核心理念。不同于传统教材对操作步骤的单一复现，本书构建了多维度的学习体系：

从“标准化”到“个体化”：在规范操作流程的同时，强调如何针对不同患者的生理、心理及社会背景调整护理策略。

从“技能熟练”到“决策自信”：通过模拟复杂的临床场景，培养护士在突发状况下的风险评估、独立判断与处理能力。

从“技术执行”到“人文渗透”：在每一项操作指引中融入沟通技巧、伦理思考与同理心训练，让护理行为始终包裹人文温度。

实用护理客观结构化临床考试（OSCE）指导用书为系列丛书，全面梳理了内、外科护理的核心知识与技能，涵盖了普外科、神经外科、骨科、胸心血管外科、心血管内科、呼吸科、消化科、神经内科等专科领域，为读者呈现了一部兼具科学性、实用性与前瞻性的 OSCE 指南，承载着临床与教育双轨并行的深刻思考。这本书不仅是一本 OSCE 的指导用书，更是一本临床护理实践的参考手册。相信通过不断地学习和实践，每一位护士都能在职业生涯中不断成长，为患者提供更优质的护理服务！

江苏省护理学会理事长　霍孝蓉

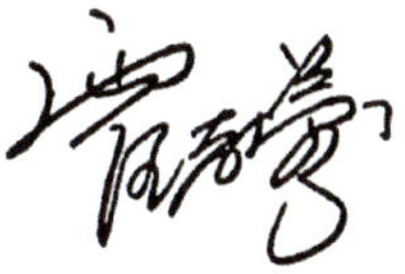

自　序

护理学是一门综合性学科，是医疗体系中不可或缺的一环，其专业水平直接关系到患者的手术效果、康复质量乃至生命安全。客观结构化临床考试(OSCE)作为评估护理人员综合能力的重要工具，不仅是护理教育改革的里程碑，更是推动护理专业化、标准化、精细化发展的关键抓手。

随着社会老龄化进程的快速推进，患者需求日益多元化。医疗技术的飞速发展，如微创手术的普及、加速康复外科(enhanced recovery after surgery，ERAS)理念的推广、多学科协作模式的深化，以及人工智能、大数据等新技术的开展，对护士的专业素养提出了更高要求，外科护理面临着前所未有的机遇与挑战。OSCE 的考核内容与形式，也在这一背景下不断迭代升级：从单一的操作技能考核，到临床思维、沟通能力、应急处理等多维度的综合评估；从标准化的流程执行，到个体化护理方案的制定与实施；从技术熟练度的考查，到人文关怀与伦理决策的融入。这种变化，不仅体现了 OSCE 的科学性与先进性，更折射出护理学科发展的时代脉搏。

然而，OSCE 的意义远不止于一场考试。它是一面镜子，映照出护理教育的优势与不足；它是一座桥梁，连接起课堂与临床、理论和实践；它更是一把钥匙，为护理人员打开通往卓越护理的大门。通过 OSCE，我们不仅能够选拔出技术过硬的护士，更能培养出具备批判性思维、团队协作精神和人文关怀意识的护理人才。这种人才，正是推动护理高质量发展的中坚力量。

护理学科的发展离不开每一位护理工作者的努力与奉献，愿本书能成为护理同仁的良师益友。愿我们携手共进，以 OSCE 为起点，推动护理学科迈向更高水平，为患者的健康与安全保驾护航，为护理学科的发展贡献力量！

王洁

2025 年 3 月

目 录

第一章
普外科护理

第一节　甲状腺癌护理

【概述】

甲状腺癌是一种起源于甲状腺滤泡上皮或滤泡旁上皮细胞的恶性肿瘤，也是头颈部最为常见的恶性肿瘤。甲状腺癌目前主要以外科治疗为主，术后内分泌治疗、放射性核素治疗及靶向治疗等为辅。本节主要考查甲状腺癌患者的病史采集、护理评估、护理诊断与评分、病情变化的观察、术后并发症的识别与处理以及健康指导等内容。

【培训目标】

知识：掌握甲状腺癌患者的病史采集、专科评估、病情观察要点及健康教育知识。

技能：掌握甲状腺癌患者的体格检查方法、急症病情变化的观察、并发症的处理流程及健康宣教。

态度：全程语言流畅，保持对患者的尊重、同情和关爱，展现良好的个人形象及辩证性思维能力。

考站一　健康评估站

【考生指引】

▲考核情境

赵女士，64 岁，已婚，因“右侧耳部间歇性疼痛 2 周，体检发现右颈部肿块”步行入院。入院诊断：右甲状腺恶性肿瘤。拟行手术治疗。

▲考生任务

1. 请采集该患者的现病史、既往史、家族史、用药史、过敏史、个人生活史、一般资料，并提出至少 3 个护理诊断。

2. 请进行专科体检及护理评分,包括疼痛评估(NRS 评分)、静脉血栓栓塞症风险评估(Caprini 评分)、压力性损伤风险评估(Braden 评分)、日常生活能力评估(Barthel 评分)、跌倒风险评估。

▲考核时间

8～10 分钟(读题 1 分钟,用物准备 1 分钟,考核 6～8 分钟)。

【考官指引】

▲考核目的

1. 考查考生正确采集病史、提出护理诊断的能力。

2. 考查考生正确进行专科评估、护理评分的能力。

▲场景与用物设置

1. 场景:病床 1 张,模拟患者 1 位,考官 2 位。

2. 用物:治疗车 1 辆,疼痛评分尺 1 把,日常护理评估工具手册 1 本,听诊器 1 个,速干手消毒液 1 瓶,考生指引 1 份,模拟患者指引 1 份,考官指引 2 份,笔 2 支,白纸数张。

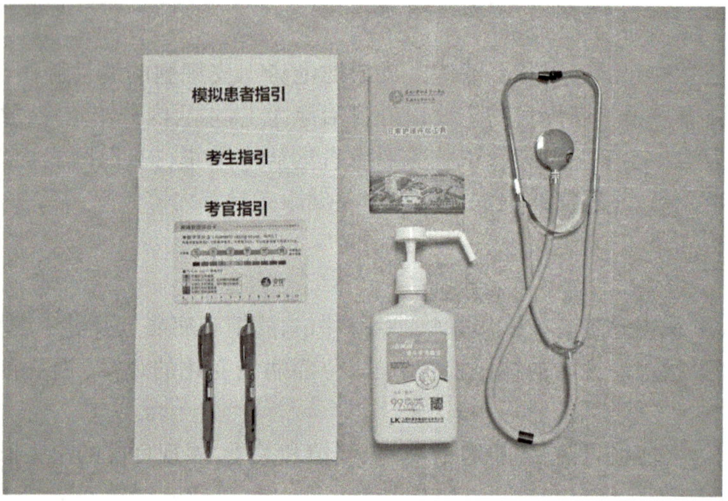

▲监考与评分注意事项

1. 请根据考核内容评分指引评分。

2. 评分项目完全做到得 2 分,部分做到或经由模拟患者提醒做到得 1 分,均未做到不得分。

3. 考核时间结束,立即停止考核,进入下一站点。

【考核内容评分指引一】

健康评估评分指引			
评分项目	完全做到 2 分	部分做到 1 分	未做到 0 分
现病史			
1. 自我介绍(姓名与职责),向患者解释沟通目的			
2. 核对患者身份(2 种及以上方式)			

（续表）

3. 评估颈部肿块出现的时间			
4. 评估有无伴随症状			
5. 评估耳部疼痛的性质、持续时间、有无诱发因素、缓解方式，进行疼痛评分			
6. 评估本次发病的诊治（检验、检查、治疗）经过			
既往史、家族史、用药史、过敏史、个人生活史、一般资料			
7. 评估既往史			
8. 评估家族史			
9. 评估用药史			
10. 评估过敏史			
11. 评估手术及外伤史、跌倒史			
12. 评估个人生活史：烟酒嗜好、饮食、睡眠、二便			
13. 评估患者营养状态，有无体重下降			
14. 评估一般资料：生活自理情况、体质量指数（BMI）、付费方式、社会支持等			
15. 评估心理状态			
护理诊断/问题			
16. 舒适度改变（依据：患者耳部间歇性疼痛）			
17. 焦虑：担心不良后果（依据：患者精神紧张）			
18. 知识缺乏：缺乏甲状腺疾病相关知识（依据：患者主诉对甲状腺疾病不了解）			
百分比分数计算评分	得分÷36（本站总分）×100×30%（本站权重）=本站得分		

【考核内容评分指引二】

健康评估评分指引			
评分项目	完全做到 2 分	部分做到 1 分	未做到 0 分
专科体检			
1. 自我介绍（姓名与职责），向患者解释沟通目的			
2. 核对患者身份（2 种及以上方式）			
3. 评估颈部有无肿块、颈静脉有无怒张			
4. 触诊评估气管是否居中			
5. 嘱患者配合做吞咽动作，触诊甲状腺，评估颈部肿块大小、质地、活动度、边界是否清楚、有无压痛			
6. 触诊评估颈部两侧淋巴结有无肿大			
7. 听诊肿大甲状腺部位，有无血管杂音			
8. 评估耳、枕、肩有无疼痛，进行疼痛评分			

(续表)

9. 评估患者有无咯血或呼吸困难			
10. 评估有无声音嘶哑、饮水呛咳、呼吸困难			
11. 评估有无右侧瞳孔缩小、上眼睑下垂、眼球内陷等霍纳综合征(Horner syndrome)表现			
12. 评估患者有无腹泻、心悸、面色潮红等甲状腺功能亢进表现			
13. 评估本次发病的诊治(检验、检查、治疗)经过			
护理评估			
14. NRS 评分准确			
15. Braden 评分准确			
16. 跌倒风险评估准确			
17. Caprini 评分准确			
18. Barthel 评分准确			
百分比分数计算评分	得分÷36(本站总分)×100×30%(本站权重)=本站得分		

注:根据模拟患者病情,NRS 评分 2 分,Braden 评分 23 分,跌倒风险临床判定不符合,Morse 评分 0 分,Caprini 评分 5 分,Barthel 评分 100 分。

考站二 临床问题处理站

【考生指引】

▲考核情境

赵女士,64 岁,已婚,诊断为"右甲状腺恶性肿瘤"。患者昨日在全麻下行右侧甲状腺及峡部全切+颈部淋巴结清扫术,带回右侧颈部引流管 1 根,妥善固定,引流通畅。

▲考生任务

1. 术后 10 小时,患者突发颈部肿胀,伤口敷料少量渗血,颈部引流管引流出鲜红色血性液体 100 mL,心电监护示:R 28 次/分,SpO_2 96%。患者主诉呼吸困难,情绪紧张。请判断患者可能发生了什么病情变化并立即处理。

2. 术后第 2 天,电解质结果示:钙 1.72 mmol/L,患者主诉有口周麻木感觉,手足痉挛。请判断患者可能发生了什么病情变化,进行相应处理并给予健康宣教。

▲考核时间

8~10 分钟(读题 1 分钟,用物准备 1 分钟,考核 6~8 分钟)。

【考官指引】

▲考核目的

1. 考核考生对甲状腺癌术后出血的处理能力。
2. 考核考生对甲状腺癌术后低钙血症的处理能力。

▲场景与用物设置

1. 场景:病床 1 张,床头柜 1 个(气管切开包 1 个备于床头柜上),模拟患者 1 位(心电监护,吸氧 3 L/min,静脉输液治疗中,右侧颈部伤口敷料 1 处,右侧颈部引流管 1 根),考官 2 位。

2. 用物:治疗车 1 辆,治疗盘 1 个,注射用卡络磺钠 20 mg 4 支,0.9%氯化钠注射液 100 mL 1 袋,葡萄糖酸钙注射液 10 mL 1 支,生理盐水 10 mL 数支,5%葡萄糖溶液100 mL 1 袋,地塞米松注射液 1 mg,20 mL 注射器数个,采血管 2 支,速干手消毒液 1 瓶,考生指引 1 份,模拟患者指引 1 份,考官指引 2 份,笔 2 支,白纸数张。

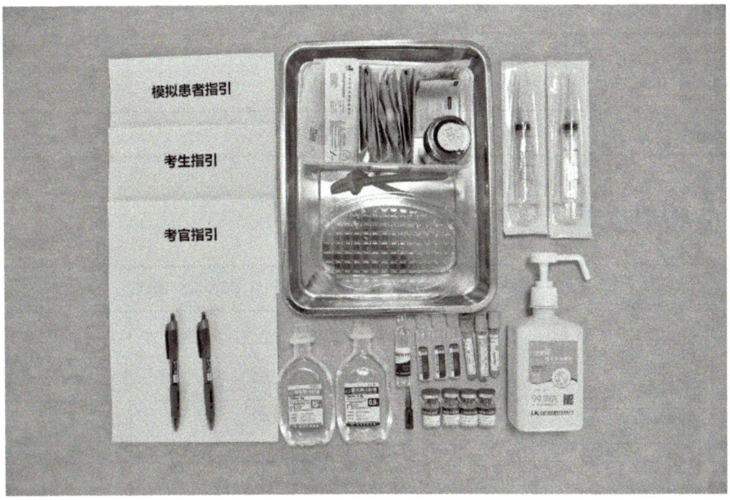

▲监考与评分注意事项

1. 请根据考核内容评分指引评分。

2. 评分项目完全做到得 2 分,部分做到或经由模拟患者提醒做到得 1 分,均未做到不得分。

3. 考核时间结束,立即停止考核,进入下一站点。

【考核内容评分指引一】

临床问题处理评分指引			
评分项目	完全做到 2 分	部分做到 1 分	未做到 0 分
病情评估与判断			
1. 评估患者有无胸闷不适			
2. 查看患者颈部肿胀情况及伤口敷料情况			
3. 检查引流管:查看引流液色、质、量,挤压引流管,保持通畅			
4. 判断病情变化:出血			
出血处理			
5. 评估呼吸困难情况,查看心电监护,重点关注呼吸、脉氧情况			
6. 抬高床头			
7. 查看氧气装置,调节氧流量至 6～8 L/min			

(续表)

8. 安慰患者,缓解紧张情绪			
9. 立即汇报医生			
10. 检查床旁气切包处于备用状态,准备抢救物品			
11. 查看输液情况,加快补液速度			
12. 遵医嘱使用止血、减轻呼吸道水肿的药物(口述)			
13. 配合医生行床边急救:配合医生床边拆除缝线、清除血肿、结扎出血的血管(口述)			
14. 观察病情变化,评估出血控制效果:观察引流、伤口敷料、颈部肿胀、呼吸困难症状是否改善,脉氧是否正常(口述)			
百分比分数计算评分	得分÷28(本站总分)×100×40%(本站权重)=本站得分		

【考核内容评分指引二】

临床问题处理评分指引			
评分项目	完全做到 2 分	部分做到 1 分	未做到 0 分
病情判断与处理			
1. 判断病情变化:低钙血症			
2. 询问患者不适主诉,评估麻木、抽搐的具体部位,询问患者有无喉部痉挛或呼吸困难			
3. 安置患者卧床休息,予床栏保护预防坠床			
4. 立即汇报医生			
5. 遵医嘱静脉使用补钙药物			
6. 静脉注射补钙药物,稀释后使用			
7. 静脉缓慢注射,不超过 200 mg/min			
8. 观察病情变化,评估患者抽搐及麻木等低钙血症症状改善情况			
9. 遵医嘱监测甲状旁腺激素及血钙浓度(口述)			
健康教育			
10. 告知患者及家属,手足麻木及抽搐是低钙血症的表现,为甲状腺术后常见并发症			
11. 给予饮食指导:进食高钙食物,口服补充钙剂,适当补充维生素 D,促进钙在肠道的吸收			
12. 指导患者适当限制进食含磷较高的食物,如肉类、乳品、蛋类等,以免影响钙的吸收			
13. 指导患者在感觉手足麻木时,应立即卧床休息并告知家属、医护人员			
14. 如出现抽搐,应注意预防跌倒或坠床,勿强行按压、牵拉肢体			
百分比分数计算评分	得分÷28(本站总分)×100×40%(本站权重)=本站得分		

考站三 复训护理站

【考生指引】

▲考核情境

赵女士，64岁，已婚，诊断为“右甲状腺恶性肿瘤”。在全麻下行右侧甲状腺及峡部全切+颈部淋巴结清扫术，术后第6天，恢复良好，予以出院。

▲考生任务

1. 患者出院带药“左甲状腺素钠片150 μg QD8”，请针对性进行药物宣教。

2. 术后第6天，患者予拔除引流管并出院，患者不敢活动头部，请针对患者肩颈部功能锻炼进行宣教。

▲考核时间

8～10分钟(读题1分钟，用物准备1分钟，考核6～8分钟)。

【考官指引】

▲考核目的

1. 考核考生正确进行药物“左甲状腺素钠片”健康指导的能力。

2. 考核考生正确进行甲状腺癌术后肩颈部功能锻炼健康指导的能力。

▲场景与用物设置

1. 场景：病床1张，模拟患者1位，考官2位。

2. 用物：治疗车1辆，健康宣教单1份，速干手消毒液1瓶，考生指引1份，模拟患者指引1份，考官指引2份，笔2支，白纸数张。

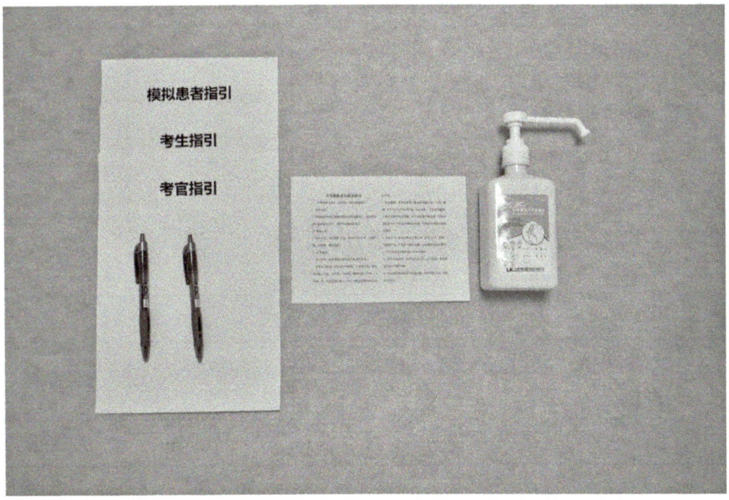

▲监考与评分注意事项

1. 请根据考核内容评分指引评分。

2. 评分项目完全做到得 2 分，部分做到或经由模拟患者提醒做到得 1 分，均未做到不得分。

3. 考核时间结束，立即停止考核，进入下一站点。

【考核内容评分指引一】

复训护理评分指引			
评分项目	完全做到 2 分	部分做到 1 分	未做到 0 分
健康教育前评估			
1. 自我介绍			
2. 核对患者身份(2 种及以上方式)			
3. 核对患者使用药物名称、剂量、用法、频次(用药时间)			
4. 评估患者对左甲状腺素钠片使用的了解程度			
药物宣教			
5. 解释用药目的：甲状腺全切术后需要使用左甲状腺素钠片进行激素替代治疗，预防甲状腺肿的复发			
6. 药物服用剂量：150 μg/d，不可随意自行停药或增减药物剂量			
7. 服用时间及方法：早餐前 60 分钟、空腹口服、全剂量、清水送服，每天定时、定量服用以维持稳定的血药浓度			
8. 左甲状腺素钠片与食物、药物应分开服用：与普通食物、维生素间隔 1 小时；与牛奶、豆制品、咖啡间隔 4 小时；与含铝、铁、钙的药物间隔 2 小时；与降胆固醇药物间隔 4 小时			
9. 如有漏服，需补充服用。漏服的处理方法：①当日漏服，可在当日任何时候补服；②如果第 2 天才发现漏服，可在次日服用双倍剂量，对双倍剂量不耐受者，可在后续的数天内补足全部漏服的剂量，必要时可来院寻求医生帮助			
10. 可能的不良反应：服用过量会出现心悸、手抖、多汗、烦躁、失眠等不适，严重者可诱发房颤、心绞痛等心血管事件；一旦出现服用过量表现，应及时就诊			
11. 左甲状腺素钠片的保存：左甲状腺素钠片应在 25 ℃以下保存，夏季高温可放入冰箱冷藏			
12. 需定期到医院复查甲状腺功能；如有其他不适，应到医院就诊			
评估健康教育的效果			
13. 评估患者对左甲状腺素钠片使用方法及注意事项的掌握情况(如复述)			
百分比分数计算评分	得分÷26(本站总分)×100×30%(本站权重)=本站得分		

【考核内容评分指引二】

复训护理评分指引			
评分项目	完全做到 2 分	部分做到 1 分	未做到 0 分
健康教育前评估			
1. 自我介绍			
2. 核对患者身份(2 种及以上方式)			
3. 评估患者引流管拔除后伤口敷料情况			
4. 评估患者现肩颈活动的情况			
5. 评估患者对于肩颈部功能锻炼的知晓情况			
肩颈部功能锻炼指导			
6. 告知肩颈部功能锻炼的目的:防止颈部粘连、肌肉萎缩、功能受限			
7. 颈部功能锻炼主要包括:颈部两侧侧屈锻炼、颈部前屈后仰锻炼,每次 5～8 分钟,2 次/天			
8. 示范并指导患者进行点头、仰头、左右旋转颈部至接近 90°、做"米"字形运动			
9. 示范并指导患者使用手指进行颈部按摩,防止颈部肌肉疲劳			
10. 肩部功能锻炼主要包括:肩部摆动锻炼、肩关节旋转锻炼、肩关节抬高锻炼,每次 5～8 分钟,2 次/天			
11. 示范并指导患者进行肩部摆动、旋转练习,肩关节抬高等			
12. 注意事项:①肩颈部功能锻炼时动作轻柔,循序渐进,逐渐增加力度、幅度,过渡至颈部全关节活动;②肩颈部功能锻炼应每天练习,循序渐进,直至出院后至少 3 个月;③锻炼后如出现不适,及时就医			
评估健康教育的效果			
13. 评估患者对肩颈部功能锻炼方法及注意事项的掌握情况			
百分比分数计算评分	得分÷26(本站总分)×100×30%(本站权重)=本站得分		

【模拟患者指引】

一、基本信息

赵女士,64 岁,身高 156 cm,体重 63 kg,BMI 25.89 kg/m^2,中专学历,已退休,城镇居民医保,经济状况及家庭支持良好。

二、病史详情

现病史:因"右侧耳部间歇性疼痛 2 周,体检发现右颈部肿块"步行入院。入院诊断:右甲状腺恶性肿瘤。

既往史:否认高血压、糖尿病等病史,无长期用药史,无家族疾病史,否认食物、药物过敏史,无跌倒外伤史、手术史。否认烟酒嗜好。

护理评估:T 36.5 ℃,P 88 次/分,R 18 次/分,BP 110/60 mmHg。患者神志清,精神可。颈软,气管居中,颈静脉无怒张,颈动脉无异常搏动,右侧颈部略饱满,偏峡部可触及一肿块,无压痛,距胸骨上凹约 7 cm,大小约 2.5 cm×1.5 cm,质偏硬,边界不清,表面高低不平,活动差,可触及同侧颈部转移的肿大淋巴结,左侧无异常。无吞咽不适及疼痛,有右侧耳部间歇性疼痛,NRS 2 分,无枕部、肩部疼痛。无发热、多汗、心悸,无多食、易饥,无体重下降,无手足麻木,无饮水呛咳,声音无嘶哑,无瞳孔缩小、眼球内陷、上眼睑下垂症状。食欲正常,睡眠正常,大小便正常,生活自理。颈部 B 超示右侧甲状腺实性团块伴钙化,大小 27 mm×16 mm,穿刺病理为右侧甲状腺乳头状腺癌。血总三碘甲状腺原氨酸(TT_3)1.81 nmol/L,总甲状腺素(TT_4)1.22 nmol/L,促甲状腺激素(TSH)2.96 mIU/L,甲状腺球蛋白抗体(TGAb)61.8%,甲状腺微粒体抗体(TMAb)69.5%。评估过程中,患者精神紧张,多次主诉对甲状腺疾病不了解,担心预后。

三、治疗、护理及预后

入院后完善相关检查,第 3 天在全麻下行右侧甲状腺及峡部全切+颈部淋巴结清扫术,术后带回右侧颈部引流管 1 根,妥善固定,引流通畅。

术后 10 小时,患者突发颈部肿胀,伤口敷料少量渗血,颈部引流管引流出鲜红色血性液体 100 mL,患者主诉呼吸困难,情绪紧张。责任护士查看颈部肿胀、引流管及伤口敷料情况,判断发生了病情变化:出血。患者心电监护示:R 28 次/分,SpO_2 96%。责任护士予抬高床头、调高吸氧流量,安慰患者并立即汇报医生,准备抢救物品,保证气切包处于备用状态;增快补液速度,遵医嘱使用卡络磺钠止血、地塞米松减轻呼吸道水肿;配合医生行床边清除血肿。结扎出血血管后,患者出血得到控制,引流液未再引流出血性液体,伤口敷料干燥,颈部肿胀较前好转,呼吸困难症状缓解,心电监护示:R 20 次/分,SpO_2 99%。

术后第 2 天,电解质结果示:钙 1.72 mmol/L。患者主诉有口周麻木感觉,手足痉挛,无喉部痉挛及呼吸困难。责任护士判断出现了病情变化:低钙血症。予指导患者卧床休息,床栏保护预防坠床,汇报医生。遵医嘱静脉缓慢注射葡萄糖酸钙溶液,观察用药效果,15 分钟后患者手足、口周麻木症状缓解。责任护士告知患者低钙血症的预防方法及注意事项,患者理解。

术后第 6 天,患者无不适,伤口恢复良好,拔除右侧颈部引流管,予以出院,带药左甲状腺素钠片,剂量 150 μg QD8 口服。患者不知晓用药知识,责任护士进行用药指导,告知患者服用目的、方法、时间、不良反应、食物和药物禁忌、保存方法等内容,指导药物漏服后注意事项。患者对于头颈部活动存有疑虑,不敢活动头部,不知晓肩颈部功能锻炼内容,责任护士评估患者伤口敷料及肩颈部情况后,指导并示范颈部运动、肩部运动,患者理解。

【知识链接】

▲甲状腺癌术后常见并发症

1. 出血:甲状腺癌术后出血多见于术后 24 小时以内。主要表现为引流量增多,呈血性,颈部肿胀,患者自觉呼吸困难。

2. 喉返神经损伤:一侧喉返神经损伤,术后同侧声带麻痹,出现声音嘶哑、饮水呛咳。双侧喉返神经损伤,术后可出现呼吸困难,危及生命。

3. 喉上神经损伤:外支损伤引起声带松弛、音调降低。内支损伤时,进食特别是饮水时容易发生呛咳。

4. 甲状旁腺功能减退：主要表现为术后低钙血症，患者出现手足、口周发麻感或手足抽搐，给予静脉滴注钙剂可缓解。

5. 感染：甲状腺手术切口感染的表现包括发热、引流液浑浊、切口红肿渗液、皮温升高、局部疼痛伴压痛等。

6. 淋巴漏：常见于颈部淋巴结清扫后，表现为引流量持续较多，每日可达 500～1000 mL，甚至更多，多呈乳白色不透明液，也称乳糜漏。

7. 局部积液（血清肿）。

第二节　乳腺癌护理

【概述】

乳腺癌是女性最常见的恶性肿瘤之一，根据世界卫生组织国际癌症研究机构最新发布的数据，乳腺癌现已成为全球发病率最高的恶性肿瘤之一，严重危害广大女性的身心健康。目前，乳腺癌病因尚不明确，主要考虑可能与内分泌、家族史、精神心理、饮食习惯等因素有关。治疗原则为以手术治疗为主，化学药物、放射、内分泌、生物治疗手段为辅。本节主要考查病史采集、护理评估、护理诊断与评分、病情变化的观察与处理、术后并发症的识别与处理及健康指导等内容。

【培训目标】

知识：掌握乳腺癌患者的病史采集、专科评估、病情观察要点及健康教育知识。

技能：掌握乳腺癌患者的体格检查方法、急症病情变化的观察、并发症的处理流程、乳房自检及输液港知识宣教。

态度：全程语言流畅，保持对患者的尊重、同情和关爱，展现良好的个人形象及辩证性思维能力。

考站一　健康评估站

【考生指引】

▲考核情境

王女士，女，41 岁，因“1 周前发现右乳外上象限肿块伴右乳头回缩”来院就诊。穿刺活检示：右乳浸润性癌。门诊拟“右乳房恶性肿瘤”收治入院。

▲考生任务

1. 请采集该患者的现病史、既往史、家族史、用药史、过敏史、个人生活史、一般资料，并提出至少 3 个主要护理诊断。

2. 请进行专科体检及护理评分，包括疼痛评估(NRS 评分)、静脉血栓栓塞症风险评估(Caprini 评分)、压力性损伤风险评估(Braden 评分)、日常生活能力评估(Barthel 评分)、跌倒风险评估。

▲考核时间

8～10 分钟(读题 1 分钟，用物准备 1 分钟，考核 6～8 分钟)。

【考官指引】

▲考核目的

1. 考查考生正确采集病史、提出护理诊断的能力。

2. 考查考生正确进行专科评估、护理评分的能力。

▲场景与用物设置

1. 场景：病床 1 张，模拟患者 1 位，考官 2 位。

2. 用物：治疗车 1 辆，疼痛评分尺 1 把，日常护理评估工具手册 1 本，速干手消毒液 1 瓶，考生指引 1 份，模拟患者指引 1 份，考官指引 2 份，笔 2 支，白纸数张。

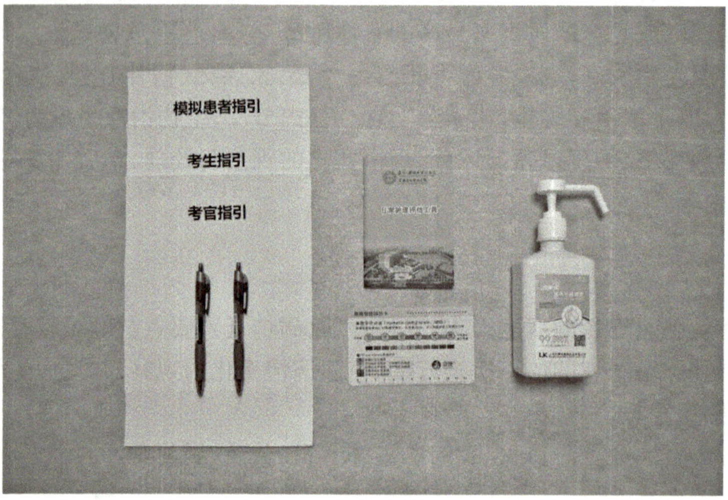

▲监考与评分注意事项

1. 请根据考核内容评分指引评分。

2. 评分项目完全做到得 2 分，部分做到或经由模拟患者提醒做到得 1 分，均未做到不得分。

3. 考核时间结束，立即停止考核，进入下一站点。

【考核内容评分指引一】

健康评估评分指引			
评分项目	完全做到 2 分	部分做到 1 分	未做到 0 分
现病史			
1. 自我介绍(姓名与职责)，向患者解释沟通目的			
2. 核对患者身份(2 种及以上方式)			

(续表)

3. 评估乳腺肿块出现的时间、部位、大小，有无疼痛			
4. 询问乳腺肿块出现与月经周期的关系			
5. 评估乳头回缩出现的时间			
6. 评估局部皮肤情况，有无乳头溢液			
7. 评估身体其他不适症状（胸痛、气促、肝大、黄疸、骨痛等转移表现）			
8. 评估本次发病的诊治（检验、检查、治疗）经过			
既往史、家族史、用药史、过敏史、个人生活史、一般资料			
9. 评估既往史			
10. 评估家族史			
11. 评估用药史			
12. 评估过敏史			
13. 评估手术及外伤史			
14. 评估个人生活史：月经史、婚育史、哺乳史、烟酒嗜好、饮食、睡眠、二便			
15. 评估一般资料：BMI、付费方式、社会支持等			
16. 评估心理状态			
护理诊断/问题			
17. 知识缺乏：缺乏疾病相关知识（依据：患者主诉不了解乳房疾病知识）			
18. 焦虑：担心不良后果（依据：患者对手术担忧，精神紧张）			
19. 身体形象紊乱：与乳头回缩有关（依据：患者对乳房外形改变担忧）			
百分比分数计算评分	得分÷38（本站总分）×100×30%（本站权重）=本站得分		

【考核内容评分指引二】

健康评估评分指引			
评分项目	完全做到 2 分	部分做到 1 分	未做到 0 分
专科体检			
1. 自我介绍（姓名与职责），向患者解释沟通目的			
2. 核对患者身份（2 种及以上方式）			
3. 指导患者站或坐位，双手自然下垂			
4. 观察双侧乳房大小、形状及位置是否对称			
5. 观察双侧乳房皮肤：有无红肿、溃疡、局部回缩或凹陷等			
6. 观察双侧乳头：大小、位置、对称性、有无回缩和分泌物			

(续表)

7. 观察腋窝和锁骨上窝:有无红肿、溃疡、瘢痕和肿块			
8. 安置患者合适的触诊检查体位(坐位或仰卧位)			
9. 触诊顺序正确:①先健侧后患侧;②外上象限开始,依次为外上、外下、内下、内上			
10. 触诊乳房质地、有无肿块、压痛			
11. 触诊乳房肿块,评估其部位、大小、外形、质地、活动度			
12. 触诊乳头:评估弹性、有无硬结,挤捏有无分泌物			
13. 触诊腋窝、锁骨上窝、颈部淋巴结有无肿大			
14. 同法触诊对侧乳房、乳头及腋窝、锁骨上窝、颈部淋巴结			
15. 评估本次发病的诊治(检验、检查、治疗)经过			
护理评估			
16. NRS 评分准确			
17. Braden 评分准确			
18. 跌倒风险评估准确			
19. Caprini 评分准确			
20. Barthel 评分准确			
百分比分数计算评分	得分÷40(本站总分)×100×30%(本站权重)=本站得分		

注:根据模拟患者病情,NRS 评分 0 分,Braden 评分 23 分,跌倒风险临床判定不符合,Morse 评分 0 分,Caprini 评分 4 分,Barthel 评分 100 分。

考站二 临床问题处理站

【考生指引】

▲考核情境

王女士,41 岁,因右乳房恶性肿瘤入院治疗。完善术前准备,在全麻下行右乳癌改良根治术+前哨淋巴结活检术,术后带回右侧腋窝引流管、皮下引流管各 1 根,妥善固定,引流通畅。

▲考生任务

1. 术后第 1 天,皮下引流管 2 小时内引流出血性液体约 200 mL,伤口敷料干燥,患者情绪紧张。请判断患者可能发生的问题并处理。

2. 术后第 4 天,患者患侧肢体轻度水肿,患侧手部皮纹较健侧变浅,不敢活动肢体,希望知晓如何消除水肿及预防方法,请对患者进行消除患肢肿胀处理和预防水肿的健康宣教。

▲考核时间

8～10 分钟(读题 1 分钟,用物准备 1 分钟,考核 6～8 分钟)。

【考官指引】

▲考核目的

1. 考核考生对乳腺癌术后出血并发症的处理能力。

2. 考核考生对乳腺癌术后患肢水肿的预防及处理能力。

▲场景与用物设置

1. 场景：病床 1 张，模拟患者 1 位（左手静脉输液治疗、胸部伤口敷料包裹，右侧腋窝、皮下引流管各 1 根），考官 2 位。

2. 用物：治疗车 1 辆，心电监护仪 1 台（含电极片），0.9%氯化钠注射液 100 mL 1 瓶，注射用卡络磺钠 20 mg 4 支，采血管 3 个，卷尺，速干手消毒液 1 瓶，考生指引 1 份，模拟患者指引 1 份，考官指引 2 份，笔 2 支，白纸数张。

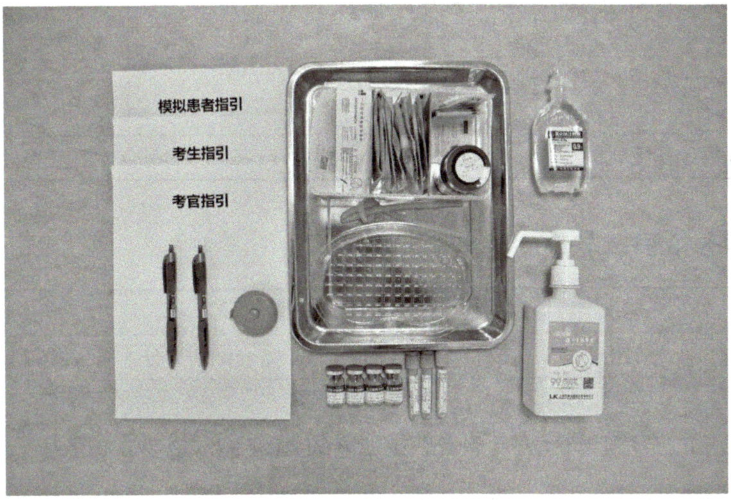

▲监考与评分注意事项

1. 请根据考核内容评分指引评分。

2. 评分项目完全做到得 2 分，部分做到或经由模拟患者提醒做到得 1 分，均未做到不得分。

3. 考核时间结束，立即停止考核，进入下一站点。

【考核内容评分指引一】

临床问题处理评分指引			
评分项目	完全做到 2 分	部分做到 1 分	未做到 0 分
病情观察与处置			
1. 评估患者伤口敷料、引流管情况，挤捏引流管，保持引流管通畅，观察引流液色、质、量			
2. 判断病情变化：出血			
3. 立即汇报医生，给予心电监护，正确设置心电监护监测频次、报警范围			
4. 观察生命体征变化：观察有无心慌、面色苍白、肢端湿冷等低血容量表现			

(续表)

5. 协助医生查看患者伤口情况,配合医生加压包扎伤口(口述),询问加压包扎后有无呼吸不畅等不适			
6. 观察患肢末梢血运情况,询问患者有无其他不适			
7. 查看静脉通路,增快补液速度			
8. 遵医嘱使用止血药物(口述)			
9. 遵医嘱急查血常规、备血(口述)			
10. 安慰患者紧张情绪,做好心理护理			
11. 观察病情变化,查看引流情况、生命体征、伤口敷料,判断止血效果			
健康指导			
12. 指导患者勿自行松解伤口绷带,如有瘙痒、绷带松脱等,应告知医护人员			
13. 指导患者如有患肢手指麻木、皮肤发绀等表现,应告知医护人员			
百分比分数计算评分	得分÷26(本站总分)×100×40%(本站权重)=本站得分		

【考核内容评分指引二】

临床问题处理评分指引			
评分项目	完全做到2分	部分做到1分	未做到0分
病情观察与处理			
1. 对比测量双侧上肢臂围周径,查看患者双上肢水肿情况			
2. 评估伤口敷料及皮肤情况,评估患肢血运情况,有无麻木、酸痛、针刺样感觉等症状			
3. 告知患者乳腺癌术后患肢水肿的原因:手术对淋巴结进行清扫,术后淋巴回流通路明显减少,易导致术后患肢水肿			
4. 协助抬高患肢:平卧时,患肢置于软枕抬高约15°;半卧位时,患肢屈肘90°放于胸腹部;下床活动时,可用三角巾悬吊患肢于胸前			
5. 促进水肿消退:①向心性按摩患侧上肢,进行握拳、屈肘、伸肘运动等,促进淋巴回流;②指导深呼吸,改变胸膜腔内压,增强膈肌和肋间肌运动,增加胸腹腔内的淋巴回流			
6. 指导患者可用弹力绷带包扎或佩戴弹力袖套,以促进淋巴回流,促进肿胀消退(口述)			
健康教育			
7. 告知患者患肢水肿的表现:肢体较健侧肿胀、皮纹变浅或消失,可有肢端麻木感			

(续表)

8. 指导功能锻炼是预防患肢水肿的重要方法:①术后24小时内,可做伸指、握拳、屈腕锻炼;②术后1~3天,进行上肢肌肉等长收缩运动,如前臂伸屈运动;③术后4~7天,鼓励患者使用患侧手刷牙、洗脸等,做患侧手触摸对侧肩部及同侧耳部训练;④术后1~2周内,开始肩关节活动,练习肩关节抬高、伸直、屈曲至90°,进行爬墙训练等			
9. 锻炼频次可从每日3~4次、每次20~30分钟开始,各项功能锻炼应循序渐进,逐渐增加功能锻炼的内容及时长			
10. 严格遵医嘱进行功能锻炼,勿过早锻炼或强度过大,易导致皮下积液或加重水肿症状			
11. 保持患肢皮肤清洁,使用pH为中性或弱酸性的润肤品和清洗用品;避免过早提重物,术后2~4周患肢应避免负重超过0.5 kg,4周后应避免负重超过2.5 kg。避免在患侧肢体进行测血压、注射、抽血、拔罐等治疗性操作;患肢避免重复用力的离心性动作,避免穿过紧的衣物			
百分比分数计算评分	得分÷22(本站总分)×100×40%(本站权重)=本站得分		

考站三 复训护理站

【考生指引】

▲考核情境

王女士,41岁,因右乳房恶性肿瘤入院治疗,完善检查后于全麻下行右乳癌改良根治术+前哨淋巴结活检术,现术后康复中。

▲考生任务

1. 术后第8天,患者引流管已拔除,拟当日出院,患者担心自己健侧乳房有患病的风险,希望学习乳房自检方法。请对患者进行乳房自检健康指导。

2. 出院后1个月,患者再次入院拟行化疗,予置入输液港1枚,请针对输液港护理进行健康宣教。

▲考核时间

8~10分钟(读题1分钟,用物准备1分钟,考核6~8分钟)。

【考官指引】

▲考核目的

1. 考核考生正确进行乳房自检健康指导的能力。

2. 考核考生正确进行输液港护理健康指导的能力。

▲场景与用物设置

1. 场景:病床1张,模拟患者1位,考官2位。

2. 用物:治疗车1辆,健康宣教单1份,速干手消毒液1瓶,考生指引1份,模拟患者指引1份,考官指引2份,笔2支,白纸数张。

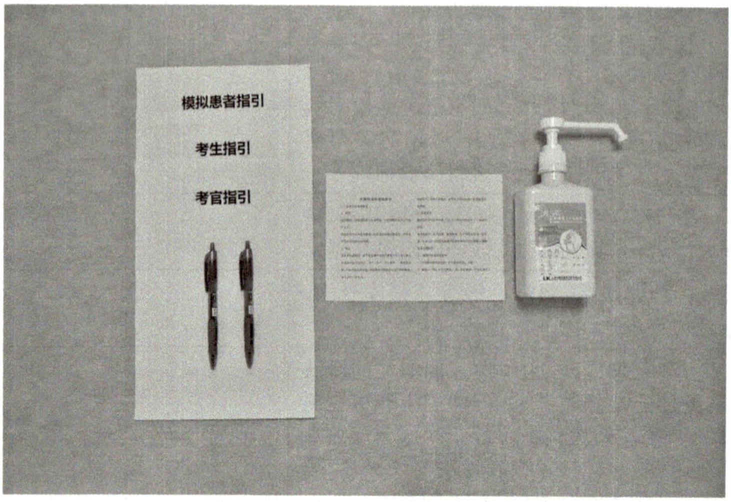

▲监考与评分注意事项

1. 请根据考核内容评分指引评分。
2. 评分项目完全做到得2分,部分做到或经由模拟患者提醒做到得1分,均未做到不得分。
3. 考核时间结束,立即停止考核,进入下一站点。

【考核内容评分指引一】

复训护理评分指引			
评分项目	完全做到2分	部分做到1分	未做到0分
健康教育前评估			
1. 评估患者需求,安慰患者紧张情绪			
2. 告知患者及家属,乳房自检及乳腺癌筛查的重要性			
3. 评估患者对乳房自我检查方法的知晓情况			
乳房视诊健康指导			
4. 体位:站在镜前,两臂放松垂于身体两侧、向前弯腰或双手上举置于头后			
5. 观察健侧乳房有无局限性隆起、凹陷或皮肤橘皮样改变			
6. 观察有无乳头回缩或分泌物等			
乳房触诊健康指导			
7. 患者平卧或侧卧,肩下垫软薄枕或将手臂置于头下进行触诊			
8. 检查顺序依次为外上、外下、内下、内上象限			
9. 一侧手的食指、中指和无名指并拢,用指腹在对侧乳房上进行环形触摸,触诊应有一定压力			
10. 检查乳头、乳晕有无硬结,挤压乳头有无溢液			
11. 检查腋窝有无肿块			

（续表）

检查时间			
12. 最好选在月经周期的第7～10日，或月经结束后2～3日进行自检			
13. 指导若发现乳房肿块、乳头溢液、腋窝肿块，及时到医院做进一步检查			
14. 40岁以上女性或乳腺癌术后患者每年还应行钼靶X线检查或B超检查			
评估健康教育效果			
15. 评估患者对乳房自检方法及注意事项的掌握情况			
百分比分数计算评分	得分÷30（本站总分）×100×30%（本站权重）＝本站得分		

【考核内容评分指引二】

复训护理评分指引			
评分项目	完全做到2分	部分做到1分	未做到0分
健康教育前评估			
1. 自我介绍，核对患者身份（2种及以上方式）			
2. 评估患者输液港局部皮肤、伤口敷料情况			
3. 评估患者对输液港护理知识的掌握情况			
输液港置港后护理健康指导			
4. 新置输液港须保持局部伤口敷料清洁干燥			
5. 伤口2～3天换药1次，如有潮湿、污染应及时换药			
6. 伤口缝线一般在置港术后10天左右拆线			
7. 伤口如有出血、血肿、红肿热痛等表现，应及时就诊			
输液港维护健康指导			
8. 输液港维护周期为28天，过期维护易出现导管堵塞、感染等并发症			
9. 输液港维护应至专科静脉治疗门诊进行规范化维护			
10. 维护时请携带输液港维护登记本			
输液港的注意事项			
11. 置港期间日常生活及运动不受影响，患侧肢体避免提重物和大幅度的甩臂动作			
12. 保持局部皮肤完整，避免港体受到撞击，应穿宽松、柔软的内衣，避免港体局部受压及摩擦			
13. 如出现局部红肿、疼痛、渗血、渗液等任何不适症状，应立即就医			
评估健康教育效果			
14. 评估患者对输液港护理注意事项的掌握情况			
百分比分数计算评分	得分÷28（本站总分）×100×30%（本站权重）＝本站得分		

【模拟患者指引】

一、基本信息

王女士，汉族，41 岁，身高 155 cm，体重 65 kg，BMI 27.06 kg/m^2，高中学历，家庭主妇，城镇居民医保，经济状况及家庭支持良好。

二、病史详情

现病史：因“1 周前发现右乳外上象限肿块伴右乳头回缩”来院就诊。患者 1 周前洗澡时无意中触到右乳肿块，位于右侧外上象限，质硬、无胀痛，肿块出现与月经周期无关，右乳头回缩，不能复原，自觉无其他不适。门诊拟“右乳房恶性肿瘤”收治入院。

既往史：患者否认高血压、糖尿病、乳腺疾病等病史，无长期用药史。其母亲有左乳腺癌病史。否认食物、药物过敏史。无外伤、跌倒史，有剖宫产手术史。否认烟酒嗜好。月经规律，经血色暗红，量中等，无血块。26 岁结婚，G2P1，28 岁剖宫产 1 女，未母乳喂养，现女儿体健。

护理评估：T 36.2 ℃，P 72 次/分，R 18 次/分，BP 115/70 mmHg。视诊双乳大小、形状及位置对称，皮肤无红肿及回缩，无橘皮样改变，无“酒窝征”。双侧乳头大小相等、对称，右侧乳头回缩。双侧颈部无明显肿块。触诊左乳正常，皮肤、乳头等无异常，左侧腋窝、锁骨上窝、颈部未触及肿大淋巴结。触诊右乳外上象限距乳头 2 cm 处有一肿块，大小约 1.5 cm×2 cm，边界欠清、表面欠光滑、质硬、活动度差，无压痛，右乳头无硬结、无溢液，弹性消失。右侧腋窝可扪及 1 cm×1 cm 大小结节，质地较硬，表面光滑，可活动，无压痛。右侧锁骨上窝、颈部未触及明显肿大淋巴结。患者饮食、睡眠、二便可，生活自理。患者主诉不了解乳房疾病知识，对手术及乳房外形改变担忧，精神紧张，希望详细了解病情。

影像检查：①钼靶 X 线提示右乳腺体实质密度不均匀，右乳外上象限 1.5 cm×1.8 cm 结节影，病灶边界欠清。②乳腺超声提示右乳房低回声结节，位于外上象限，约 1.5 cm×1.8 cm。

三、治疗、护理及预后

入院后完善术前准备，第 2 天在全麻下行右乳癌改良根治术+前哨淋巴结活检术，术后带回腋窝、皮下引流管各 1 根，妥善固定，引流通畅。

术后第 1 天，皮下引流管 2 小时内引流出血性液体约 200 mL，伤口敷料干燥，患者情绪紧张。责任护士给予心电监护，示 P 92 次/分，R 25 次/分，SpO_2 99%，BP 101/60 mmHg。协助医生予加压包扎伤口敷料，给予加快补液速度，遵医嘱使用卡络磺钠止血。加压包扎伤口后，患者无呼吸不畅主诉，患肢末梢血运良好，伤口敷料干燥，生命体征较前次无明显变化，皮下引流管再次引流出约 30 mL 血性引流液，腋窝引流色、质、量正常。责任护士遵医嘱予急查血常规、备血。20 分钟后，观察发现皮下引流管未再引流出血性液体，出血逐渐停止。

术后第 4 天，患者患侧肢体轻度水肿，患侧手部皮纹较健侧变浅，测量双侧肘横纹周径，患侧周径较健侧周径长 2 cm。患者患肢末梢血运良好，无麻木、酸痛、针刺样不适。患者不敢活动肢体，希望知晓如何消除水肿及预防方法。责任护士告知患者水肿原因，并对患者进行抬高患肢、按摩、进行深呼吸运动、推荐使用弹力绷带等促进患肢肿胀消退的处理，指导患者功能锻炼、保护患肢等预防措施，患者理解配合。

术后第 8 天，患者患肢无肿胀，拔除引流管，拟当日出院，患者担心自己健侧乳房有患乳腺癌的风险，希望学习乳房自检方法。护士对患者进行乳房自检健康指导，患者理解配合。

患者出院后1个月，再次入院行化疗，予置入输液港1枚。置输液港后第2天，首次化疗结束，患者无不适，输液港周围皮肤完好无红肿，伤口敷料干燥。患者希望了解输液港护理相关知识，给予宣教后患者及家属理解。

【知识链接】

▲ 淋巴水肿评估标准

可参考国际淋巴协会（International Lymphology Society，ILS）2020版淋巴水肿分期；临床上为快速识别判断，往往使用上肢周径测量快速判断水肿严重程度：患侧上肢周径与对侧上肢周径之差＜3 cm为轻度水肿，3～5 cm为中度水肿，＞5 cm为重度水肿。

国际淋巴协会淋巴水肿分期(2020版)

分期	表现
0期	指一种潜在或亚临床状态，尽管淋巴运输受损，组织液/成分发生细微变化，主观症状发生变化，但肿胀仍不明显
1期	表现为蛋白质含量相对较高的液体早期积聚，随着肢体抬高而消退；各种类型的增殖细胞也可能增加
2期	涉及实体结构的更多变化，仅肢体抬高很少能减少组织肿胀，凹陷明显；在2期后期，由于皮下脂肪过多和纤维化的发展，肢体可能不会凹陷
3期	包括淋巴静止性象皮病，在该病中肢体可以不出现凹陷，并出现营养性皮肤变化，如棘皮病、皮肤特征和厚度的改变、脂肪和纤维化的进一步沉积及疣状过度增生

第三节 胰腺癌护理

【概述】

胰腺癌是常见的消化道恶性肿瘤之一。近年来，胰腺癌的发病率在国内外均呈明显上升趋势。胰腺癌恶性程度极高，具有早期诊断困难、手术切除率低、术后并发症多的特点。目前，手术切除是胰腺癌患者获得治愈机会和长期生存的唯一有效方法。本节主要考查胰腺癌患者的病史采集、护理评估、护理诊断与评分、病情变化的观察、术后并发症的识别与处理及健康指导等内容。

【培训目标】

知识：掌握胰腺癌患者的病史采集、专科评估、病情观察要点及健康教育知识。

技能：掌握胰腺癌患者的体格检查方法、急症病情变化的观察和处理流程及健康宣教。

态度：全程语言流畅，保持对患者的尊重、同情和关爱，展现良好的个人形象及辩证性思维能力。

考站一 健康评估站

【考生指引】

▲ 考核情境

孙女士,80岁,因“腹部疼痛不适、进行性皮肤黄染伴瘙痒1个月”来院就诊。门诊B超检查提示肝内胆管、胆总管、主胰管扩张,胰头部肿大。诊断为“胰腺癌”收治入院。测T 37.1 ℃,P 90次/分,R 18次/分,BP 126/75 mmHg,身高160 cm,体重51 kg。

▲ 考生任务

1. 请采集该患者的现病史、既往史、家族史、用药史、过敏史、个人生活史、一般资料,并提出至少3个主要护理诊断。

2. 请进行专科体检及护理评分,包括疼痛评估(NRS评分)、静脉血栓栓塞症风险评估(Caprini评分)、压力性损伤风险评估(Braden评分)、日常生活能力评估(Barthel评分)、跌倒风险评估、营养风险筛查(NRS 2002评分)。

▲ 考核时间

8～10分钟(读题1分钟,用物准备1分钟,考核6～8分钟)。

【考官指引】

▲ 考核目的

1. 考查考生正确采集病史、提出护理诊断的能力。
2. 考查考生正确进行专科评估、护理评分的能力。

▲ 场景与用物设置

1. 场景:病床1张,模拟患者1位,考官2位。

2. 用物:治疗车1辆,听诊器1个,手表1块,疼痛评分尺1把,日常护理评估工具手册1本,速干手消毒液1瓶,考生指引1份,模拟患者指引1份,考官指引2份,笔2支,白纸数张。

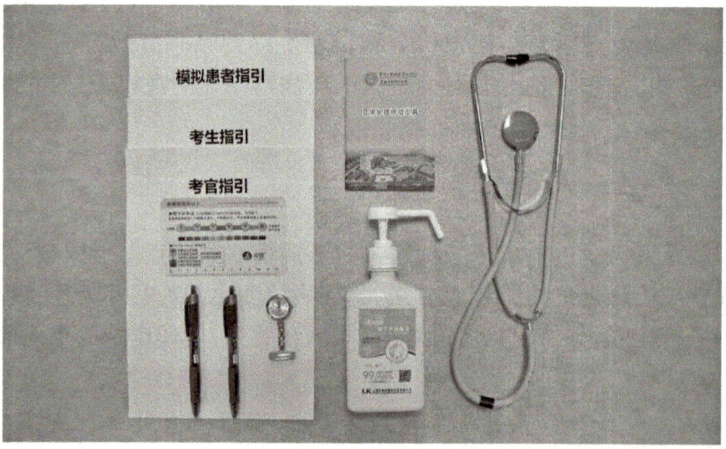

▲监考与评分注意事项

1. 请根据考核内容评分指引评分。
2. 评分项目完全做到得 2 分，部分做到或经由模拟患者提醒做到得 1 分，均未做到不得分。
3. 考核时间结束，立即停止考核，进入下一站点。

【考核内容评分指引一】

健康评估评分指引			
评分项目	完全做到 2 分	部分做到 1 分	未做到 0 分
现病史			
1. 自我介绍(姓名与职责)，向患者解释沟通目的			
2. 核对患者身份(2 种及以上方式)			
3. 查看患者黄染情况(巩膜、身体皮肤)			
4. 评估有无皮肤瘙痒情况，询问并查看皮肤完整性			
5. 指导预防皮肤损伤的方法：剪短指甲、穿棉质宽松的衣物，采用正确的止痒方式，勿用力搔抓皮肤，必要时使用抗组胺药物			
6. 评估患者腹部疼痛情况：部位、程度、性质、持续时间，伴随症状			
7. 评估食欲减退发生的时间，评估患者目前的进食情况(量、种类等)，评估有无其他不适症状			
8. 评估本病的诊治经过及治疗效果			
既往史、家族史、用药史、过敏史、个人生活史、一般资料			
9. 评估既往史、用药史			
10. 评估家族史			
11. 评估过敏史			
12. 评估手术史、外伤史			
13. 评估个人生活史：烟酒嗜好、饮食、睡眠、二便			
14. 评估一般资料：BMI、付费方式、社会支持等			
15. 评估心理状态			
护理诊断/问题			
16. 舒适度改变(依据：皮肤瘙痒明显，腹部疼痛 NRS 2 分)			
17. 皮肤完整性受损的风险(依据：皮肤瘙痒，抓挠皮肤)			
18. 焦虑：担心不良后果(依据：患者精神紧张，担心预后)			
百分比分数计算评分	得分÷36(本站总分)×100×30%(本站权重)=本站得分		

【考核内容评分指引二】

健康评估评分指引			
评分项目	完全做到 2 分	部分做到 1 分	未做到 0 分
专科体检			
1. 自我介绍(姓名与职责)，向患者解释沟通目的			
2. 核对患者身份(2 种及以上方式)			

（续表）

3. 协助患者平卧，双腿屈曲			
4. 视诊腹部有无膨隆			
5. 听诊肠鸣音 1 分钟			
6. 叩诊有无鼓音、移动性浊音			
7. 触诊有无腹部包块、压痛、反跳痛、板状腹			
8. 询问患者腹部疼痛情况，进行疼痛评分，评估有无放射痛、伴随症状			
9. 评估皮肤、巩膜，查看黄疸症状			
10. 评估有无皮肤瘙痒情况，评估皮肤有无破损			
11. 评估大小便颜色			
12. 评估食欲下降、上腹饱胀的发生时间			
13. 评估患者有无其他消化道症状(恶心、呕吐、腹泻、便血)			
14. 评估患者目前进食情况及体重变化			
15. 评估患者有无血糖异常表现			
16. 评估本病的诊治经过及治疗效果			
护理评估			
17. NRS 评分准确			
18. Braden 评分准确			
19. 跌倒风险评估准确			
20. Caprini 评分准确			
21. Barthel 评分准确			
22. NRS 2002 评分准确			
百分比分数计算评分	得分÷44(本站总分)×100×30%(本站权重)=本站得分		

注：根据模拟患者病情，NRS 评分 2 分，Braden 评分 23 分，跌倒风险评估高风险，Caprini 评分 5 分，Barthel 评分 100 分，NRS 2002 评分 3 分。

考站二 临床问题处理站

【考生指引】

▲考核情境

孙女士，80 岁，诊断为“胰腺癌”收治入院。入院第 5 天在全麻下行胰十二指肠切除术，带回颈内中心静脉导管(central venous catheter，CVC)1 根，鼻肠管 1 根接胃肠减压器；胰肠旁引流管 1 根，胆肠旁引流管 1 根，固定在位，引流通畅。术后第 1 天患者血糖异常，予胰岛素泵持续治疗。

▲考生任务

1. 术后第 2 天，患者禁食，予胰岛素泵持续治疗中，主诉头晕心慌，出冷汗，请给予处理并进行宣教。

2. 患者行胰十二指肠切除术后第5天，予鼻肠管鼻饲流质饮食。现发现胰肠旁引流管引流出无色清亮液体，汇报医生，医嘱予胃肠减压。请判断患者出现了什么病情变化，并予处理。

▲考核时间

8～10分钟(读题1分钟，用物准备1分钟，考核6～8分钟)。

【考官指引】

▲考核目的

1. 考核考生对胰腺癌术后低血糖的处理及宣教能力。
2. 考核考生对胰腺癌术后胰瘘的病情观察及处理能力。

▲场景与用物设置

1. 场景：病床1张，模拟患者1位(①胰岛素泵治疗中；②鼻胃管予鼻饲泵鼻饲中)，考官2位。

2. 用物：治疗车1辆，血糖监测盘1个，50%葡萄糖溶液20 mL 1支，灌注器1个，负压引流器1个，生长抑素3 mg 1支，50 mL注射器1个，注射泵1台，一次性使用连接管1个，听诊器1个，手表1块，标本瓶1个，速干手消毒液1瓶，考生指引1份，模拟患者指引1份，考官指引2份，笔2支，白纸数张)。

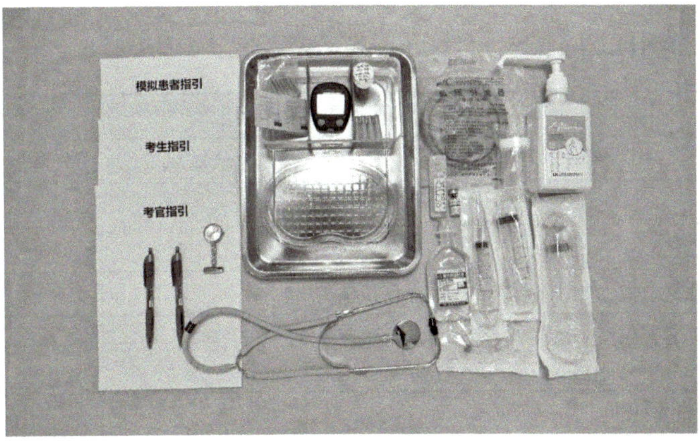

▲监考与评分注意事项

1. 请根据考核内容评分指引评分。
2. 评分项目完全做到得2分，部分做到或经由模拟患者提醒做到得1分，均未做到不得分。
3. 考核时间结束，立即停止考核，进入下一站点。

【考核内容评分指引一】

临床问题处理评分指引			
评分项目	完全做到2分	部分做到1分	未做到0分
病情判断及处理			
1. 评估患者神志，询问患者不适症状			
2. 立即按操作规范进行血糖监测			

（续表）

3. 判断病情变化:低血糖			
4. 汇报医生,遵医嘱暂停胰岛素泵			
5. 遵医嘱予静脉输入葡萄糖溶液(口述)			
6. 观察病情变化,评估心慌不适有无好转,15 分钟后复测血糖(口述)			
7. 请内分泌科会诊,调整胰岛素泵使用剂量(口述)			
健康指导			
8. 告知患者及家属胰腺癌术后血糖异常是常见并发症之一			
9. 告知患者发生低血糖的原因:饮食不当、药物影响、疾病本身因素等			
10. 告知患者低血糖的症状:心慌、乏力、饥饿感、出冷汗等			
11. 告知患者低血糖的紧急处理方法:卧床休息,立即告知家属或医护人员,不能口服者予静脉注射葡萄糖溶液,可进食者立即口服含糖食物,如糖果、巧克力、甜饼干等			
12. 指导患者发生低血糖时注意预防跌倒或坠床			
13. 指导患者保证每日能量摄入,避免暴饮暴食			
百分比分数计算评分	得分÷26(本站总分)×100×40%(本站权重)=本站得分		

【考核内容评分指引二】

临床问题处理评分指引			
评分项目	完全做到 2 分	部分做到 1 分	未做到 0 分
病情判断及处理			
1. 判断病情变化:胰瘘			
2. 查看患者引流管固定情况及引流管敷料、周围皮肤情况			
3. 评估患者引流液情况(色、质、量),挤压引流管,查看通畅情况			
4. 指导患者平卧,双腿屈曲			
5. 视诊患者腹部有无膨隆,询问患者腹部有无腹痛、腹胀等不适,叩诊有无鼓音或浊音,触诊有无腹膜刺激征,听诊肠鸣音情况			
6. 汇报医生,予患者半卧位			
7. 遵医嘱予引流液淀粉酶检测、行影像学检查(口述)			
8. 暂停患者鼻饲,使用灌注器抽吸胃管			
9. 予鼻肠管接胃肠减压器,维持负压状态,妥善放置			
10. 遵医嘱静脉使用生长抑素(口述)			
11. 指导患者禁食,保持引流管通畅			
12. 继续观察病情变化:患者主诉、腹部体征、引流液、生命体征、检验指标、引流周围皮肤情况等(口述)			
百分比分数计算评分	得分÷24(本站总分)×100×40%(本站权重)=本站得分		

考站三 复训护理站

【考生指引】

▲考核情境

孙女士,80岁,诊断为"胰腺癌"收治入院。患者皮肤、巩膜黄染明显,皮肤瘙痒,患者入院第2天,予介入下行经皮肝穿刺胆道引流术(percutaneous transhepatic cholangial drainage,PTCD),带回PTCD引流管1根。入院第5天在全麻下行胰十二指肠切除术。

▲考生任务

1. 患者入院第2天,予介入下行PTCD,现术后回房,带回PTCD引流管1根,妥善固定,引流通畅。患者不知晓该引流管的作用及护理注意事项,请予PTCD引流管护理健康宣教。

2. 患者术后第13天,恢复良好,各管道已拔除,予当日拆线、出院。患者对伤口护理、饮食、活动、并发症观察、复诊知识不了解,请对患者进行健康宣教。

▲考核时间

8~10分钟(读题1分钟,用物准备1分钟,考核6~8分钟)。

【考官指引】

▲考核目的

1. 考核考生对PTCD引流管的护理能力。
2. 考核考生正确进行胰腺癌术后出院健康指导的能力。

▲场景与用物设置

1. 场景:病床1张,模拟患者1位,考官2位。

2. 用物:治疗车1辆,健康宣教单1份,速干手消毒液1瓶,考生指引1份,模拟患者指引1份,考官指引2份,笔2支,白纸数张。

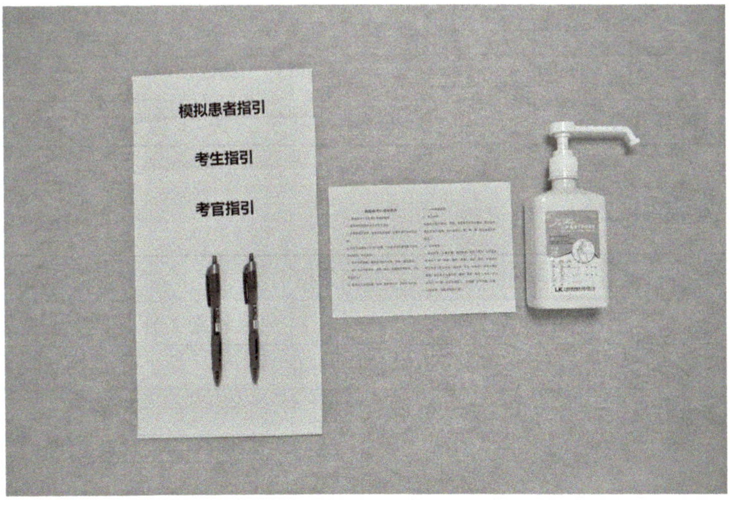

▲监考与评分注意事项

1. 请根据考核内容评分指引评分。

2. 评分项目完全做到得 2 分,部分做到或经由模拟患者提醒做到得 1 分,均未做到不得分。

3. 考核时间结束,立即停止考核,进入下一站点。

【考核内容评分指引一】

复训护理评分指引			
评分项目	完全做到 2 分	部分做到 1 分	未做到 0 分
宣教前评估			
1. 自我介绍,解释目的,核对患者身份(2 种及以上方式)			
2. 评估 PTCD 引流管固定(标签、二次固定)及管口周围皮肤情况			
3. 挤压导管,观察 PTCD 引流情况(色、质、量)			
4. 检查引流袋是否完好、记录是否齐全			
5. 评估患者对 PTCD 引流护理知识的了解情况			
健康宣教			
6. 告知患者导管名称及作用			
7. 指导患者卧床休息,以半卧位为主			
8. 引流袋放置低于引流口位置,下床活动时妥善安置引流管及引流袋,防止反流			
9. 指导患者保持导管通畅,翻身活动时勿折叠、扭曲导管,避免牵拉导管			
10. 告知引流液正常的色、质、量,如出现异常立即告知医护人员			
11. 告知患者勿自行拔管,必要时进行保护性约束			
12. 告知患者如有发热、腹痛,引流口局部渗血、渗液、瘙痒等异常症状,及时告知护士			
评估健康教育的效果			
13. 评估患者对 PTCD 引流管护理健康宣教的掌握情况			
百分比分数计算评分	得分÷26(本站总分)×100×30%(本站权重)=本站得分		

【考核内容评分指引二】

复训护理评分指引			
评分项目	完全做到 2 分	部分做到 1 分	未做到 0 分
健康教育前评估			
1. 自我介绍,核对患者身份(2 种及以上方式)			

（续表）

2. 评估患者对伤口护理、饮食、活动、术后并发症、复诊等知识的了解情况			
伤口护理指导			
3. 拆线后，保持伤口敷料清洁、干燥			
4. 保持皮肤清洁，暂时可擦浴；5 天左右将伤口敷料揭除，伤口完全愈合方可洗澡			
5. 观察伤口有无红、肿、热、痛，如有异常及时就诊			
生活指导			
6. 饮食指导：少量多餐、循序渐进；出院 1 周内，以半流质饮食为主（粥、面条、馄饨、蒸蛋）；出院 1 周后，可逐步过渡至软食（软烂米饭、鸽子肉、牛肉、排骨等），进食水果及蔬菜，保证充足的蛋白质（瘦肉、蛋奶、鱼虾）；术后 3 个月内每日 5～6 餐，保证营养摄入，忌油腻、辛辣刺激、过酸、过甜食物（易刺激胰腺分泌）			
7. 运动指导：可进行散步等轻体力活动，避免剧烈运动，活动量应循序渐进，以不感到疲劳为宜			
并发症观察			
8. 血糖异常：继续监测血糖情况，必要时至内分泌科就诊；尽早识别和纠正低血糖症状			
9. 出血：关注腹部体征，有无腹痛、腹胀表现；观察大便颜色，有无黑便			
10. 胰瘘、胆瘘：关注腹部体征，有无腹胀、腹痛表现			
11. 感染：注意体温、脉搏有无异常，关注有无腹痛、腹胀、黄疸等表现			
复诊指导			
12. 说明定期医院复诊的重要性，指导患者出院后 1 月、3 月、6 月至门诊复查			
13. 指导患者遵医嘱进行放化疗，定期检查肝功能、血常规			
14. 指导患者如有体温升高、黄疸、乏力、厌食、消瘦、腹痛等症状及时就诊			
评估健康教育的效果			
15. 评估患者对出院健康宣教的掌握情况			
百分比分数计算评分	得分÷30（本站总分）×100×30%（本站权重）＝本站得分		

【模拟患者指引】

一、基本信息

孙女士，汉族，80 岁，身高 160 cm，体重 51 kg，BMI 19.9 kg/m^2，小学学历，城镇居民医保，经济状况及家庭支持良好。

二、病史详情

现病史：因“腹部疼痛不适、进行性皮肤黄染伴瘙痒 1 个月”来院就诊。患者 1 个月前出现腹部疼痛不适，呈持续性钝痛，NRS 2 分，无伴随症状。皮肤、巩膜黄染，伴瘙痒。近 1 个月来食欲减退，有上腹饱胀感，进食量较前减少一半，厌油腻与高蛋白食物，体重下降约 4 kg。诊断为“胰腺癌”收治入院，患者神志清楚，十分担心预后及治疗效果。

既往史：无高血压、糖尿病等基础疾病，有胆囊炎、胆石症病史，未规律治疗。无过敏史，无外伤、手术史，否认家族史，无烟酒嗜好。

护理评估：T 37.1 ℃，P 90 次/分，R 18 次/分，BP 126/75 mmHg。腹部无膨隆，按压左腹触及肿块，大小约 4 cm×5 cm，有压痛，无反跳痛及放射痛，无腹肌紧张，叩诊无鼓音及移动性浊音，肠鸣音正常。皮肤、巩膜黄染，主诉全身瘙痒，大腿处有抓痕，近期大便颜色白陶土样，尿色深黄，睡眠正常，生活自理。

辅助检查：B 超提示胰腺癌、梗阻性黄疸。血红蛋白 102 g/L，总胆红素 110.89 μmol/L，直接胆红素 72 μmol/L，血清胆红素 40 μmol/L，葡萄糖 9.6 mmol/L，CA19-9 1 000 U/mL。发病以来未予特殊治疗。

三、治疗、护理及预后

入院第 2 天，在介入下行 PTCD，带回 PTCD 引流管 1 根。患者不知晓 PTCD 引流管护理注意事项，责任护士评估 PTCD 引流管，固定良好，引流袋标记齐全，引流袋中有约 50 mL 黄绿色胆汁样液体，引流通畅。责任护士告知患者导管名称及作用，指导半卧位休息，并告知引流管固定、引流液观察、预防拔管等健康指导，患者理解。

入院第 5 天，在全麻下行胰十二指肠切除术，回室时带回颈内 CVC 1 根，鼻肠管 1 根接胃肠减压器，胰肠旁引流管 1 根，胆肠旁引流管 1 根，均固定在位，引流通畅，引流液色、质、量均正常。

术后第 1 天，因患者血糖异常，予胰岛素泵持续治疗控制血糖。术后第 2 天，患者禁食，胰岛素泵持续治疗中。患者神志清楚，主诉头晕、心慌、出冷汗。责任护士行血糖监测，示血糖 3.0 mmol/L，遵医嘱暂停胰岛素泵，静脉输入 50%葡萄糖溶液 20 mL。责任护士对患者进行低血糖健康宣教，告知低血糖发生的原因、症状、紧急处理方法及注意事项，患者理解。15 分钟后患者无心慌不适，复测血糖 5.8 mmol/L。予请内分泌科会诊。

术后第 5 天，予鼻肠管中鼻饲流质饮食。胰肠旁引流管引流出无色清亮液体，引流通畅，伤口敷料干燥，患者无其他不适，生命体征平稳。责任护士判断患者出现了胰瘘，评估引流情况及周围皮肤情况，进行腹部查体，遵医嘱予检测引流液淀粉酶，行影像学检查。医嘱予暂停鼻饲，行胃肠减压，使用生长抑素。责任护士给予鼻肠管连接胃肠减压器，保持引流通畅，持续观察患者病情变化。患者胰瘘症状逐渐好转。

术后第 13 天，患者恢复良好，各导管均已拔除，伤口于当日拆线，并予出院。患者未完全掌握伤口、饮食、活动、并发症观察、复诊等内容，责任护士进行健康宣教后患者理解。

【知识链接】

▲胰腺癌术后常见并发症

1. 术后出血：术后出血在手术后 24 小时以内为急性出血，超过 24 小时为延时出血。主要包括腹腔出血和消化道出血。

2. 胰瘘：根据 2016 年版国际胰腺外科研究组(International Study Group for Pancreatic Surgery，ISGPS)标准，胰瘘的诊断需满足以下条件：术后第 3 天或以后引流液的淀粉酶数值达到正常上限的 3 倍以上，同时产生了一定的临床影响，需积极临床治疗。胰瘘的处理包括适当禁食，有效且充分引流，控制感染，营养支持，抑酸、抑酶等。手术治疗主要适用于引流不畅、伴有严重腹腔感染或发生大出血的胰瘘患者。

3. 胃排空障碍：胃排空障碍目前尚无统一的标准，常用的诊断标准为经检查证实胃流出道无梗阻；胃液＞800 mL/d，超过 10 天；无明显水电解质及酸碱平衡异常；无导致胃轻瘫的基础疾病；未使用影响平滑肌收缩的药物。

第四节　脾破裂护理

【概述】

脾脏因其质地较脆、含血丰富，是腹腔内最容易受损的器官。单纯脾破裂的死亡率约为10%；若有多发伤，死亡率约为15%～25%；合并脾蒂或大血管损伤，死亡率更是高达70%。脾破裂治疗应根据患者伤情及全身状态选择合适的治疗方式，治疗原则为“抢救生命第一，保留脾脏第二”及“损伤控制”。本节主要考查病史采集、护理评估、护理诊断与评分、病情变化的观察、术后并发症的识别与处理及健康指导等内容。

【培训目标】

知识：掌握脾破裂患者的病史采集、专科评估、病情观察要点及健康教育知识。

技能：掌握脾破裂患者的体格检查方法、保守治疗措施、急症病情变化的观察及处理流程。

态度：全程语言流畅，保持对患者的尊重、同情和关爱，展现良好的个人形象及辩证性思维能力。

考站一　健康评估站

【考生指引】

▲考核情境

孙先生，42 岁，因“车祸致左上腹疼痛 5 小时”急诊平车入院。来院后即行血常规、B 超检查，诊断考虑为“脾破裂”。入院予心电监护，吸氧，静脉补液。测 T 37.1 ℃，P 108 次/分，R 26 次/分，BP 106/55 mmHg。

▲考生任务

1. 请采集该患者的现病史、既往史、家族史、用药史、过敏史、个人生活史、一般资料，并提出至少 3 个主要护理诊断。

2. 请进行专科体检及护理评分，包括疼痛评估（NRS 评分）、静脉血栓栓塞症风险评估（Caprini 评分）、压力性损伤风险评估（Braden 评分）、日常生活能力评估（Barthel 评分）、跌倒风险评估。

▲考核时间

8～10 分钟(读题 1 分钟,用物准备 1 分钟,考核 6～8 分钟)。

【考官指引】

▲考核目的

1. 考查考生正确采集病史、提出护理诊断的能力。

2. 考查考生正确进行专科评估、护理评分的能力。

▲场景与用物设置

1. 场景:病床 1 张,模拟患者 1 位(吸氧,心电监护,左手静脉输液中),考官 2 位。

2. 用物:治疗车 1 辆,听诊器 1 个,手表 1 块,疼痛评分尺 1 把,日常护理评估工具手册 1 本,速干手消毒液 1 瓶,考生指引 1 份,模拟患者指引 1 份,考官指引 2 份,笔 2 支,白纸数张。

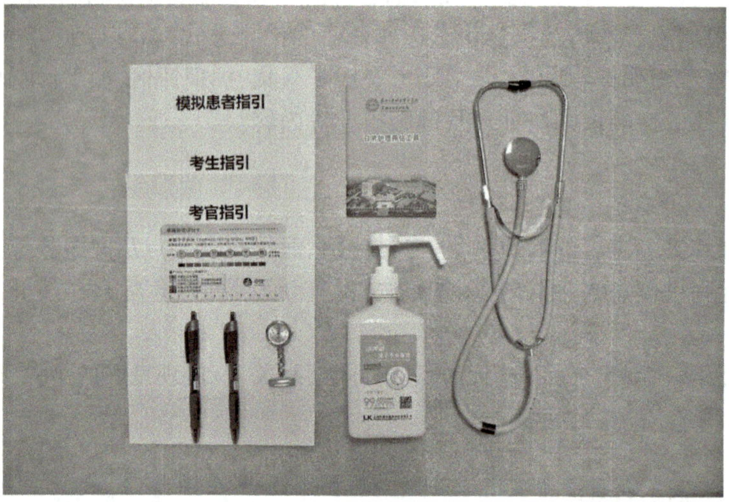

▲监考与评分注意事项

1. 请根据考核内容评分指引评分。

2. 评分项目完全做到得 2 分,部分做到或经由模拟患者提醒做到得 1 分,均未做到不得分。

3. 考核时间结束,立即停止考核,进入下一站点。

【考核内容评分指引一】

健康评估评分指引			
评分项目	完全做到 2 分	部分做到 1 分	未做到 0 分
现病史			
1. 自我介绍(姓名与职责),向患者解释沟通目的			
2. 核对患者身份(2 种及以上方式)			
3. 评估患者神志,复测血压,查看心电监护数值变化			
4. 评估患者有无腹痛			

（续表）

5. 评估疼痛的具体部位及范围、性质等，进行疼痛评分（NRS 评分）			
6. 评估疼痛时有无伴随症状（恶心、呕吐等）			
7. 询问患者有无其他损伤，如皮肤、关节损伤，查看皮肤损伤情况			
8. 评估患者受伤原因、时间、致伤部位、就诊前的救治措施			
9. 评估急救诊治经过及治疗效果			
10. 评估心理状态，安慰患者紧张情绪			
既往史、家族史、用药史、过敏史、个人生活史、一般资料			
11. 评估既往史、用药史			
12. 评估家族史			
13. 评估过敏史（食物、药物、皮肤）			
14. 评估手术史及跌倒史			
15. 评估个人生活史：烟酒嗜好、饮食、睡眠、二便			
16. 评估一般资料：BMI、付费方式、社会支持等			
护理诊断/问题			
17. 舒适度改变（依据：左上腹部胀痛，NRS 评分 3 分）			
18. 生命体征改变的可能（依据：脾破裂）			
19. 焦虑：担心不良后果（依据：患者精神紧张，担心预后）			
百分比分数计算评分	得分÷38（本站总分）×100×30%（本站权重）＝本站得分		

【考核内容评分指引二】

健康评估评分指引			
评分项目	完全做到 2 分	部分做到 1 分	未做到 0 分
专科体检			
1. 自我介绍（姓名与职责），向患者解释沟通目的			
2. 核对患者身份（2 种及以上方式）			
3. 评估患者神志，再次测量血压，观察心率、血压等有无变化			
4. 评估患者腹部疼痛的部位、性质，进行疼痛评分（NRS 评分），评估疼痛较前有无改善或加重			
5. 评估疼痛发生时的伴随症状（恶心、呕吐等）			
6. 评估有无加重或缓解疼痛的因素			
7. 腹部视诊：腹部有无膨隆			
8. 腹部听诊：肠鸣音是否正常			
9. 腹部叩诊：有无鼓音、移动性浊音			

(续表)

10. 腹部触诊:有无腹膜刺激征			
11. 查看急诊影像学资料、检验资料			
护理评估			
12. NRS 评分准确			
13. Braden 评分准确			
14. 跌倒风险评估准确			
15. Caprini 评分准确			
16. Barthel 评分准确			
百分比分数计算评分	得分÷32(本站总分)×100×30%(本站权重)=本站得分		

注:根据模拟患者病情,NRS 评分 3 分,Braden 评分 20 分,跌倒风险临床判定不符合,Morse 评分 35 分,Caprini 评分 2 分,Barthel 评分 30 分。

考站二 临床问题处理站

【考生指引】

▲考核情境

孙先生,42 岁,骑自行车上班途中不慎被汽车撞倒,诊断为“脾破裂”收治入院。予心电监护,吸氧,左上肢予羟乙基淀粉 200/0.5 氯化钠注射液 500 mL 静脉补液中,留置导尿管 1 根。

▲考生任务

1. 入院 3 小时后,患者主诉腹胀较前加剧,面色苍白,皮肤湿冷,监护显示心率(HR) 130 次/分,R 28 次/分,BP 88/46 mmHg,SpO_2 97%。作为责任护士,请判断患者可能出现了什么病情变化,并进行对症处理。

2. 患者在全麻下行全脾切除术,术后第 6 天,查血示血小板 $565\times10^9/L$;查双下肢彩超示右下肢腓静脉血栓形成。汇报医生,开具医嘱:依诺肝素钠注射液 0.4 mL Q12H 皮下注射。请对右下肢腓静脉血栓做出相应处理及宣教。

▲考核时间

8~10 分钟(读题 1 分钟,用物准备 1 分钟,考核 6~8 分钟)。

【考官指引】

▲考核目的

1. 考核考生对脾破裂失血性休克的病情观察及应急处理能力。
2. 考核考生对脾切除术后发生下肢深静脉血栓(DVT)的应急处理能力。

▲场景与用物设置

1. 场景:病床 1 张,模拟患者 1 位(心电监护、氧气吸入、保留导尿管、左上肢静脉输液治疗中)，考官 2 位。

用物：治疗车 1 辆，输液治疗盘 1 个，0.9%氯化钠注射液 100 mL 1 瓶，注射用卡络磺钠 20 mg 4 支，羟乙基淀粉 130/0.4 氯化钠注射液 500 mL 1 袋，一次性使用输液器 1 个，采血管 3 支，依诺肝素钠注射液 1 支，疼痛评分尺 1 把，卷尺 1 个，听诊器 1 个，手表 1 块，速干手消毒液 1 瓶，考生指引 1 份，模拟患者指引 1 份，考官指引 2 份，笔 2 支，白纸数张。

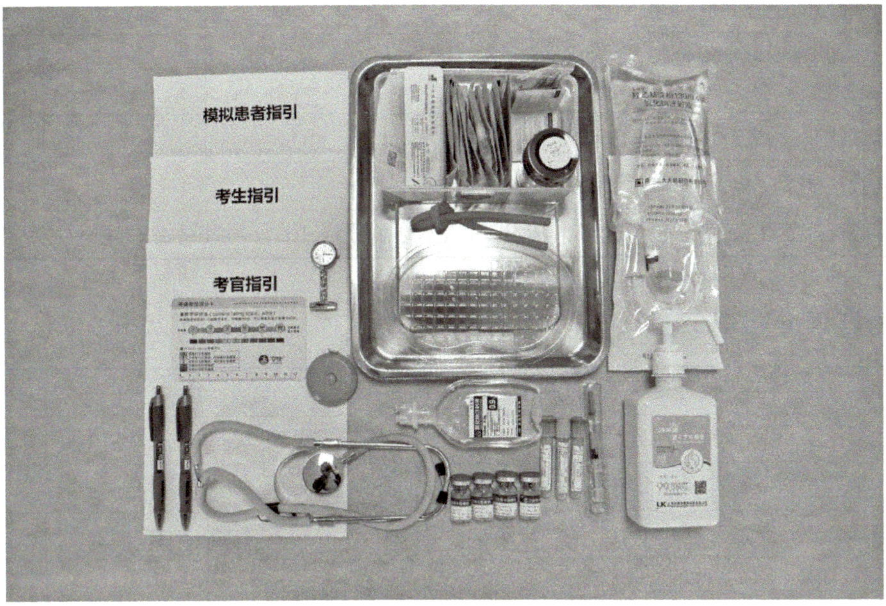

▲监考与评分注意事项

1. 请根据考核内容评分指引评分。

2. 评分项目完全做到得 2 分，部分做到或经由模拟患者提醒做到得 1 分，均未做到不得分。

3. 考核时间结束，立即停止考核，进入下一站点。

【考核内容评分指引一】

临床问题处理评分指引			
评分项目	完全做到 2 分	部分做到 1 分	未做到 0 分
病情观察与处理			
1. 评估患者神志、皮肤湿冷情况			
2. 复测血压，查看心电监护数值有无变化			
3. 评估患者腹痛、腹胀情况：部位、性质、NRS 评分			
4. 评估有无腹膜刺激征			
5. 判断病情变化：失血性休克			
6. 立即汇报医生，准备抢救用品			
7. 指导患者绝对卧床休息，避免翻身活动，安置患者中凹卧位			

(续表)

8. 更改心电监护测量频次每 5～10 分钟一次			
9. 查看吸氧情况,调节氧流量,给予高流量吸氧			
10. 查看补液情况,增快补液速度。开放第 2 路静脉通路(口述),使用扩容药物			
11. 遵医嘱使用止血药物(口述)			
12. 进行备血、急诊血常规检查,评估血红蛋白、红细胞计数等指标变化(口述)			
13. 指导禁饮禁食,进行术前准备			
14. 密切观察病情变化:生命体征、尿量、腹部体征等			
百分比分数计算评分	得分÷28(本站总分)×100×40%(本站权重)=本站得分		

【考核内容评分指引二】

临床问题处理评分指引			
评分项目	完全做到 2 分	部分做到 1 分	未做到 0 分
深静脉血栓的处理			
1. 核对医嘱			
2. 核对患者身份(2 种及以上方式)			
3. 指导卧床休息,予患肢抬高制动			
4. 正确测量双下肢腿围并记录(髌骨中点向上 15 cm 和向下 10 cm)			
5. 评估右下肢末梢血运情况(皮温、皮色、肢体活动、肿胀程度、毛细血管充盈时间)			
6. 遵医嘱皮下注射抗凝剂 Q12h			
健康教育			
7. 指导患者勿热敷注射部位;用软毛牙刷刷牙;注意安全,避免磕碰			
8. 指导患者学会自我监测出血情况,关注大便、尿液、皮肤黏膜、牙龈等有无出血倾向			
9. 患肢抬高制动,禁止按摩、热敷			
10. 进食低脂饮食,多饮水,每日大于 1 500 mL,保持大便通畅			
11. 指导肺栓塞、肠系膜血栓栓塞症状,如有胸闷、胸痛、腹痛、腹胀等症状,及时告知医护人员			
12. 定期复测血结果(血常规、血凝常规)和双下肢彩超			
百分比分数计算评分	得分÷24(本站总分)×100×40%(本站权重)=本站得分		

考站三　复训护理站

【考生指引】

▲考核情境

孙先生，42岁，因"车祸致左腹部疼痛5小时"急诊平车入院，诊断为"脾破裂"。于全麻下行全脾切除术，带回胃管1根接胃肠减压器，脾窝引流管1根，导尿管1根，妥善固定，引流通畅。

▲考生任务

1. 术后当日，患者及家属希望详细了解各管道护理注意事项，作为责任护士，请进行各管道护理注意事项的健康宣教。

2. 术后第14天，导管均已拔除，双下肢彩超示血流通畅，予伤口拆线及出院。患者对伤口护理、饮食、活动、并发症预防等内容均不知晓，请对患者进行出院宣教。

▲考核时间

8～10分钟(读题1分钟，用物准备1分钟，考核6～8分钟)。

【考官指引】

▲考核目的

1. 考核考生正确进行脾切除术后导管护理健康指导的能力。
2. 考核考生正确进行脾切除术后出院健康指导的能力。

▲场景与用物设置

1. 场景：病床1张，模拟患者1位(心电监护，保留胃管1根接胃肠减压器、脾窝引流管1根、导尿管1根)，考官2位。

2. 用物：治疗车1辆，健康宣教单1份，速干手消毒液1瓶，考生指引1份，模拟患者指引1份，考官指引2份，笔2支，白纸数张。

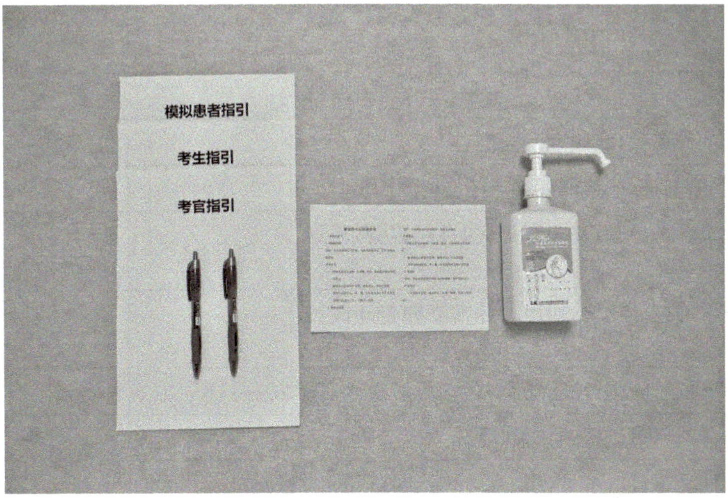

▲监考与评分注意事项

1. 请根据考核内容评分指引评分。

2. 评分项目完全做到得 2 分,部分做到或经由模拟患者提醒做到得 1 分,均未做到不得分。

3. 考核时间结束,立即停止考核,进入下一站点。

【考核内容评分指引一】

复训护理评分指引			
评分项目	完全做到 2 分	部分做到 1 分	未做到 0 分
健康教育前评估			
1. 自我介绍,核对患者身份(2 种及以上方式)			
2. 评估患者对各管道护理注意事项的了解情况			
胃管健康宣教			
3. 告知胃管胃肠减压的作用:引流胃肠道积气、积液,改善胃肠道血运,促进胃肠功能恢复等			
4. 保持导管引流通畅,勿折叠、扭曲,胃肠减压器保持负压状态			
5. 翻身活动注意保护导管,避免牵拉,勿自行拔管			
6. 告知引流液正常的色、质、量,如出现异常立即告知医护人员			
7. 保持口腔清洁卫生,可漱口、刷牙			
脾窝引流管健康宣教			
8. 告知脾窝引流管的作用:引流腹腔术区积血、积液,观察出血情况			
9. 保持导管引流通畅,勿折叠、扭曲,引流球保持负压状态			
10. 翻身活动注意保护导管,避免牵拉,勿自行拔管			
11. 告知引流液正常的色、质、量,如出现异常立即告知医护人员			
导尿管健康宣教			
12. 告知导尿管的作用:引流尿液			
13. 保持导管通畅,勿折叠、扭曲			
14. 翻身活动注意保护导管,避免牵拉,勿自行拔管,易导致尿道损伤			
15. 告知尿液正常的色、质、量,如出现异常立即告知医护人员			
16. 尿袋放置高度低于膀胱,预防反流			
17. 保持会阴部清洁,每日进行会阴部清洗			
18. 可进食后应保证每日饮水量>2 000 mL,预防感染			

（续表）

评估健康教育的效果			
19. 评估患者对各导管护理健康宣教的掌握情况			
百分比分数计算评分	得分÷38(本站总分)×100×30%(本站权重)=本站得分		

【考核内容评分指引二】

复训护理评分指引			
评分项目	完全做到 2 分	部分做到 1 分	未做到 0 分
健康教育前评估			
1. 自我介绍，解释沟通目的，核对患者身份(2 种及以上方式)			
2. 评估患者对出院后健康知识的了解情况			
伤口护理指导			
3. 拆线后保持伤口敷料清洁、干燥			
4. 保持皮肤清洁，暂时可擦浴；5 天左右将伤口敷料揭除，伤口完全愈合方可洗澡			
5. 观察伤口是否出现红、肿、热、痛，如有异常及时就诊			
饮食指导			
6. 指导合理饮食，少量多餐，摄入高蛋白、高维生素、高热量、低脂饮食，多饮水，保持大便通畅			
7. 忌生冷、产气、刺激性食物			
活动指导			
8. 可进行散步等轻体力活动，活动量循序渐进			
9. 注意休息与睡眠，劳逸结合，避免劳累			
并发症观察及预防			
10. 血栓栓塞症的观察：观察有无腹痛、腹胀、便血、下肢肿胀等肠系膜血栓形成或下肢深静脉血栓形成表现			
11. 血栓栓塞症的预防：进食低脂饮食，多饮水，每日大于 1 500 mL；保持大便通畅，预防便秘；进行踝泵运动，增加下床活动量；控制血糖等			
12. 脾切除术后凶险性感染的观察：观察有无发热、头痛、恶心、呕吐、腹泻等不适			
13. 如有体温升高、腹泻等不适，及时就诊			
评估健康教育的效果			
14. 评估患者对出院健康宣教的掌握情况			
百分比分数计算评分	得分÷28(本站总分)×100×30%(本站权重)=本站得分		

【模拟患者指引】

一、基本信息

孙先生,42 岁,身高 175 cm,体重 78 kg,BMI 25.47 kg/m^2,本科学历,公司职员,城镇居民医保,经济状况及家庭支持良好。

二、病史详情

现病史:患者骑自行车上班途中不慎被汽车撞倒,摔倒时左腹部受到自行车冲击,现左上腹部胀痛,NRS 评分 3 分,急诊入院。来院后即行血常规、B 超、CT 检查,诊断考虑为“脾破裂”收治入院。

既往史:高血压病史 5 年,规律服用拜新同 30 mg,每日 1 次,无过敏史、无手术史、无跌倒史、无家族疾病史,无烟酒嗜好。

护理评估:T 37.1 ℃,P 108 次/分,R 26 次/分,BP 106/55 mmHg,复测无明显变化。腹部无膨隆,左中上腹部压痛及叩痛,NRS 评分 3 分,无反跳痛,无明显腹肌紧张,移动性浊音阴性,肠鸣音减弱(2 次/分)。无皮肤湿冷等休克表现,右手掌及右肘部有擦伤,创面大小 2 cm×4 cm、3 cm×3 cm,少量淡血性渗液。平时饮食、睡眠、二便正常。患者进食、穿衣需部分帮助,能控制大小便,其他活动暂无法进行。患者神志清楚,精神紧张,担心预后。

辅助检查:B 超提示脾脏包膜完整,腹腔无明显积液,头颅 CT 无异常。血红蛋白 118 g/L,红细胞计数 3.06×10^9/L。

三、治疗、护理及预后

入院后,予绝对卧床、吸氧、心电监护,静脉补液,留置导尿管。3 小时后,患者主诉腹胀较前加剧,NRS 评分 3 分,心电监护显示:HR 130 次/分,R 28 次/分,BP 88/46 mmHg,SpO_2 97%。患者神志清楚,面色苍白,皮肤湿冷,腹部无膨隆,压痛明显,无反跳痛,无腹肌紧张,移动性浊音阳性。复测生命体征:T 36.1 ℃,HR 133 次/分,R 31 次/分,BP 85/47 mmHg,SpO_2 97%。责任护士判断病情变化:失血性休克,予进行抗休克处理。准备抢救用品,予中凹卧位,高流量吸氧,开放静脉通路,增快补液速度,使用止血药物,保留导尿管,观察病情变化,复查血常规,血红蛋白 98 g/L,红细胞计数 2.88×10^9/L,半小时尿量约 20 mL。立即完善术前准备工作,急诊行全脾切除术。

患者术后回室带回胃管 1 根,引流出草绿色液体 20 mL,脾窝引流管 1 根,引流出淡血性液体 10 mL,导尿管 1 根,引流出黄色尿液约 400 mL,各导管妥善固定,引流通畅。患者及家属希望了解各管道注意事项,责任护士对胃管、脾窝引流管、导尿管的作用进行讲解,并对各管道妥善固定、保持引流通畅、引流液观察、预防感染及非计划拔管等注意事项进行健康宣教,患者及家属理解。

术后第 6 天,查血示血小板 565×10^9/L,查双下肢彩超示右下肢腓静脉血栓形成。医生开立医嘱:依诺肝素钠注射液 0.4 mL Q12H 皮下注射,责任护士予评估双下肢腿围及血运情况,遵医嘱皮下注射依诺肝素钠注射液 0.4 mL,对药物使用、右下肢腓静脉血栓注意事项、血栓预防等进行健康指导,患者理解。

术后第 14 天,患者各导管均已拔除,复查双下肢彩超示血流通畅,予伤口拆线及出院。患者对伤口护理、饮食、活动、并发症预防等内容均不知晓,责任护士对患者进行出院宣教,患者理解。

【知识链接】

▲ 脾破裂保守治疗转急诊介入或中转手术指征

脾破裂保守治疗失败多发生在96小时内，但出现在6～20天亦非罕见，失败原因可为延迟出血、继发感染等。保守治疗过程中，若发现以下情况之一，应及时送急诊介入或中转手术：

(1) 腹痛及局部腹膜刺激征持续加重；

(2) 24小时内输血量>4 U而血流动力学仍不稳定；

(3) 血细胞比容持续下降而通过输血仍不能得到迅速纠正；

(4) 通过观察不能排除腹内其他脏器损伤。

第五节　直肠癌护理

【概述】

直肠癌是一种起源于直肠黏膜上皮细胞的恶性肿瘤，早期可无明显症状，随着疾病进展可能出现便血、排便习惯改变、腹痛等症状。根据2022年癌症统计报告结果，我国结直肠癌新发51.71万例，死亡24.00万例，其发病率和死亡率分别居于全部恶性肿瘤的第二和第四位。当前，直肠癌的治疗方式仍以手术治疗为主，放疗及化疗为辅。本节将重点考察病史采集、护理评估、专科评估、护理诊断、造口护理、术后并发症的识别与处理、健康宣教等内容。

【培训目标】

知识：掌握直肠癌的病史采集、专科评估、病情观察要点及造口护理、出院健康教育知识。

技能：掌握直肠癌患者专科体检检查方法、术前准备、造口佩戴及更换方法、健康教育指导。

态度：全程语言流畅，保持对患者的尊重、同情和关爱，展现良好的个人形象及辩证性思维能力。

考站一　健康评估站

【考生指引】

▲ 考核情境

丁先生，53岁，因“排便习惯及性状改变2个月”就诊，门诊拟“直肠恶性肿瘤”收治入院，测T 36.6 ℃，P 89次/分，R 18次/分，BP 134/76 mmHg。

▲ 考生任务

1. 请采集该患者的现病史、既往史、家族史、用药史、过敏史、个人生活史、一般资料，并提出至少 3 个主要护理诊断。

2. 请进行专科体检及护理评分，包括疼痛评估（NRS 评分）、静脉血栓栓塞症风险评估（Caprini 评分）、压力性损伤风险评估（Braden 评分）、日常生活能力评估（Barthel 评分）、跌倒风险评估、营养风险筛查（NRS 2002 评分）。

▲考核时间

8～10 分钟（读题 1 分钟，用物准备 1 分钟，考核 6～8 分钟）。

【考官指引】

▲考核目的

1. 考查考生正确采集病史、提出护理诊断的能力。
2. 考查考生正确进行专科评估、护理评分的能力。

▲场景与用物设置

1. 场景：病床 1 张，模拟患者 1 位，考官 2 位。

2. 用物：治疗车 1 辆，听诊器 1 个，手表 1 块，疼痛评分尺 1 把，日常护理评估工具手册 1 本，速干手消毒液 1 瓶，考生指引 1 份，模拟患者指引 1 份，考官指引 2 份，笔 2 支，白纸数张。

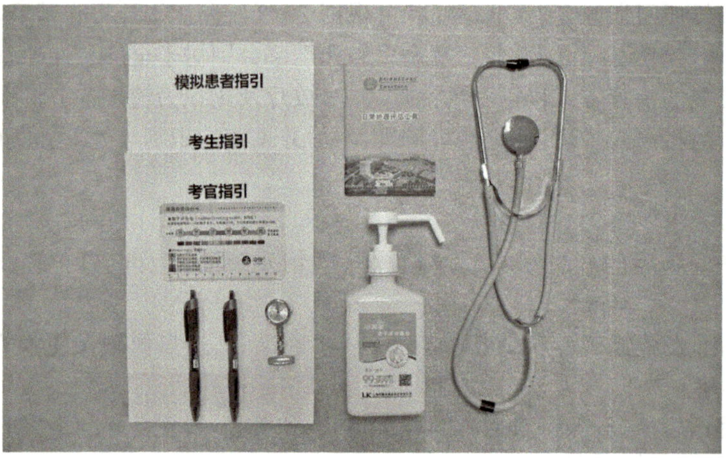

▲监考与评分注意事项

1. 请根据考核内容评分指引评分。
2. 评分项目完全做到得 2 分，部分做到或经由模拟患者提醒做到得 1 分，均未做到不得分。
3. 考核时间结束，立即停止考核，进入下一站点。

【考核内容评分指引一】

健康评估评分指引			
评分项目	完全做到 2 分	部分做到 1 分	未做到 0 分
现病史			
1. 自我介绍（姓名与职责），向患者解释沟通目的			
2. 核对患者身份（2 种及以上方式）			

（续表）

3. 评估排便习惯的改变方式（排便次数、大便性状等）			
4. 评估排便习惯改变出现的时间及诱因			
5. 评估便血发生的时间及诱因、血量			
6. 评估便中带血发生时有无伴随症状			
7. 评估有无腹胀、腹痛、恶心、呕吐表现			
8. 评估有无低热、黄疸、消瘦、贫血、乏力等全身表现			
9. 评估检查及治疗经过			
既往史、家族史、用药史、过敏史、个人生活史、一般资料			
10. 评估既往史			
11. 评估家族史			
12. 评估用药史			
13. 评估过敏史			
14. 评估手术史、外伤史			
15. 评估个人生活史：烟酒嗜好、睡眠、饮食、小便			
16. 评估一般资料：BMI、付费方式、社会支持等			
17. 评估心理状态			
护理诊断/问题			
18. 焦虑：与担心预后有关（依据：患者担心预后）			
19. 知识缺乏：缺乏疾病相关知识（依据：患者主诉对疾病知识不了解）			
20. 排便形态改变（依据：排便习惯及性状改变）			
百分比分数计算评分	得分÷40（本站总分）×100×30%（本站权重）＝本站得分		

【考核内容评分指引二】

健康评估评分指引			
评分项目	完全做到 2 分	部分做到 1 分	未做到 0 分
专科体检			
1. 自我介绍（姓名与职责），向患者解释沟通目的			
2. 核对患者身份（2 种及以上方式）			
3. 视诊腹部外形，有无腹壁静脉曲张、胃肠型及蠕动波，有无皮疹、色素和腹纹			
4. 听诊肠鸣音			
5. 叩诊腹部，检查有无鼓音、移动性浊音			
6. 触诊腹壁紧张度、有无包块、有无压痛及反跳痛			
7. 评估患者有无腹痛、腹胀、骶部或腰部疼痛表现			
8. 评估患者有无排尿困难、便秘或腹泻			

(续表)

9. 评估患者有无里急后重或便后不尽感			
10. 评估患者大便有无异常(形态、脓血便等)			
11. 评估患者大便带血的量			
12. 评估患者有无乏力、黄疸和贫血症状			
13. 询问近期体重变化情况			
护理评估			
14. NRS 评分准确			
15. Braden 评分准确			
16. 跌倒风险评估准确			
17. Caprini 评分准确			
18. Barthel 评分准确			
19. NRS 2002 评分准确			
百分比分数计算评分	得分÷38(本站总分)×100×30%(本站权重)=本站得分		

注:根据模拟患者病情,NRS 评分 0 分,Braden 评分 23 分,跌倒风险临床判定不符合,Morse 评分 15 分,Caprini 评分 4 分,Barthel 评分 100 分,NRS 2002 评分 1 分。

考站二 临床问题处理站

【考生指引】

▲考核情境

丁先生,53 岁,诊断为“直肠恶性肿瘤”收治入院。完善检查后在全麻下行经腹会阴联合直肠癌根治术。术后带回胃肠减压管 1 根,盆腔引流管 1 根,导尿管 1 根,各管道均在位通畅;带回乙状结肠造口,血运正常,周围皮肤完好。

▲考生任务

1. 术后第 1 天,遵医嘱予开放患者造口,请进行首次造口护理。

2. 术后第 5 天,患者发生吻合口瘘,盆腔引流管引流出黄色浑浊粪样液体约 150 mL,伴粪臭味。术后第 6 天,盆腔引流管引流出粪样液体约 100 mL。患者精神差,T 38.5 ℃,P 122 次/分,R 31 次/分,BP 89/50 mmHg,SpO_2 93%。请判断患者出现了什么病情变化,并给予处理。

▲考核时间

8~10 分钟(读题 1 分钟,用物准备 1 分钟,考核 6~8 分钟)。

【考官指引】

▲考核目的

1. 考核考生按照正确方法完成造口袋的佩戴和更换的能力。

2. 考核考生对直肠癌术后吻合口瘘致感染性休克的观察及处理的能力。

▲场景与用物设置

1. 场景：病床 1 张，模拟患者 1 位(乙状结肠造口)，考官 2 位。

2. 用物：治疗车 1 辆，输液治疗盘 1 个，棉签，造口袋及底盘，造口护理附件(黏胶去除剂、造口粉、液体敷料、防漏膏或防漏环)，造口气孔封闭贴，造口度量尺，造口弯剪，一次性使用无菌换药包，垫单，生理盐水 10 mL 若干支，检查手套 1 副，听诊器 1 个，手表 1 块，羟乙基淀粉 130/0.4 氯化钠注射液 500 mL 1 袋，一次性使用输液器 1 个，采血管 2 支，氧气吸入装置，速干手消毒液 1 瓶，考生指引 1 份，模拟患者指引 1 份，考官指引 2 份，笔 2 支，白纸数张。

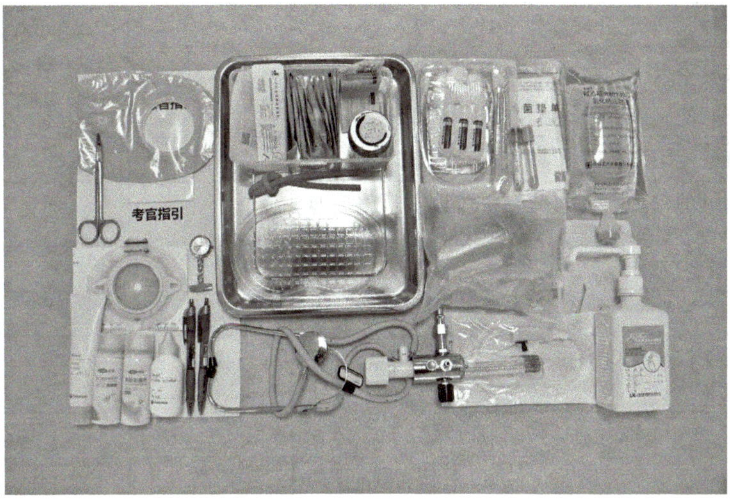

▲监考与评分注意事项

1. 请根据考核内容评分指引评分。

2. 评分项目完全做到得 2 分，部分做到或经由模拟患者提醒做到得 1 分，均未做到不得分。

3. 考核时间结束，立即停止考核，进入下一站点。

【考核内容评分指引一】

临床问题处理评分指引			
评分项目	完全做到 2 分	部分做到 1 分	未做到 0 分
操作前评估与准备			
1. 自我介绍，核对患者身份(2 种及以上方式)，向患者解释操作目的			
2. 评估患者的心理状况及对造口的接受情况			
3. 评估患者及家属对于造口袋更换技能的掌握情况			
4. 调节合适室温，拉床帘，保护患者隐私，协助患者取平卧位或半卧位			
5. 解开患者腹部衣服，查看敷料情况，去除造口处敷料，暴露造口			
6. 评估患者造口情况(血运、高度、形状与大小、有无水肿)			

（续表）

7. 评估皮肤黏膜缝线情况			
8. 评估患者造口周围皮肤情况			
更换及佩戴造口袋			
9. 戴手套，铺一次性治疗巾			
10. 清洁造口中溢出的分泌物			
11. 由外向内清洁造口周围皮肤			
12. 用造口度量尺测量造口大小及形状			
13. 根据测量结果，将底盘开口裁剪至合适大小			
14. 将造口袋排放口关闭，透气孔进行封闭			
15. 造口周围皮肤使用造口护肤粉、液体保护敷料			
16. 涂抹防漏膏或使用防漏环			
17. 揭除底盘粘贴的保护纸，底盘开口正对造口，将底盘由下而上平整粘贴在造口周围皮肤上，用手均匀按压底盘及周边，正确佩戴造口袋于底盘上			
操作后处理			
18. 指导患者用手按压造口部位3～5分钟，告知患者如有不适立即告知护士			
19. 整理床单元、衣物并取舒适体位，整理用物			
20. 洗手、终末处理，观察病情变化：造口血运、排气排便情况等			
百分比分数计算评分	得分÷40(本站总分)×100×40%(本站权重)=本站得分		

【考核内容评分指引二】

临床问题处理评分指引			
评分项目	完全做到2分	部分做到1分	未做到0分
病情评估与判断			
1. 评估患者神志，询问患者不适主诉			
2. 检查引流管：查看引流液色、质、量，挤压引流管，保持通畅			
3. 评估生命体征：遵医嘱予心电监护(口述)，观察患者生命体征情况			
4. 判断病情变化：感染性休克			
吻合口瘘处理			
5. 汇报医生			
6. 评估腹部情况 视诊：伤口敷料少量渗液，腹部膨隆 听诊：肠鸣音减弱 叩诊：鼓音 触诊：有压痛、反跳痛、肌紧张			

（续表）

7. 评估全身情况：评估患者面色、皮肤、末梢循环、甲床情况			
8. 安置合适体位：中凹卧位			
9. 给予氧气吸入，6～8 L/min			
10. 开放第2路静脉通路（口述），加快补液速度			
11. 配合医生，遵医嘱使用扩容药物			
12. 遵医嘱查血常规、备血（口述）			
13. 动态观察病情变化：神志、生命体征、引流情况、腹部体征、检查检验指标（口述）			
14. 遵医嘱做好急诊手术术前准备（口述）			
百分比分数计算评分	得分÷28（本站总分）×100×40%（本站权重）＝本站得分		

考站三 复训护理站

【考生指引】

▲ 考核情境

丁先生，53岁，诊断为“直肠恶性肿瘤”收治入院。患者在全麻下行经腹会阴联合直肠癌根治术，术后带回胃肠减压管1根，盆腔引流管1根，导尿管1根，妥善固定，引流通畅；带回乙状结肠造口，血运正常，周围皮肤完好。

▲ 考生任务

1. 术后第2天，患者首次下床后无不适，希望立即拔除导尿管，请进行相关知识宣教。

2. 术后第21天，患者病情平稳，拟次日出院，已正确掌握造口袋更换技能，但不了解造口并发症的种类及观察要点，请针对性进行健康宣教。

▲ 考核时间

8～10分钟（读题1分钟，用物准备1分钟，考核6～8分钟）。

【考官指引】

▲ 考核目的

1. 考核考生对经腹会阴联合直肠癌根治术后留置导尿管进行健康指导的能力。

2. 考核考生正确进行造口并发症观察及预防的健康指导的能力。

▲ 场景与用物设置

1. 场景：病床1张，模拟患者1位（留置导尿管、乙状结肠造口），考官2位。

2. 用物：治疗车1辆，健康宣教单1份，速干手消毒液1瓶，考生指引1份，模拟患者指引1份，考官指引2份，笔2支，白纸数张。

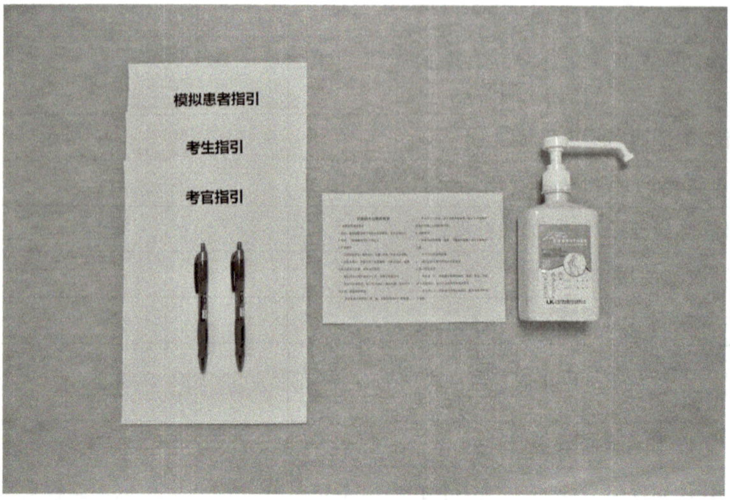

▲监考与评分注意事项

1. 请根据考核内容评分指引评分。

2. 评分项目完全做到得 2 分,部分做到或经由模拟患者提醒做到得 1 分,均未做到不得分。

3. 考核时间结束,立即停止考核,进入下一站点。

【考核内容评分指引一】

复训护理评分指引			
评分项目	完全做到 2 分	部分做到 1 分	未做到 0 分
健康教育前评估			
1. 自我介绍,核对患者身份(2 种及以上方式)			
2. 评估患者对术后留置导尿管的知识掌握情况			
3. 评估患者导尿管情况(标签、固定、尿液)			
留置导尿管健康宣教			
4. 告知患者经腹会阴联合直肠癌根治术后留置导尿管的目的:预防尿潴留、保护会阴切口			
5. 告知患者经腹会阴联合直肠癌根治术后留置导尿管的时间:不建议尽早拔除,一般在 1 周以上			
6. 不可自行拔除导尿管			
7. 留置导尿管期间,妥善固定导尿管,避免牵拉、折叠、扭曲,保持引流通畅			
8. 预防感染:避免尿袋放置过高,易引起逆行感染;卧床休息时,尿袋应低于床面高度;下床活动时,尿袋应低于尿道口位置			
9. 留置导尿管期间,每日进行会阴护理至少 2 次,保持会阴部清洁			
10. 进食后应多饮水,每日约 2 000 mL,增加尿量,达到内冲洗的作用,避免尿路感染			

（续表）

11. 告知患者尿液正常的色、质、量，发现异常及时汇报处理			
12. 术后 2～3 天开始，给予间断夹闭导尿管，每 2～3 小时或有尿意时开放，训练膀胱功能			
13. 如有会阴部疼痛、瘙痒、下腹部不适等，及时告知医护人员			
评估健康教育的效果			
14. 评估患者对留置导尿管目的及注意事项的掌握情况			
百分比分数计算评分	得分÷28（本站总分）×100×30%（本站权重）=本站得分		

【考核内容评分指引二】

复训护理评分指引			
评分项目	完全做到 2 分	部分做到 1 分	未做到 0 分
宣教前准备			
1. 自我介绍，核对患者身份（2 种及以上方式）			
2. 评估患者造口护理技能及并发症知识的掌握情况			
并发症观察及预防			
3. 造口出血：观察造口袋内有无血性液体或带血粪便			
4. 造口缺血坏死：正常造口黏膜红润，呈牛肉红色或粉红色，如血运不佳会呈现暗紫色、苍白等			
5. 造口水肿：造口黏膜是否肿胀、发亮或呈半透明状态			
6. 造口黏膜分离：观察造口处肠壁黏膜之间有无分离，可伴有疼痛			
7. 造口回缩：造口高度逐渐降低，肠黏膜逐渐回缩入腹腔			
8. 造口脱垂：造口处肠管脱出			
9. 造口旁疝：造口处腹壁出现不明原因的肿块，严重者可有腹痛不适或肠梗阻表现			
10. 造口狭窄：造口开口挛缩、变窄，粪便变细			
11. 造口周围皮炎：造口周围黏膜发红、出现皮疹甚至破溃糜烂，患者感觉疼痛			
12. 指导患者按照造口护理流程规范进行造口护理，避免造口底盘开口裁剪过大，避免更换造口底盘间隔天数过长			
13. 可使用手指每日扩张造口，防止造口狭窄			
14. 合理饮食，合理锻炼，避免长期腹压增加的状态，避免使用皮带，可使用造口腰带保护			
15. 指导患者出现造口及周围皮肤并发症时应就医，寻找原因并处理			

(续表)

评估健康教育的效果			
16. 评估患者对造口并发症健康宣教的掌握情况			
百分比分数计算评分	得分÷32(本站总分)×100×30%(本站权重)=本站得分		

【模拟患者指引】

一、基本信息

丁先生,汉族,53岁,身高170 cm,体重76 kg,BMI 26.30 kg/m^2,大专学历,公司职员。城镇居民医保,经济状况及家庭支持良好。

二、病史详情

现病史:因"排便习惯及性状改变2个月"就诊。2个月前开始出现无诱因便意频繁,每日排便5~6次,且有便后不尽感,大便变细,质软,便中偶带少量血性黏液,无腹痛。门诊直肠指检:肛门外形无明显异常,直肠前壁可扪及高低不平的肿块,质硬,活动性较差,触之无明显疼痛,肠腔狭窄呈环形,指套退出时染有血迹及黏液。拟"直肠恶性肿瘤"收治入院。患者主诉对疾病知识不了解,担心预后,希望尽快了解病情及治疗方案。

既往史:高血压病史8年余,规律服用拜新同30 mg/d,否认冠心病、糖尿病等其他慢性病史,否认药物、食物过敏史,否认家族史,否认传染病病史,否认手术史、外伤史。吸烟20余年,半包/天;饮酒20余年,2两/天。生活自理,发病以来体重未有明显减轻,饮食、睡眠正常,喜食高蛋白、高脂肪食物,不喜蔬菜。小便正常,既往有便秘史,3~4天排便1次。

护理评估:T 36.6 ℃,P 89次/分,R 18次/分,BP 134/76 mmHg。体形偏胖,腹部隆起,皮肤颜色正常,未见胃肠型、蠕动波及静脉曲张,听诊肠鸣音正常,叩诊无明显鼓音,移动性浊音(-),触诊腹软,全腹无肿块,无压痛、反跳痛,无腹胀,腹部脏器触诊未见异常,腰骶部无疼痛、红肿表现。患者无腹痛、腹胀,无发热、黄疸、恶心、呕吐、心慌、乏力等表现。肠镜检查示:距肛缘4 cm处可见一2 cm×3 cm环形溃疡。取组织行病理检查示:直肠低分化腺癌。

三、治疗、护理及预后

入院第3天,在全麻下行经腹会阴联合直肠癌根治术。术后带回胃肠减压管1根,盆腔引流管1根,导尿管1根,各管道均在位通畅,带回乙状结肠造口,血运正常,周围皮肤完好。

术后第1天,责任护士遵医嘱予首次开放造口。造口处覆盖伤口敷料有少量淡血性渗液,造口大小30 mm×35 mm,造口黏膜血运正常,高度正常,轻度水肿,黏膜缝线完好,造口周围皮肤完好,造口中有少量透明黏液渗出。患者情绪稳定,能接纳造口并主动配合治疗及护理。

术后第2天,患者首次下床后无不适,希望立即拔除导尿管,为了预防尿潴留、保护会阴切口,不建议过早拔除导尿管。患者导尿管标签完整,固定在位,尿袋内有黄色透明尿液约100 mL。责任护士告知患者经腹会阴联合直肠癌根治术后留置导尿管的目的,进行导尿管预防感染、保持通畅等护理健康宣教,患者理解配合。

术后第5天,患者发生吻合口瘘,盆腔引流管引流出黄色浑浊粪样液体约150 mL,伴粪臭味。术后第6天,盆腔引流管引流出粪样液体约100 mL。患者精神差,T 38.5 ℃,P 122次/分,R 31次/分,BP 89/50 mmHg,SpO_2 93%。责任护士判断患者出现了感染性休克，汇报医生，评估腹部体征并给予抗休克处理，观察病情变化，做好手术准备。

术后第21天，患者病情平稳，拟次日出院。患者及家属已正确掌握造口袋更换技能，但不了解造口并发症的种类，责任护士进行造口并发症观察及预防的健康宣教，患者及家属理解。

【知识链接】

▲结直肠癌随访

结直肠癌治疗后推荐定期随访。

1. 病史和体检及CEA、CA19-9监测，每3个月1次，共2年；然后每6个月1次，共5年；5年后每年1次。

2. 常规建议在切除后的前5年每年进行胸部、腹部和盆腔CT。但对于直肠癌术后患者有条件者优先选择直肠MRI随访。胸部、腹部和盆腔CT或MRI每半年1次，共2年；然后每年1次，共5年。

3. 术后1年内行肠镜检查，如有异常，1年内复查；如未见息肉，3年内复查；然后5年1次，随诊检查出现的结直肠腺瘤均推荐切除。如术前肠镜未完成全结肠检查，建议术后3～6个月行肠镜检查。

4. PET-CT不是常规推荐的检查项目，对已有或疑有复发及远处转移的患者，可考虑PET-CT检查，以排除复发转移。

第二章
神经外科护理

第一节 高血压脑出血护理

【概述】

高血压脑出血(hypertensive intracerebral hemorrhage,HICH)指具有明确高血压病史患者突然发生基底核区、丘脑、脑室、小脑及脑干等部位的脑实质出血,并排除外伤、血管结构异常性疾病、凝血功能障碍等引起的继发性脑出血。高血压脑出血占自发性脑出血的50%～70%,是目前病死率与致残率最高的卒中类型。本节主要考查高血压脑出血的病史采集、护理评估、护理诊断与评分、术后并发症的识别与处理及健康指导等内容。

【培训目标】

知识:掌握高血压脑出血的病史采集、专科评估、病情观察要点及健康教育知识。

技能:掌握高血压脑出血的体格检查方法、术后颅内压升高及出现病情变化时的处理流程。

态度:全程语言流畅,保持对患者的尊重、同情和关爱,展现良好的个人形象及辩证性思维能力。

考站一 健康评估站

【考生指引】

▲考核情境

李先生,男,62岁,小学学历,身高170 cm,体重80 kg,BMI 27.68 kg/m^2。因"如厕时突发头痛,右侧肢体活动障碍3小时"急诊平车入院。头颅CT示左侧基底节区脑出血,血肿量30 mL。患者诉左额颞部疼痛,转移注意力后稍可缓解。患者神志嗜睡,入院后予心电监护,BP 194/112 mmHg,鼻导管吸氧3 L/min,0.9%氯化钠注射液250 mL+盐酸乌拉地尔注射液225 mg以30 mL/h静脉泵入控制血压,留置导尿管1根。

▲ 考生任务

1. 请采集该患者的现病史、既往史、家族史、用药史、过敏史、个人生活史、一般资料，并提出至少 3 个护理诊断。

2. 请进行专科体检及护理评分，包括疼痛评估（NRS 评分）、静脉血栓栓塞症风险评估（Caprini 评分）、压力性损伤风险评估（Braden 评分）、日常生活能力评估（Barthel 评分）、跌倒风险评估、洼田饮水试验、住院患者非计划拔管风险评分。

▲ 考核时间

8～10 分钟（读题 1 分钟，用物准备 1 分钟，考核 6～8 分钟）。

【考官指引】

▲ 考核目的

1. 考查考生正确采集病史、提出护理诊断的能力。

2. 考查考生正确进行专科评估、护理评分的能力。

▲ 场景与用物设置

1. 场景：病床 1 张，模拟患者 1 位，考官 2 位。

2. 用物：治疗车 1 辆，日常护理评估工具手册 1 本，疼痛评分尺 1 把，瞳孔笔 1 支，CT 报告单，速干手消毒液 1 瓶，考生指引 1 份，模拟患者指引 1 份，考官指引 2 份，笔 2 支，白纸数张。

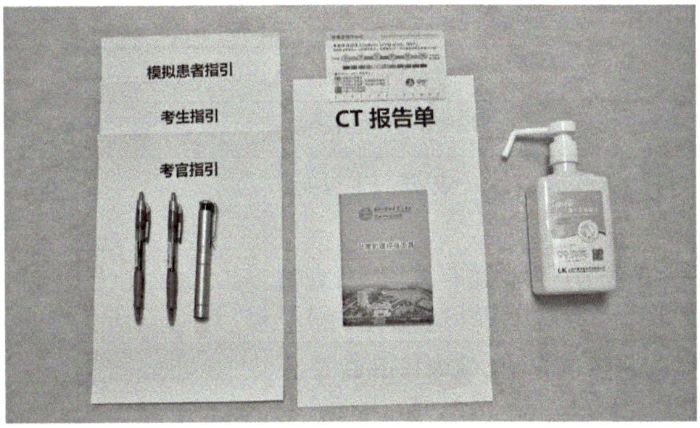

▲ 监考与评分注意事项

1. 请根据考核内容评分指引评分。

2. 评分项目完全做到得 2 分，部分做到或经由模拟患者提醒做到得 1 分，均未做到不得分。

3. 考核时间结束，立即停止考核，进入下一站点。

【考核内容评分指引一】

健康评估评分指引			
评分项目	完全做到 2 分	部分做到 1 分	未做到 0 分
现病史			
1. 自我介绍（姓名与职责），向患者及其家属解释沟通目的			
2. 询问患者姓名、床号，核对腕带与口述一致（2 种及以上方式）			

(续表)

3. 评估本次发病的诊治经过及伴随症状(如厕时突发头痛,右侧肢体活动障碍3小时,现左额颞部疼痛,转移注意力后稍可缓解)			
4. 判断患者神志情况(E3V5M6,嗜睡)			
5. 评估头痛部位、性质、程度、范围、诱因、持续时间,有无伴随症状,有无规律(左额颞部持续性胀痛3小时,随时间加重,伴右侧肢体活动障碍)			
6. 评估患者失语情况(无)			
既往史、家族史、用药史、过敏史、个人生活史、一般资料			
7. 评估患者有无冠心病、高血压病、糖尿病等全身性疾病(高血压病史10余年)			
8. 评估用药史(未规律服药,血压控制不详)			
9. 评估药物、食物过敏史(无)			
10. 评估手术及外伤史(无)			
11. 评估个人生活史:烟酒嗜好、饮食、睡眠、二便(吸烟2支/天,无饮酒史,饮食、睡眠、二便正常)			
12. 评估一般资料:BMI、付费方式、社会支持等(BMI 27.68 kg/m^2,城镇职工医保,社会支持好)			
13. 评估心理状态			
护理诊断/问题			
14. 生命体征改变:与颅内出血有关(依据:BP 194/112 mmHg)			
15. 躯体活动障碍:与左侧基底节区脑出血有关(依据:头颅CT示左侧基底节区脑出血,患者右侧肢体活动障碍3小时)			
16. 潜在并发症:脑疝,与患者脑出血、颅内压升高有关(依据:左额颞部疼痛,BP 194/112 mmHg)			
百分比分数计算评分	得分÷32(本站总分)×100×30%(本站权重)=本站得分		

【考核内容评分指引二】

健康评估评分指引			
评分项目	完全做到2分	部分做到1分	未做到0分
专科体检			
1. 自我介绍(姓名与职责),向患者解释沟通目的			
2. 询问患者姓名、床号,核对腕带与口述一致(2种及以上方式)			
3. 对患者进行格拉斯哥昏迷评分(GCS评分)(E3V5M6,嗜睡)			

（续表）

4. 观察患者瞳孔大小、形态、对光反射情况（右侧瞳孔直径 2 mm，圆形，对光反射灵敏；左侧瞳孔直径 3 mm，圆形，对光反射迟钝）			
5. 评估患者有无颅内压增高及脑疝症状（有头痛，无恶心，无喷射性呕吐，无神志和瞳孔改变）			
6. 检查患者是否存在神经系统受损的症状及体征（三偏症状：右侧肢体肌力下降，右侧肢体痛觉、触觉、温度觉减退，双眼右侧视野缺损）			
7. 评估患者有无脑膜刺激征（无）			
8. 评估四肢肌力情况（右侧上、下肢肌力 2 级，左侧肢体肌力 5 级）			
护理评估			
9. Barthel 评分准确			
10. Braden 评分准确			
11. 跌倒风险评估准确			
12. Caprini 评分准确			
13. NRS 评分准确			
14. 住院患者非计划拔管风险评分准确			
15. 洼田饮水试验评估准确			
百分比分数计算评分	得分÷30（本站总分）×100×30%（本站权重）＝本站得分		

注：根据模拟患者病情，Barthel 评分 20 分，Braden 评分 14 分，跌倒风险评估高风险，Caprini 评分 8 分，NRS 评分 3 分，住院患者非计划拔管风险评分 12 分，洼田饮水试验 3 级。

考站二　临床问题处理站

【考生指引】

▲ 考核情境

李先生，男，62 岁，因“如厕时突发头痛，右侧肢体活动障碍 3 小时”急诊平车入院。头颅 CT 示左侧基底节区脑出血，血肿量 30 mL。在全麻下行左额颞开颅血肿清除术。术后带回伤口引流管 1 根，固定妥善，引流出血性液体 30 mL，伤口敷料清洁干燥；予心电监护、吸氧，保留导尿管。

▲ 考生任务

1. 患者术后返回病房，卧床休息，6 小时后主诉头部胀痛，轻度影响睡眠，喷射样呕吐出 50 mL 黄绿色液体，心电监护仪示 BP 175/115 mmHg。医嘱予尼莫地平注射液 10 mg 静脉泵入、20%甘露醇注射液 250 mL 静脉滴注。作为责任护士，请对患者病情变化作出相应处理。

2. 术后第 2 天，患者咳嗽无力，咽喉部痰鸣音明显，R 35 次/分，SpO_2 下降至 90%。作为责任护士，请判断患者可能发生了什么病情变化，并作出相应处理。

▲ **考核时间**

8～10 分钟(读题 1 分钟，用物准备 1 分钟，考核 6～8 分钟)。

【考官指引】

▲ **考核目的**

1. 考核考生对高血压脑出血开颅术后颅内高压的处理能力。

2. 考核考生对高血压脑出血开颅术后发生清理呼吸道无效的应急处理能力。

▲ **场景与用物设置**

1. 场景：病床 1 张(床旁备微量泵 1 台、吸引装置 1 套)，模拟患者 1 位(心电监护中，左前臂静脉置管 2 根)，考官 2 位。

2. 用物：治疗车 1 辆，输液治疗盘 1 个，瞳孔笔 1 支，疼痛尺 1 把，一次性使用输液器 1 个，一次性使用连接管 1 根，尼莫地平注射液 10 mg 1 瓶，20%甘露醇注射液 250 mL 1 瓶，50 mL 针筒 1 个，纱布 1 包，听诊器 1 个，速干手消毒液 1 瓶，考生指引 1 份，模拟患者指引 1 份，考官指引 2 份，笔 2 支，白纸数张。

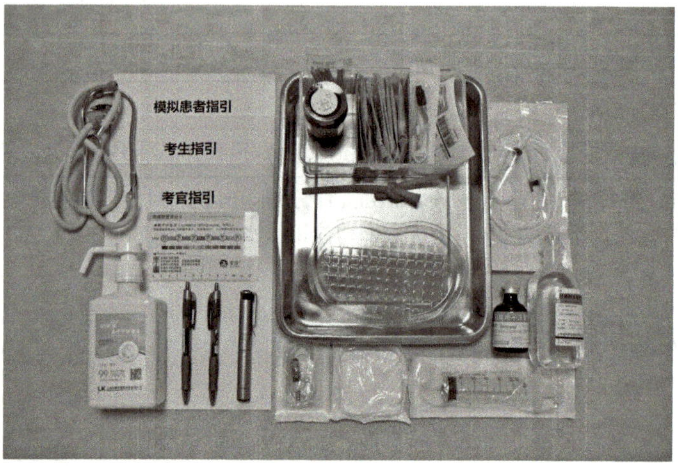

▲ **监考与评分注意事项**

1. 请根据考核内容评分指引评分。

2. 评分项目完全做到得 2 分，部分做到或经由模拟患者提醒做到得 1 分，均未做到不得分。

3. 考核时间结束，立即停止考核，进入下一站点。

【考核内容评分指引一】

临床问题处理评分指引			
评分项目	完全做到 2 分	部分做到 1 分	未做到 0 分
病情观察			
1. 判断患者神志，进行 GCS 评分(E3V5M6，嗜睡)			

（续表）

2. 评估患者瞳孔大小、对光反射情况（左侧瞳孔直径3.0 mm，圆形，右侧瞳孔2.0 mm，圆形，对光反射均灵敏）			
3. 查看心电监护的测量记录，复测脉搏、呼吸和血压，调节报警值			
4. 评估患者头痛的部位、性质、程度、持续时间及变化，进行疼痛评分			
5. 评估患者麻醉反应是否缓解（恶心、呕吐、头晕等）			
6. 观察评估患者头部伤口敷料渗血、渗液情况			
7. 观察伤口引流管是否固定妥善、通畅，引流液色、质、量情况			
8. 观察导尿管是否固定妥善、通畅，观察尿液色、质、量情况			
9. 检查患者的肌力、肌张力情况			
头痛、呕吐的处理			
10. 呕吐时协助患者平卧位，头偏向一侧，防止呕吐物误吸			
11. 生命体征平稳、无呕吐后，将患者床头抬高15°～30°，利于颅内静脉回流			
12. 评估患者的外周静脉留置针情况			
13. 严格遵守无菌原则、“三查七对”原则，规范完成静脉输液操作（遵医嘱予尼莫地平注射液10 mg静脉泵入、20%甘露醇注射液250 mL静脉滴注）			
14. 半小时后复测血压，观察用药后反应并进行效果评价。注意：①加强巡视，以防液体外渗造成局部组织损伤；②用药后评价，患者有无主诉疼痛缓解、血压下降；③严密监测每小时尿量及24小时出入量；④监测电解质、肾功能和血渗透压的变化			
健康指导			
15. 体位：加强体位宣教，生命体征平稳、无不适后床头抬高15°～30°，保持肢体处于功能位			
16. 饮食：协助医生进行鼻饲插管，鼻饲流质，告知患者及家属勿自行进食			
17. 疼痛：告知患者可能与脑部出血有关，术后血肿清除会缓慢吸收；注意加强评估，及时沟通，并遵医嘱给予相应疼痛处理			
百分比分数计算评分	得分÷34（本站总分）×100×40%（本站权重）＝本站得分		

【考核内容评分指引二】

临床问题处理评分指引			
评分项目	完全做到 2 分	部分做到 1 分	未做到 0 分
急救处理			
1. 判断患者发生了痰液堵塞导致脉氧下降的情况			
2. 检查吸引装置性能,调节合适的负压,暂停鼻饲,摇平床头			
3. 将未带负压吸痰管插入口/鼻(右手持吸痰管端 10 cm、插入深度 10～15 cm、左手将吸痰管拉直抬高),有咳反射后,按住负压孔,左右旋转向上提拉吸痰管吸痰			
4. 吸痰过程中观察患者的生命体征、SpO_2 及痰液性状、颜色、量			
5. 一次吸痰时间不宜超过 15 秒			
6. 擦净患者面部及口、鼻分泌物,观察口鼻黏膜有无损伤			
7. 评价吸痰效果(听诊患者呼吸音,关注患者面色、呼吸频率和 SpO_2)			
吸痰后处置			
8. 整理监护仪导联线,妥善放置			
9. 指导患者进行有效咳嗽			
10. 观察患者面色、口唇、生命体征			
11. 观察痰液性质、颜色、量			
12. 妥善安置体位、管道,抬高床头 15°～30°,将枕头移至适当位置			
整体评价			
13. 注意患者保暖、保护隐私			
14. 体现人文关怀,关心、关爱患者,安抚患者情绪			
百分比分数计算评分	得分÷28(本站总分)×100×40%(本站权重)=本站得分		

考站三 复训护理站

【考生指引】

▲考核情境

李先生,男,62 岁,因“如厕时突发头痛,右侧肢体活动障碍 3 小时”急诊平车入院。头颅 CT 示左侧基底节区脑出血,血肿量 30 mL。已在全麻下行开颅血肿清除术。现术后第 15 天,患者洼田饮水试验 1 级,右侧肢体肌力 3 级,左侧肢体肌力 5 级,头部伤口予拆线。遵医嘱予当日出院,出院带药为苯磺酸氨氯地平片 5 mg QD,患者及家属担忧后续康复情况。

▲考生任务

1. 作为责任护士，请进行良肢位摆放及肢体康复训练相关的指导。

2. 作为责任护士，请对患者及家属进行出院指导。

▲考核时间

8～10 分钟（读题 1 分钟，用物准备 1 分钟，考核 6～8 分钟）。

【考官指引】

▲考核目的

1. 考核考生正确进行良肢位摆放及肢体功能锻炼指导的能力。

2. 考核考生对高血压脑出血患者正确进行出院指导的能力。

▲场景与用物设置

1. 场景：病床 1 张（备枕头和翻身枕若干），模拟患者 1 位，考官 2 位。

2. 用物：治疗车 1 辆，健康宣教单 1 份，速干手消毒液 1 瓶，考生指引 1 份，模拟患者指引 1 份，考官指引 2 份，笔 2 支，白纸数张。

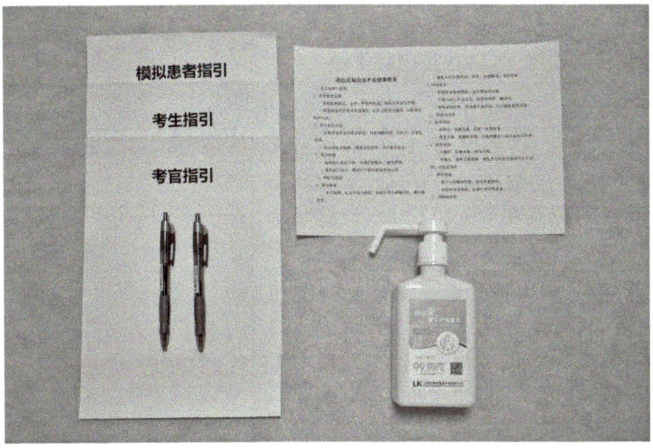

▲监考与评分注意事项

1. 请根据考核内容评分指引评分。

2. 评分项目完全做到得 2 分，部分做到或经由模拟患者提醒做到得 1 分，均未做到不得分。

3. 考核时间结束，立即停止考核，进入下一站点。

【考核内容评分指引一】

复训护理评分指引			
评分项目	完全做到 2 分	部分做到 1 分	未做到 0 分
护理评估			
1. 评估患者及家属对良肢位摆放及肢体康复训练的了解程度			
2. 评估患者及家属的配合程度			
良肢位摆放			
3. 卧床期：鼓励患者患侧卧位，适当健侧卧位，减少仰卧位，避免半卧位，保持正确坐姿			

（续表）

4. 仰卧位：指导头部垫薄枕，面部朝向患侧，枕头高度要适当，胸椎不得出现屈曲。患侧肩胛下垫薄枕，使两肩处在同一水平，肩关节外展与身体成仰45°，肘与腕均伸直，掌心向上，手指伸展，整个上肢平放于枕上，患者髋下、臀部、大腿外侧放垫枕，防止下肢外展、外旋。膝下稍垫起，与床面成5°～10°，保持伸展微屈，足部保持中立，足尖向上			
5. 患侧卧位：指导患侧肢体在下，健侧肢体在上。头部垫枕，后背垫枕稳固支撑，使躯干侧卧。双手托住患肩，向前轻轻拉出，患侧上肢外展前伸，前臂旋后，避免患肩受压和后缩。患侧肘及腕关节伸直，掌心向上，五指伸展，健侧手臂放在躯干上。健侧上肢放松，放在胸前的枕上或躯干上。患侧下肢轻度屈曲位放在床上，足部保持背屈状态。健腿屈髋屈膝向前放于长枕上，勿压患侧肢体			
6. 健侧卧位：指导健侧肢体在下，患侧肢体在上。头部垫枕，后背垫枕稳固支撑，使躯干侧卧。患侧上肢伸展位置于枕上，使患侧肩胛骨向前向外伸，前臂旋前，肘、腕、手指关节均伸展放于枕上，高于心脏水平，手指伸展，掌心向下。患侧下肢轻度屈曲位，放于长枕上。患者足部垫于枕头上，确保踝关节不能内翻在枕头边缘上，防止足内翻下垂			
肢体功能锻炼指导			
7. 指导患者开展患侧上肢关节（肘关节、腕关节和指关节）以及下肢关节（膝关节、踝关节和趾关节）伸、屈等被动活动，每个关节的活动时间控制在5～10分钟，训练频率为每日2次			
8. 根据患者活动能力，指导其由被动渐进为主动展开肌力训练，方式有：①抓握训练；②强化踝泵运动（踝关节屈伸运动：在无痛感或微微疼痛的范围内，最大限度地向上勾脚尖，让脚尖朝向自己，保持3～5秒，再最大限度向下绷脚尖，保持3～5秒，以上动作为一组，双腿可交替或同时进行；踝关节环绕运动：以踝关节为中心做踝关节360°环绕，每天3～4次，每次20～30组）			
9. 指导患侧肢体进行伸、屈、内旋、外展活动			
10. 指导腰背肌功能锻炼（五点支撑法）			
康复锻炼指导原则			
11. 指导患者康复训练应选择生命体征平稳时进行			
12. 根据患者需求及耐受程度循序渐进，指导逐项逐步开展康复训练			
13. 告知患者如感到不适或疲劳，应及时休息，避免强行训练			
14. 鼓励患者，增强其信心及战胜疾病的勇气			
评估健康教育的效果			
15. 评估患者及家属对良肢位摆放及肢体康复训练的掌握情况（如实操评估）			
百分比分数计算评分	得分÷30（本站总分）×100×30%（本站权重）＝本站得分		

【考核内容评分指引二】

复训护理评分指引			
评分项目	完全做到 2 分	部分做到 1 分	未做到 0 分
健康教育前评估			
1. 评估患者及家属对健康教育内容的需求			
2. 评估患者及家属对降压药物的了解情况			
3. 评估患者及家属对饮食、生活方式的了解情况			
4. 评估患者及家属对伤口护理的了解情况			
5. 评估患者及家属对复诊知识的了解情况			
药物指导			
6. 指导遵医嘱按时、按量服用降压药物			
7. 指导注意自我监测血压变化水平，协助患者及家属掌握血压测量方法，坚持每日按时监测血压(定时、定部位、定体位、定血压计)			
8. 指导定期复查肝、肾功能			
饮食与生活方式指导			
9. 指导高蛋白、低盐、低脂、高维生素、高纤维素饮食，保持大便通畅			
10. 指导注意休息，保持生活有规律，戒烟戒酒，避免劳累、情绪激动，注意保暖，预防感冒、咳嗽发生，防止便秘，减少各种导致高血压脑出血的诱因			
11. 给予患者及家属充分的关心和支持，帮助其树立战胜疾病的信心，积极配合康复治疗			
伤口护理指导			
12. 指导患者伤口保持清洁干燥			
13. 指导拆线 1 周后洗头，如有伤口红肿渗液，及时就诊			
复诊指导			
14. 说明定期医院复诊的重要性，指导患者出院后每 3～6 个月门诊复查，若再次出现症状，随时就诊			
15. 指导患者定期进行头颅 CT、MRI 等复查，了解病情变化情况			
评估健康教育的效果			
16. 评估患者对健康指导的掌握情况(如复述)			
百分比分数计算评分	得分÷32(本站总分)×100×30%(本站权重)=本站得分		

【模拟患者指引】

一、基本信息

李先生，男，汉族，62 岁，身高 170 cm，体重 80 kg，BMI 27.68 kg/m^2，小学学历，退休居家，本地城镇职工医保，家庭支持良好。

二、病史详情

现病史：患者因“如厕时突发头痛，右侧肢体活动障碍3小时”急诊平车入院。急诊查头颅CT示左侧基底节区脑出血，血肿量约30 mL。入院后患者诉左额颞部疼痛，NRS评分3分，转移注意力后稍可缓解。予心电监护，鼻导管吸氧3 L/min，0.9%氯化钠注射液250 mL+盐酸乌拉地尔注射液225 mg以30 mL/h静脉泵入控制血压，留置导尿管1根。

既往史：高血压病史10余年，未规律服药。否认冠心病、糖尿病等其他慢性病史。否认食物、药物过敏史，否认阿司匹林服用史。否认外伤手术史，否认家族史。吸烟，2支/天，无饮酒史。

身体评估：T 36.7 ℃，P 80次/分，R 21次/分，BP 194/112 mmHg，SpO_2 98%。神经系统查体：神志嗜睡，GCS评分14分(E3V5M6)，右侧瞳孔直径2.0 mm，对光反射灵敏，左侧瞳孔直径3.0 mm，对光反射迟钝，双眼右侧视野缺损，右侧肢体肌力2级，右侧肢体痛觉、触觉、温度觉减退，左侧肢体肌力5级。睡眠、二便可。

护理评估：Barthel评分20分，Braden评分14分，Caprini评分8分，跌倒风险临床判定为高风险，NRS评分3分，住院患者非计划拔管风险评分12分，洼田饮水试验3级。予告知患者及家属各项护理风险，落实相关护理干预措施。

三、治疗、护理及预后

患者入院完善检查后，在全麻下行左额颞开颅血肿清除术。术后带回伤口引流管1根，固定妥善，引流出血性液体30 mL，伤口敷料清洁干燥，带回导尿管1根及左前臂浅静脉置管2根，固定妥善。患者神志嗜睡，GCS评分14分(E3V5M6)，双侧瞳孔等大等圆、直径2.0 mm、对光反射灵敏，T 37.2 ℃，P 82次/分，R 18次/分，BP 168/109 mmHg。

术后6小时，患者主诉安静平卧时头部胀痛，NRS评分4分，喷射样呕吐出50 mL黄绿色液体，心电监护示BP 175/115 mmHg，双侧瞳孔不等大，左侧瞳孔直径3.0 mm，右侧瞳孔直径2.0 mm，对光反射均灵敏，右侧肢体肌力2级，左侧肢体肌力5级。遵医嘱予尼莫地平注射液10 mg静脉泵入、20%甘露醇注射液250 mL静脉滴注，患者头痛、呕吐等颅内高压表现有所缓解。

术后第2天，患者神志清，GCS评分15分(E4V5M6)，双侧瞳孔等大等圆、直径2.0 mm、对光反射灵敏，右侧肢体肌力3级，左侧肢体肌力5级。鼻饲流质饮食中，保留导尿管，T 37.7 ℃，P 110次/分，R 35次/分，BP 136/80 mmHg，SpO_2降至90%。家属呼叫护士紧急处理，立即予紧急吸痰，患者脉氧上升，指导有效咳嗽。

术后第15天，患者洼田饮水试验1级，右侧肢体肌力3级，左侧肢体肌力5级，头部伤口予拆线。遵医嘱当日出院，予苯磺酸氨氯地平片5 mg QD口服，患者及家属担忧后续康复情况。

【知识链接】

▲高血压脑出血的诊断和鉴别诊断

1. 高血压脑出血的诊断需满足以下两条：

(1) 有明确的高血压病史，突发头痛、呕吐、肢体运动功能障碍、失语甚至昏迷等症状；

(2) 影像学检查提示典型的出血部位，如基底核区、丘脑、脑室、小脑、脑干等。

2. 高血压脑出血的鉴别诊断需排除以下继发性出血的原因：

(1) 排除凝血功能障碍和血液系统相关疾病；

(2) 行相关影像学(1～2 种)检查排除动脉瘤、动静脉畸形、烟雾病等脑血管病变;

(3) 超早期(72 小时内)或晚期(血肿及含铁血黄素完全吸收后,一般需 2～3 个月)行头颅增强 MRI 检查,排除颅内肿瘤。

▲高血压脑出血后的血压管理

高血压脑出血后的血压管理

血压情况	管理建议
收缩压在 150～220 mmHg 且无急性降压治疗禁忌证	(1) 急性期将收缩压降至 140 mmHg 是安全的,降至 130 mmHg 以下会增加颅外缺血风险 (2) 手术期收缩压降至 120～140 mmHg 可能是安全的
收缩压>220 mmHg	连续静脉用药强化降低血压和持续血压监测是合理的,但在临床实践中应根据患者高血压病程长短、基础血压值、颅内压情况及入院时的血压情况个体化决定降压目标

第二节 听神经鞘瘤护理

【概述】

听神经鞘瘤是主要起源于内听道前庭神经鞘膜施万细胞的良性肿瘤,又称前庭神经鞘瘤,占颅内肿瘤的 6%～9%,占小脑脑桥角肿瘤的 80%～90%。听神经鞘瘤在瘤体增大的过程中逐渐压迫后组颅神经、三叉神经、小脑等周围重要结构,从而产生相应症状。听力下降是最常见的临床表现,约占 95%,同时可能出现后组颅神经损伤、小脑共济失调、三叉神经损伤等引起的临床症状。本节主要考查病史采集、护理评估、护理诊断、术后并发症的识别与预防及健康宣教等内容。

【培训目标】

知识:掌握听神经鞘瘤的病史采集、专科评估、病情观察要点及健康教育知识。

技能:掌握听神经鞘瘤的体格检查方法、吞咽障碍发生呛咳误吸等并发症的处理。

态度:全程语言流畅,保持对患者的尊重、同情和关爱,展现良好的个人形象及辩证性思维能力。

考站一 健康评估站

【考生指引】

▲考核情境

谢女士,女,汉族,72 岁,已婚,身高 155 cm,体重 72 kg,BMI 30 kg/m^2。因"左耳听力下降 3 年,加重 1 年,行走不稳伴头痛、头晕、呕吐 1 月"收治入院,MRI 示"左侧桥脑小脑角占位、脑室扩大"。患者左侧面部麻木,感觉减退,伸舌居中,四肢肌力 5 级。既往糖尿病病史 5 年,口服阿卡波糖 50 mg TID,血糖控制良好。患者希望了解病情,尽早手术。

▲考生任务

1. 请采集该患者的现病史、既往史、家族史、用药史、过敏史、个人生活史和一般资料。

2. 请进行专科体检及护理评分,包括疼痛评估(NRS 评分)、静脉血栓栓塞症风险评估(Caprini 评分)、压力性损伤风险评估(Braden 评分)、日常生活能力评估(Barthel 评分)、跌倒风险评估、洼田饮水试验,并提出至少 3 个主要护理诊断。

▲考核时间

8～10 分钟(读题 1 分钟,用物准备 1 分钟,考核 6～8 分钟)。

【考官指引】

▲考核目的

1. 考查考生正确采集病史的能力。

2. 考查考生进行专科评估与护理评分,以及提出护理诊断/问题的能力。

▲场景与用物设置

1. 场景:病床 1 张,模拟患者 1 位,考官 2 位。

2. 用物:治疗车 1 辆,疼痛评分尺 1 把,日常护理评估工具手册 1 本,瞳孔笔 1 支,速干手消毒液 1 瓶,考生指引 1 份,模拟患者指引 1 份,考官指引 2 份,笔 2 支,白纸数张。

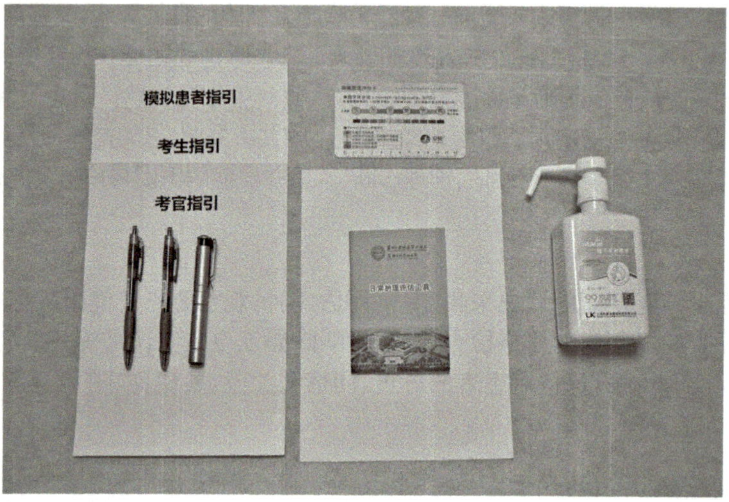

▲监考与评分注意事项

1. 请根据考核内容评分指引评分。

2. 评分项目完全做到得 2 分,部分做到或经由模拟患者提醒做到得 1 分,均未做到不得分。

3. 考核时间结束,立即停止考核,进入下一站点。

【考核内容评分指引一】

护理评估评分指引			
评分项目	完全做到 2 分	部分做到 1 分	未做到 0 分
现病史			
1. 自我介绍(姓名与职责),向患者解释沟通目的			

（续表）

2. 询问患者姓名、床号，核对腕带与口述一致（2种以上方式）			
3. 评估患者头晕出现与持续的时间及诱因			
4. 评估患者头晕发生时的伴随症状（存在恶心、呕吐）			
5. 评估患者呕吐的性质与程度			
6. 评估行走不稳程度及有无继发损伤			
7. 评估本次发病的诊治经过			
8. 评估有无采取缓解措施及其效果			
9. 评估饮食、睡眠情况			
10. 评估二便情况			
11. 评估心理状态			
既往史、家族史、用药史、过敏史、个人生活史、一般资料			
12. 评估患者有无冠心病、高血压、糖尿病等全身性疾病（有糖尿病病史）			
13. 评估家族史			
14. 评估用药史			
15. 评估药物、食物、皮肤过敏史			
16. 评估个人生活史：烟酒嗜好、作息、活动			
17. 评估一般资料：付费方式、社会支持			
百分比分数计算评分	得分÷34（本站总分）×100×30%（本站权重）=本站得分		

【考核内容评分指引二】

护理评估评分指引			
评分项目	完全做到2分	部分做到1分	未做到0分
专科护理			
1. 检查患者神志、瞳孔			
2. 检查患者眼睑闭合情况、面部感觉、伸舌情况（闭合全，左侧面部麻木、感觉减退，伸舌居中）			
3. 检查患者听力情况（左侧下降）			
4. 检查患者吞咽功能情况（洼田饮水试验1级）			
5. 检查患者双下肢感觉、活动、四肢肌力及神经功能			
6. 检查患者下床行走情况（蹒跚步态、醉酒步态）			
7. 检查闭目指鼻试验（阳性）			
护理风险评估			
8. Barthel 评分准确			
9. Braden 评分准确			

(续表)

10. 跌倒风险评估准确			
11. Caprini 评分准确			
12. NRS 评分准确			
13. 洼田饮水试验评估准确			
护理诊断/问题			
14. 头痛:与颅内高压有关(依据:患者脑室扩大,NRS 评分 4 分)			
15. 有受伤的危险:与行走不稳有关			
16. 知识缺乏:缺乏疾病相关知识			
百分比分数计算评分	得分÷32(本站总分)×100×30%(本站权重)=本站得分		

注:根据模拟患者病情,Barthel 评分 70 分,Braden 评分 23 分,跌倒风险评估高风险,Caprini 评分 3 分,NRS 评分 4 分,洼田饮水试验 1 级。

考站二 临床问题处理站

【考生指引】

▲考核情境

谢女士,女,72 岁,诊断"左桥脑小脑角占位、脑室扩大",在全麻下行左乙状窦后入路桥脑小脑角肿瘤切除术+硬脑膜修补术,术毕患者返房,伤口敷料干燥,带回导尿管及右前臂浅静脉留置针各 1 根。予心电监护、鼻导管吸氧,氧流量 3 L/min。神志清楚,GCS 评分 15 分(E4V5M6),双侧瞳孔均为 2 mm,对光反射灵敏,左眼睑闭合不全,伸舌偏左,左侧稍有面瘫。

▲考生任务

1. 患者在全麻下行左乙状窦后入路桥脑小脑角肿瘤切除术+硬脑膜修补术,术毕返房,洼田饮水试验 3 级。作为责任护士,请针对患者病情进行交接、评估与术后并发症预防,并实施相应健康宣教。

2. 术后第 2 天,患者饮水后发生呛咳,呼吸急促,为 32 次/分,SpO_2 为 92%。作为责任护士,请判断患者发生了什么病情变化并作出相应处置。

▲考核时间

8~10 分钟(读题 1 分钟,用物准备 1 分钟,考核 6~8 分钟)。

【考官指引】

▲考核目的

1. 考查考生对术后回房患者病情的交接和评估能力、专科护理和术后宣教的掌握情况。
2. 考查考生对突发呛咳的应急处理能力及针对性宣教的掌握情况。

▲场景与用物设置

1. 场景：病床 1 张（床旁备吸引装置 1 套），模拟患者 1 位（心电监护、鼻导管吸氧，氧流量 3 L/min），考官 2 位。

2. 用物：治疗车 1 辆，治疗盘 1 个，疼痛评分尺 1 把，纱布 1 包，干棉签 1 包，听诊器 1 个，瞳孔笔 1 支，固定胶布 1 个，胃管标识数个，鼻饲针筒 1 个，温开水 1 杯，速干手消毒液 1 瓶，考生指引 1 份，模拟患者指引 1 份，考官指引 2 份，笔 2 支，白纸数张。

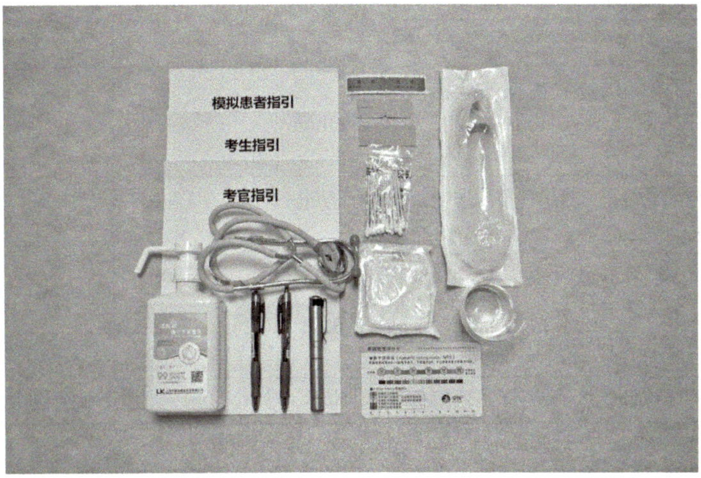

▲监考与评分注意事项

1. 请根据考核内容评分指引评分。
2. 评分项目完全做到得 2 分，部分做到或经由模拟患者提醒做到得 1 分，均未做到不得分。
3. 考核时间结束，立即停止考核，进入下一站点。

【考核内容评分指引一】

临床问题处理评分指引			
评分项目	完全做到 2 分	部分做到 1 分	未做到 0 分
病情观察与专科评估			
1. 查看心电监护的测量记录，复测脉搏、呼吸和血压，观察患者呼吸和 SpO_2 情况，正确调节吸氧流量			
2. 观察患者神志、瞳孔，进行 GCS 评分			
3. 评估患者眼睑闭合情况、面部感觉和伸舌情况（左眼睑闭合不全，左侧面部感觉减退、左侧稍有面瘫，伸舌偏左）			
4. 评估患者听力情况（听力、耳鸣改善）			
5. 评估有无吞咽障碍（洼田饮水试验：3 级）			
6. 评估四肢肌力、活动情况			
7. 评估患者头痛情况（NRS 评分：4 分）			
8. 观察伤口敷料有无渗血、渗液及全身皮肤情况，有异常及时通知医生并处理			
9. 观察静脉穿刺点情况、通路是否通畅			

(续表)

10. 观察导尿管位置、通畅情况及是否妥善固定			
术后宣教			
11. 体位指导:健侧及平卧位24小时,切勿突然翻转头部,以免引起呼吸骤停			
12. 指导患者及家属轴线翻身,需双手托住患者头部,动作轻稳,防止头部震荡及扭曲			
13. 指导患者头痛剧烈时应及时告知医护人员			
14. 饮食指导:术后第一次进食由医护人员喂饮,给予易消化、高蛋白、高维生素流质饮食,注意饮食温度,防止烫伤及呛咳后误吸			
15. 指导患者眼睑闭合不全时用纱布保护患侧眼睛,防止角膜炎、角膜溃疡			
16. 指导患者眩晕、走路不稳时不能单独下床活动,需注意安全			
17. 指导患者进行踝泵运动、抬臀训练等			
百分比分数计算评分	得分÷34(本站总分)×100×40%(本站权重)=本站得分		

【考核内容评分指引二】

临床问题处理评分指引			
评分项目	完全做到2分	部分做到1分	未做到0分
病情观察与判断			
1. 判断患者发生呛咳误吸,导致 SpO_2 下降			
2. 观察患者神志、瞳孔、呼吸和 SpO_2 情况			
3. 协助其头偏向一侧,通知医生进行急救处理			
吞咽障碍误吸的急救处理			
4. 调节氧流量为5 L/min,面罩吸入			
5. 立即给予吸痰,吸引时间小于15秒,吸痰后擦净患者面部及口、鼻分泌物			
6. 吸痰过程中注意观察患者面色、口唇、呼吸频率和监护仪参数			
7. 观察口鼻黏膜有无损伤			
8. 评价吸痰效果(听诊器置于胸骨上窝、两侧锁骨中线第2肋间听诊呼吸音和痰鸣音)			
9. 安置患者,帮助患者恢复舒适体位			
留置鼻胃管护理			
10. 协助留置鼻胃管			
11. 验证胃管是否在胃内:①注射器抽到胃液;②注入10 mL空气,听诊器在胃部(剑突下)能听到气过水声			

（续表）

12. 每班检查胃管插入的深度，鼻饲前检查胃管是否在胃内，并检查患者有无胃潴留			
健康宣教			
13. 指导患者及家属有效预防误吸			
14. 指导患者进行吞咽功能的训练			
15. 指导患者进行有效咳嗽、排痰的训练			
16. 心理护理：安慰疏导患者及家属，安抚其焦虑情绪			
百分比分数计算评分	得分÷32（本站总分）×100×40%（本站权重）＝本站得分		

考站三　复训护理站

【考生指引】

▲ 考核情境

谢女士，诊断"左桥脑小脑角占位、脑室扩大"，入院第 3 天在全麻下行左乙状窦后入路桥脑小脑角肿瘤切除术＋硬脑膜修补术，经治疗后病情稳定，现术后第 7 天，予次日出院。患者当前四肢肌力 5 级，能下床活动，左侧面瘫，左眼睑闭合不全，左侧咀嚼肌无力，洼田饮水试验 3 级。鼻饲流质饮食，头部伤口予间断拆线。鼻饲阿卡波糖 50 mg TID，血糖控制良好。

▲ 考生任务

1. 术后第 7 天，患者仍不能经口进食，左眼睑闭合不全，患者及家属非常焦虑，作为责任护士，请对其进行吞咽功能训练方法的健康宣教。

2. 患者次日出院，作为责任护士，请对患者进行术后面神经损伤、暴露性角膜炎的健康宣教。

▲ 考核时间

8～10 分钟（读题 1 分钟，用物准备 1 分钟，考核 6～8 分钟）。

【考官指引】

▲ 考核目的

1. 考核考生是否能正确对术后患者进行吞咽功能训练及安全进食管理的指导。

2. 考核考生对术后面神经损伤、暴露性角膜炎等专科知识的宣教指导能力。

▲ 场景与用物设置

1. 场景：病床 1 张，模拟患者 1 位，考官 2 位。

2. 用物：治疗车 1 辆，温开水 1 杯，日常护理评估工具手册 1 本，健康宣教单 1 份，速干手消毒液 1 瓶，考生指引 1 份，模拟患者指引 1 份，考官指引 2 份，笔 2 支，白纸数张。

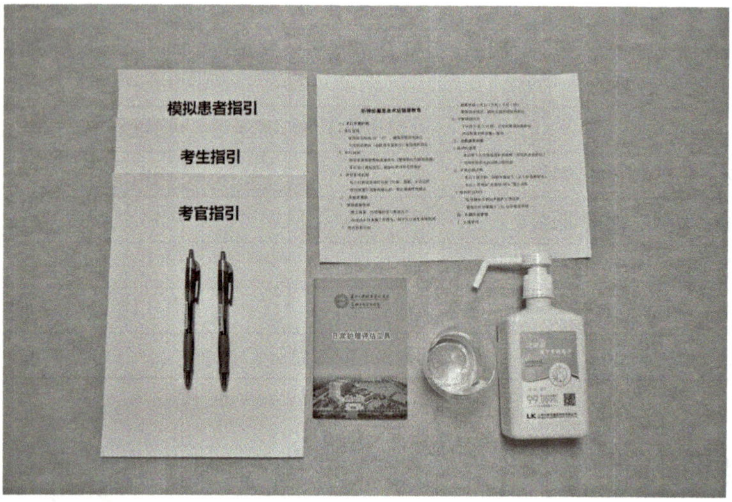

▲监考与评分注意事项

1. 请根据考核内容评分指引评分。

2. 评分项目完全做到得 2 分，部分做到或经由模拟患者提醒做到得 1 分，均未做到不得分。

3. 考核时间结束，立即停止考核，进入下一站点。

【考核内容评分指引一】

复训护理评分指引			
评分项目	完全做到 2 分	部分做到 1 分	未做到 0 分
吞咽功能训练指导			
1. 评估患者吞咽功能情况			
2. 评估患者及家属对安全进食措施的认知、掌握程度			
3. 指导口咽肌肉放松训练：每天进行早、中、晚三次口腔肌肉训练，10 分钟/次			
4. 指导唇舌运动训练：每天主动展开唇舌运动力，包括鼓腮、噘嘴、吹口哨、唇部夹物、顶腮、舌伸展等，2 次/天，10 分钟/次			
5. 指导患者进行面部按摩、牵拉等训练的手法，缓解患者肌肉紧张，改善肌肉活动能力			
6. 指导患者进食时采取坐位			
7. 指导食物形态选择：应本着先易后难的原则，同时兼顾食物的色、香、味及温度等			
8. 指导每次摄食一口量：正常人一口量为 20 mL 左右，一口量过多，食物会从口中漏出或引起咽部食物残留导致误吸；过少会因刺激强度不够，难以诱发吞咽反射			
9. 指导进食后漱口，避免口腔内食物残留			
10. 指导患者保持口腔清洁			

（续表）

11. 指导患者及家属掌握防误吸措施			
12. 指导患者及家属掌握发生误吸的急救措施			
13. 进行心理护理，鼓励患者正确对待疾病，树立战胜疾病的信心，利用听音乐、交谈等方法使患者转移注意力，减轻患者焦虑情绪			
评估健康教育的效果			
14. 评估患者及家属对吞咽功能训练的掌握情况（如复述）			
百分比分数计算评分	得分÷28（本站总分）×100×30%（本站权重）=本站得分		

【考核内容评分指引二】

复训护理评分指引			
评分项目	完全做到 2 分	部分做到 1 分	未做到 0 分
面神经损伤健康宣教			
1. 评估患者听神经鞘瘤术后面神经损伤的情况			
2. 指导患者饭后用淡盐水漱口，早晚刷牙，保持口腔清洁，避免因患侧积食引起口腔炎症的发生			
3. 指导正确进行面部护理：洗脸水温度控制在 25～35 ℃，使用温毛巾敷于面部，每日 3～4 次，每次 10 分钟			
4. 指导功能锻炼方法：运动时患者对着镜子做皱额、闭眼、吹口哨、示齿等动作，每个动作以患者不疲劳为宜，每天 2～3 次			
5. 告知患者减少外出频次，如必须外出，应采取避风措施，佩戴口罩，避免空气中的污染物对面部进行刺激			
暴露性角膜炎健康宣教			
6. 评估患者暴露性角膜炎的发生情况（左眼睑闭合不全，左眼发红、肿胀）			
7. 指导患者外出时佩戴墨镜，避免强光直射及烟尘刺激患眼			
8. 指导白天用左氧氟沙星滴眼液滴眼 3～4 次，每次 1～2 滴			
9. 睡前用抗生素眼膏保护角膜，覆盖无菌纱布块，防止灰尘和异物进入眼睛			
10. 指导患者避免辛辣刺激性食物并禁烟酒。多食新鲜蔬菜、水果，不食冰冻饮料和食物，适当增加钙质和维生素 B 的摄入，增强机体免疫力			
11. 进行心理护理，鼓励患者正确对待疾病，树立战胜疾病的信心，利用听音乐、交谈等方法使患者转移注意力，减轻患者焦虑情绪			
评估健康教育的效果			
12. 评估患者及家属对康复训练的掌握情况（如复述）			
百分比分数计算评分	得分÷24（本站总分）×100×30%（本站权重）=本站得分		

【模拟患者指引】

一、基本信息

谢女士,女,汉族,72 岁,已婚,身高 155 cm,体重 72 kg,BMI 30 kg/m^2,高中学历,职工退休,本地城镇职工医保,家庭支持良好。

二、病史详情

现病史:患者因"左耳听力下降 3 年,加重 1 年,行走不稳伴头痛、头晕、呕吐 1 月",MRI 示"左侧桥脑小脑角占位、脑室扩大"收治入院。入院后,患者主诉在改变体位时有轻度眩晕感,站立与行走不稳,需要抓住身边的物体来支撑。安静平卧偶发头痛,轻度影响睡眠,伴有恶心、呕吐,一般为胃内容物,每次量约 20 mL。

既往史:患者 3 年前无明显诱因下出现左耳听力下降,时有左耳闷堵感,无眩晕发作,无耳周麻木等不适,未在意和诊治。1 年前左耳听力损失加重伴头晕,于外院住院治疗后好转(具体用药不详)。1 个月前患耳听力损失再次加重,出现行走不稳伴头痛、头晕、呕吐。既往有糖尿病病史 5 年,口服阿卡波糖 50 mg TID,血糖控制良好。饮食、二便可。否认冠心病史、高血压史。否认肝炎、肺结核等病史。否认药物及食物过敏史。否认烟酒史,否认外伤手术史,否认家族史。

身体评估:T 36.7 ℃,P 82 次/分,R 21 次/分,BP 125/84 mmHg。神经系统查体:神志清楚,双侧瞳孔等大等圆,直径 2.0 mm,对光反射灵敏,GCS 评分 15 分(E4V5M6),双眼睑闭合全,左侧面部麻木、感觉减退,伸舌居中,闭目指鼻试验阳性,四肢肌力 5 级,床头抬高 15°。相关检查:①头颅 CT、MRI 示左侧桥脑小脑角占位,脑室扩大;②听力学检查示左侧听力下降;③空腹血糖 7.8 mmol/L。

护理评估:Barthel 评分 70 分,Braden 评分 23 分,跌倒风险临床判定为高风险,Caprini 评分 3 分,NRS 评分 4 分,洼田饮水试验 1 级。予告知患者及家属各项护理风险,落实相关护理干预措施。患者及家属十分担心身体状况,希望了解病情尽早手术。

三、治疗、护理及预后

入院完善相关检查,第 3 天患者在全麻下行左乙状窦后入路桥脑小脑角肿瘤切除术+硬脑膜修补术。患者术毕返房,伤口敷料干燥,带回导尿管及右前臂浅静脉留置针各 1 根。予心电监护、鼻导管吸氧,氧流量 3 L/min。神志清楚,双侧瞳孔等大等圆,直径 2.0 mm,对光反射灵敏,GCS 评分 15 分(E4V5M6),左眼睑闭合不全,伸舌偏左,左侧稍有面瘫。术后护理风险评估:跌倒风险临床判定为高风险,NRS 评分 4 分,Barthel 评分 50 分,Braden 评分 19 分,Caprini 评分 5 分,洼田饮水试验 3 级。

术后第 2 天,患者饮水呛咳,呼吸急促,为 32 次/分,SpO_2 为 92%,紧急吸痰后恢复至 98%,呼吸频率逐渐平稳(18 次/分)。协助医生置入鼻置管,置入 55 cm。

术后第 7 天,拟次日出院。四肢肌力 5 级,能下床活动,左侧面瘫,左眼睑闭合不全,左眼发红、肿胀,予左氧氟沙星滴眼液滴眼,无菌纱布覆盖。洼田饮水试验 3 级。鼻饲流质饮食,头部伤口予间断拆线。鼻饲阿卡波糖 50 mg TID,血糖控制良好。患者及家属对不能经口进食及眼睑闭合不全较为担心。

【知识链接】

▲面神经功能评估

豪斯－布莱克曼(House-Brackmann)面神经功能分级

分级	表现
Ⅰ	面神经功能正常
Ⅱ	轻度障碍
	总体:近距离观察可见轻微异常;可能有轻微联带运动
	休息时:双侧对称
	运动时:前额有中度至良好的功能;眼睑闭合不费力;嘴角轻度不对称
Ⅲ	中度障碍
	总体:双侧明显不对称;不严重的联带运动、挛缩和(或)半面痉挛
	休息时:双侧对称
	运动时:前额可轻度至中度运动;眼睑可费力闭合;嘴角用力时也可见轻度异常
Ⅳ	中重度障碍
	总体:明显异常和(或)毁容性不对称
	休息时:双侧对称
	运动时:前额无运动;眼睑不完全闭合;嘴角明显不对称
Ⅴ	重度障碍
	总体:勉强可见的运动
	休息时:不对称
	运动时:前额无运动;眼睑不完全闭合;嘴角轻微运动
Ⅵ	完全瘫痪;无运动

▲听力评估

美国耳鼻喉头颈外科学会(AAO-HNS)听力评估分级

听力分级	听力情况	评估指标
A	听力良好	PTA①≤30 dB,SDS②≥70%
B	有实用听力	PTA≤50 dB,SDS≥50%
C	有可测听力	PTA>50 dB,SDS≥50%
D	无可测听力	SDS<50%

注:① PTA 为纯音平均听阈。
　② SDS 为言语识别率。

第三节　重型颅脑外伤护理

【概述】

创伤性脑损伤(traumatic brain injury,TBI)是指头部因受到外力作用如撞击、穿透性损伤等引起的颅脑组织创伤,是全球人类死亡和残疾的主要原因之一。重型颅脑外伤(severe traumatic brain injury,sTBI)(GCS 评分≤8 分)是最严重的 TBI 类型,幸存者多遗留有各种不同程度的残疾,严重致残率>50%,病死率>20%。重型颅脑外伤的预后及治疗已给患者本人、家庭及社会造成沉重的生理、心理及经济负担。本节主要考查病史采集、护理评估、护理诊断、管道不能耐受及腰大池引流管引流过度的应急处理及术后健康宣教。

【培训目标】

知识:掌握重型颅脑外伤病史采集、专科评估、病情观察要点及健康教育知识。

技能:掌握重型颅脑外伤体格检查方法、管道不能耐受患者的应急处理及腰大池引流管引流过度的应急处理。

态度:全程语言流畅,保持对患者的尊重、同情和关爱,展现良好的个人形象及辩证性思维能力。

考站一　健康评估站

【考生指引】

▲考核情境

朱先生,男,汉族,54 岁,已婚,身高 175 cm,体重 90 kg,BMI 29.4 kg/m^2,无医保。因“外伤后头痛伴流血 2 小时”,头颅 CT 示左侧额颞骨开放性骨折、左侧额颞叶脑挫裂伤、创伤性蛛网膜下腔出血、颅底骨折,急诊平车入院。急诊在全麻下行颅脑清创缝合术+去骨瓣减压术+颅内压探头置入术。术后带回气管插管、右锁骨下深静脉置管、头部伤口引流管、导尿管及颅内压监测管各 1 根。患者现烦躁、不能耐管,遵医嘱使用盐酸右美托咪定注射液小剂量镇静中。

▲考生任务

1. 患者急诊手术后入科,请对患者进行入科评估,并提出至少 5 个主要护理诊断。

2. 请进行专科体检及护理评分,包括压力性损伤风险评估(Braden 评分)、跌倒风险评估、静脉血栓栓塞症风险评估(Caprini 评分)、日常生活能力评估(Barthel 评分)、住院患者非计划拔管风险评分、营养风险筛查(NRS 2002 评分)。

▲考核时间

8～10 分钟(读题 1 分钟,用物准备 1 分钟,考核 6～8 分钟)。

【考官指引】

▲考核目的

1. 考查考生对急诊重型颅脑外伤术后患者进行入科评估及提出护理诊断的能力。

2. 考查考生对重型颅脑外伤术后患者进行专科评估及护理风险评估的能力。

▲场景与用物设置

1. 场景：病床 1 张，模拟患者 1 位（心电监护、鼻导管氧气吸入），考官 2 位。

2. 用物：治疗车 1 辆，疼痛评分尺 1 把，日常护理评估工具手册 1 本，瞳孔笔 1 支，CT 报告单，速干手消毒液 1 瓶，考生指引 1 份，模拟患者指引 1 份，考官指引 2 份，笔 2 支，白纸数张。

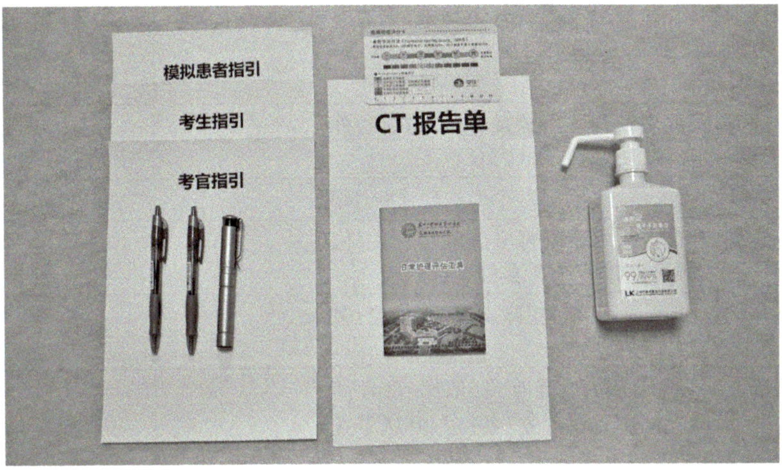

▲监考与评分注意事项

1. 请根据考核内容评分指引评分。

2. 评分项目完全做到得 2 分，部分做到或经由模拟患者提醒做到得 1 分，均未做到不得分。

3. 考核时间结束，立即停止考核，进入下一站点。

【考核内容评分指引一】

护理评估评分指引			
评分项目	完全做到 2 分	部分做到 1 分	未做到 0 分
病情观察及处理			
1. 询问患者姓名、床号，核对腕带与口述一致（2 种以上方式）			
2. 安置患者，予心电监护、吸氧			
3. 观察患者神志、瞳孔、生命体征（患者神志昏迷，GCS 评分 E2VTM5，双侧瞳孔直径约 3 mm，对光反射迟钝）			
4. 观察四肢肌力（左侧上肢刺痛定位，左侧下肢刺痛屈曲，右侧肢体刺痛无反应）			

(续表)

5. 评估患者有无头痛,性质、部位和持续时间(患者烦躁,痛苦面容,不能配合)			
6. 观察患者伤口及全身皮肤情况:查看伤口有无渗血、渗液,指导预防伤口感染的主要注意事项(双眼睑肿胀,头部无菌纱布包扎,有血性渗出,左侧外耳道及鼻腔有陈旧性血痂,脑脊液耳漏、鼻漏)			
7. 观察引流管位置、通畅及固定情况,评估引流液的色、质、量;有异常及时通知医生并处理(伤口引流管引流通畅,引流出血性液体 5 mL)			
8. 观察骨窗位置,评估骨窗大小、压力(左额颞有 1 处 10 cm×7 cm 的骨窗,骨窗平软,颅内压 8.4 mmHg)			
9. 评估患者气管插管在位情况及患者有无痰液,床边备负压吸引器(气管插管在位,尖端距门齿 25 cm,无痰液,气囊压力 30 cmH_2O)			
10. 评估静脉通路情况(右锁骨下静脉置管固定在位,外露 5 cm,穿刺处无渗血、渗液,周围皮肤完好)			
护理诊断/问题			
11. 生命体征改变的可能:与术后有再出血风险有关(依据:急诊行开颅手术,颅底骨折,脑脊液鼻漏、耳漏)			
12. 清理呼吸道无效:与痰液不能自主咳出有关(依据:患者神志镇静,气管插管)			
13. 有意外拔管的风险:与患者烦躁有关(依据:患者烦躁,里士满躁动-镇静评分(RASS 评分)+4 分,住院患者非计划拔管风险评分 23 分)			
14. 有下肢深静脉血栓的可能:与术后血液高凝状态有关(依据:Caprini 评分 6 分)			
15. 自理能力下降:与意识水平下降有关(依据:患者神志昏迷)			
百分比分数计算评分	得分÷30(本站总分)×100×30%(本站权重)=本站得分		

【考核内容评分指引二】

护理评估评分指引			
评分项目	完全做到 2 分	部分做到 1 分	未做到 0 分
专科体检			
1. 观察患者神志、瞳孔、生命体征(患者神志昏迷,GCS 评分 E2VTM5,双侧瞳孔直径约 3 mm,对光反射迟钝)			
2. 协助抬高床头 30°,指导患者卧床时避免压迫伤口			
3. 妥善安置各管道,评估有无非计划拔管风险,指导防脱(拔)管相关注意事项			
4. 观察有无脑脊液漏,判断脑脊液漏的部位(左侧外耳道及鼻腔有陈旧性血痂,脑脊液耳漏、鼻漏)			

（续表）

5. 脑脊液漏处理：①抬高床头 30°，平卧及患侧卧位；②指导患者及家属勿用手抠鼻挖耳，禁止滴药、填塞，预防颅内感染；③避免突然增加颅内压的动作，如擤鼻、用力排便、咳嗽和打喷嚏等			
6. 观察骨窗位置，评估骨窗大小、压力（左额颞有 1 处 10 cm×7 cm 的骨窗，骨窗平软，颅内压 8.4 mmHg）			
7. 指导家属在患者卧床时用床栏防护，避免意外损伤			
护理评估			
8. Barthel 评分准确			
9. Braden 评分准确			
10. 跌倒风险评估准确			
11. Caprini 评分准确			
12. NRS 2002 评分准确			
13. 住院患者非计划拔管风险评分准确			
百分比分数计算评分	得分÷26（本站总分）×100×30%（本站权重）＝本站得分		

注：根据模拟患者病情，Barthel 评分 0 分，Braden 评分 12 分，跌倒风险评估高风险，Caprini 评分 6 分，NRS 2002 评分 3 分，住院患者非计划拔管风险评分 22 分。

考站二 临床问题处理站

【考生指引】

▲考核情境

朱先生，因“外伤后头痛伴流血 2 小时”急诊在全麻下行颅脑清创缝合术＋去骨瓣减压术。术后第 3 天，患者神志嗜睡，遵医嘱停止使用盐酸右美托咪定注射液，颅内压波动在 14～15 mmHg，协助医生拔除气管插管、头部伤口引流管及颅内压监测管，左侧外耳道及鼻腔有陈旧性血痂，脑脊液耳漏、鼻漏，遵医嘱予协助放置腰大池引流管，24 小时控制量为 150～200 mL/d。

▲考生任务

1. 术后第 3 天，遵医嘱放置腰大池引流管，患者不能理解配合，作为责任护士，请进行住院患者非计划拔管风险评分，并给予保护性约束。

2. 患者放置腰大池引流管后 1 小时引流量为 50 mL，主诉剧烈头痛，NRS 评分 4 分。作为责任护士，请对患者病情变化作出相应处理。

▲考核时间

8～10 分钟（读题 1 分钟，用物准备 1 分钟，考核 6～8 分钟）。

【考官指引】

▲考核目的

1. 考查考生对非计划拔管高风险患者的应急处理能力。

2. 考查考生对腰大池引流管引流过度的应急处理能力。

▲场景与用物设置

1. 场景:病床1张,模拟患者1位(心电监护,氧气吸入5 L/min,锁骨下静脉输液中,腰大池引流管),考官2位。

2. 用物:治疗车1辆,疼痛评分尺1把,瞳孔笔1支,保护性约束具,保护性约束知情同意书,速干手消毒液1瓶,考生指引1份,模拟患者指引1份,考官指引2份,笔2支,白纸数张。

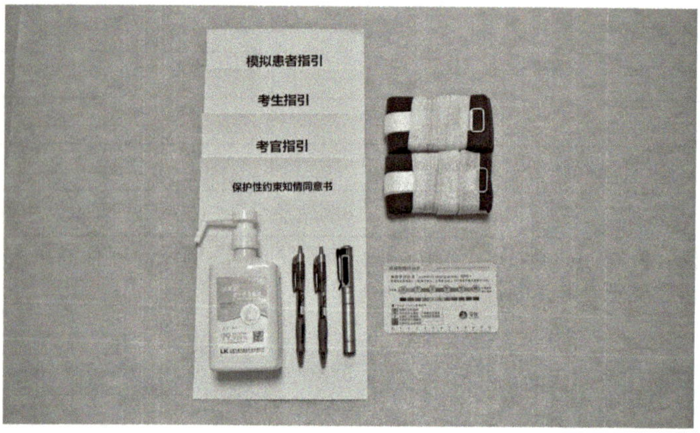

▲监考与评分注意事项

1. 请根据考核内容评分指引评分。

2. 评分项目完全做到得2分,部分做到或经由模拟患者提醒做到得1分,均未做到不得分。

3. 考核时间结束,立即停止考核,进入下一站点。

【考核内容评分指引一】

临床问题处理评分指引			
评分项目	完全做到2分	部分做到1分	未做到0分
病情评估			
1. 评估患者神志、瞳孔和肢体活动(神志嗜睡,双侧瞳孔直径约3 mm,对光反射灵敏,左侧肢体肌力4级,右侧肢体肌力2级)			
2. 正确进行住院患者非计划拔管风险评分:22分,拔管高风险(年龄1分、神志嗜睡3分、不理解3分、情绪不稳定3分、不合作3分、不适导致不能耐受管道3分、留置管道3分、腰大池引流管3分)			
3. 评估生命体征,汇报医生,遵医嘱予保护性约束(生命体征:T 37.6 ℃,P 120次/分,R 32次/分,BP 170/98 mmHg,SpO_2 98%)			

（续表）

4. 安置卧位，保持呼吸道通畅			
5. 双侧床栏拉起，可将软枕置于床栏两侧，以防患者受伤			
6. 观察患者皮肤及末梢血运情况			
7. 向患者和家属说明约束的必要性、约束具的作用及使用方法，征得同意和配合并签署知情同意书			
约束具的使用			
8. 暴露患者左侧腕部及左侧踝部			
9. 将保护带包裹腕部或踝部，将保护带稍拉紧，以伸进1～2横指为宜			
10. 将患者肢体置于功能位			
11. 将保护带系于两侧床缘			
12. 为患者盖好被子，整理床单位及用物			
使用约束具的注意事项			
13. 严格掌握使用约束具的适应证，维护患者尊严			
14. 实施约束时，将患者肢体置于功能位，约束带松紧适宜			
15. 约束过程中关注患者是否有营养、排泄、喝水和个人卫生的需要			
16. 动态观察患者约束松紧度和局部皮肤颜色、温度、感觉、血运等情况			
17. 每小时松解约束带1次，协助患者翻身、活动肢体；待患者病情稳定或者治疗结束，应及时解除约束			
18. 准确记录并交接班，包括约束的原因、时间，约束带的数目，约束部位，约束部位皮肤状况，解除约束时间			
百分比分数计算评分	得分÷36（本站总分）×100×40%（本站权重）＝本站得分		

【考核内容评分指引二】

临床问题处理评分指引			
评分项目	完全做到2分	部分做到1分	未做到0分
腰大池引流管引流过度的判断			
1. 自我介绍（姓名与职责），向患者及家属解释沟通目的			
2. 询问患者姓名、床号，核对腕带与口述一致（2种以上方式）			
3. 洗手、观察伤口敷料及引流管情况，观察脑脊液的量、色、性状、滴速，是否引流过快			
4. 询问患者的主诉（头痛的性质、疼痛评分、程度、持续时间；有无恶心、呕吐；有无咳嗽、打喷嚏、吸痰等强刺激或其他不适）			

（续表）

5. 判断病情变化：脑脊液引流过度			
腰大池引流管引流过度的处理			
6. 夹闭引流管，避免脑脊液继续流失			
7. 判断患者的神志、瞳孔、生命体征、肌力，查看鼻腔情况			
8. 判断有无低颅压的表现（患者有头痛、恶心、呕吐、眩晕、耳鸣、视力障碍，精神症状，抬高床头时加重，卧位时减轻）			
9. 汇报医生（患者的主诉、神志、瞳孔、肌力、生命体征，引流液的量、颜色、滴速，引流瓶的高度）			
10. 放低床头，协助患者取头低足高位			
11. 遵医嘱加快补液滴速，观察患者有无不适反应			
12. 遵医嘱开放腰大池引流管，调节引流速度为6～8 mL/h			
13. 密切观察引流液的量、颜色和性质			
14. 再次评估患者有无头痛（NRS评分0分）			
15. 向患者及家属进行健康宣教：①解释病情，安抚患者及家属；②指导患者避免剧烈咳嗽、打喷嚏、用力排便等诱因；③指导患者及家属翻身时注意勿牵拉、折叠引流管，勿随意调节引流管滴速			
百分比分数计算评分	得分÷30（本站总分）×100×40%（本站权重）＝本站得分		

考站三 复训护理站

【考生指引】

▲考核情境

朱先生，因“外伤后头痛伴流血2小时”急诊行颅脑清创缝合术＋去骨瓣减压术。术后第15天，患者神志清楚，GCS评分E4V5M6，双侧瞳孔等大等圆，直径约3 mm，对光反射灵敏，未见脑脊液鼻漏、耳漏，协助拔除腰大池引流管、导尿管、右锁骨下深静脉置管。洼田饮水试验1级，头部有1处减压区，目前服用左乙拉西坦片500 mg BID。

▲考生任务

1. 术后第15天，医嘱予患者出院。作为责任护士，请对其出院后的饮食、药物、骨窗护理和复诊等方面进行针对性宣教。

2. 患者左侧肢体肌力4级，右侧肢体肌力2级。作为责任护士，请对患者进行肢体功能锻炼指导。

▲考核时间

8～10分钟（读题1分钟，用物准备1分钟，考核6～8分钟）。

【考官指引】

▲考核目的

1. 考核考生对颅骨缺损患者的饮食、药物、骨窗护理、复诊等方面正确进行健康指导的能力。

2. 考核考生对偏瘫患者正确进行肢体功能锻炼相关宣教的能力。

▲场景与用物设置

1. 场景：病床 1 张，模拟患者 1 位，考官 2 位。

2. 用物：治疗车 1 辆，日常护理评估工具手册 1 本，健康宣教单 1 份，速干手消毒液 1 瓶，考生指引 1 份，模拟患者指引 1 份，考官指引 2 份，笔 2 支，白纸数张。

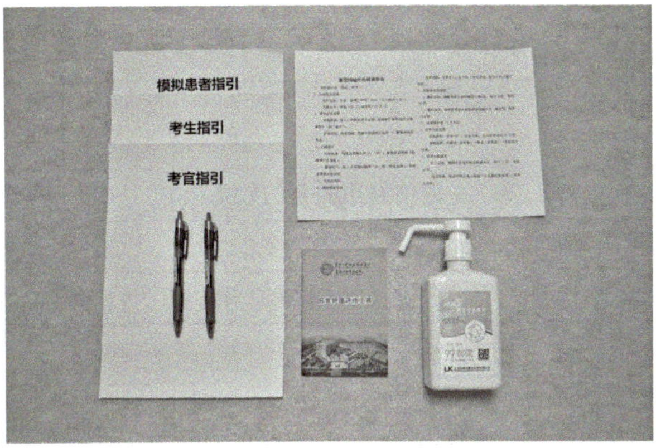

▲监考与评分注意事项

1. 请根据考核内容评分指引评分。

2. 评分项目完全做到得 2 分，部分做到或经由模拟患者提醒做到得 1 分，均未做到不得分。

3. 考核时间结束，立即停止考核，进入下一站点。

【考核内容评分指引一】

复训护理评分指引			
评分项目	完全做到 2 分	部分做到 1 分	未做到 0 分
专科评估			
1. 评估患者骨窗大小(10 cm×7 cm)			
2. 评估患者骨窗压力(骨窗平软，触之如唇)			
专科指导			
3. 指导患者及家属正确观察颅骨缺损区情况，如脑组织膨出时的大小、硬度等			
4. 嘱患者保持局部伤口清洁干燥，勿抓挠			
5. 嘱患者活动时注意保护颅骨缺损处脑组织，避免碰撞缺损部位			
饮食、服药及生活指导			
6. 指导患者少量多餐，避免辛辣刺激性食物，给予高蛋白、高维生素、清淡易消化饮食			

(续表)

7. 告知患者药物常见不良反应有嗜睡、乏力、头晕等，常发生在治疗的开始阶段，随着时间推移逐渐减轻			
8. 告知患者服药期间应避免饮酒，以免加重药物的中枢神经系统抑制作用			
9. 告知患者遵医嘱按时规律服药，不可自行调整剂量或停药			
10. 嘱患者外出活动时戴帽子，保护头部			
11. 鼓励患者保持乐观情绪，树立康复信心			
复诊指导			
12. 告知患者如出现头痛、呕吐等颅内压增高的表现，及时就诊			
13. 告知患者应定期门诊复查，监测肝肾功能			
14. 告知患者 3～6 个月门诊复查，一般术后 3～6 个月可行颅骨修补			
评估健康教育的效果			
15. 评估患者对健康指导的掌握情况(如复述)			
百分比分数计算评分	得分÷30(本站总分)×100×30%(本站权重)=本站得分		

【考核内容评分指引二】

复训护理评分指引			
评分项目	完全做到 2 分	部分做到 1 分	未做到 0 分
护理评估			
1. 评估患者肢体肌力(左侧肢体肌力 4 级，右侧肢体肌力 2 级)			
2. 评估患者及家属对肢体功能锻炼方法的掌握程度			
肢体功能锻炼指导			
3. 指导患者及家属正确进行主动运动：患者自主进行关节活动、肌肉的收缩及舒张运动			
4. 指导患者及家属正确进行被动运动：家属协助患者进行各肢体和关节的屈曲、伸展、伸提、内外旋等动作			
5. 指导患者及家属良肢位摆放：对于肢体瘫痪严重者，应注重良肢位的摆放			
6. 鼓励患者应多保持患侧卧位，以增加患肢感觉的传入：头垫软枕，高度适当；躯干稍后旋转，背部垫枕以保持侧卧姿势，避免患肩直接被压于身体下；患侧肩部前伸，前臂向后旋，患侧上肢与躯干尽可能垂直摆放，患侧肘、腕关节伸直，掌心朝上；患侧髋关节伸展，膝关节略屈膝，踝关节背屈 90°；患侧肢体位于下方，健侧下肢充分屈髋屈膝，置于软枕上呈迈步状			

（续表）

7. 指导患者体位转换训练：床上翻身训练（从仰卧位到患侧卧位：头转向患侧，患者健侧手将患侧上肢外展防止受压，健侧下肢屈曲立起，健侧肩上抬，健侧下肢用力蹬床，抬起健侧骨盆，身体完成转向患侧，最后调整卧姿。从仰卧位到健侧卧位：患者仰卧位，健侧足从患侧腘窝处插入，并沿着患侧小腿下滑至跟腱处，使健足至患足下方，双手十指交叉相握，患侧拇指在上，健侧上肢带动患侧上肢上举 90°，然后向左、右两侧摆动，摆动幅度加大，利用躯干的旋转和上肢摆动的惯性向健侧翻身）			
8. 指导患者保持关节的活动度：根据患者的病情和耐受情况调整，从 1 次/天逐渐增加至 3 次/天，每次训练时间为 30 分钟左右，遵循循序渐进的原则			
康复指导原则			
9. 指导患者康复训练应选择在生命体征平稳时进行			
10. 根据患者需求及耐受程度循序渐进，告知患者应在医生指导下逐项、逐步开展康复训练			
11. 告知患者如感到不适或疲劳，应及时休息，避免强行训练			
12. 鼓励患者，增强其信心及战胜疾病的勇气			
评估健康教育的效果			
13. 评估患者及家属对康复训练的掌握情况（如复述）			
百分比分数计算评分	得分÷26（本站总分）×100×30%（本站权重）＝本站得分		

【模拟患者指引】

一、基本信息

朱先生，男，54 岁，汉族，已婚，身高 175 cm，体重 90 kg，BMI 29.4 kg/m^2。无医保，经济状况一般。为外来务工人员，家属常年在外地，目前独自居住。

二、病史详情

现病史：因“外伤后头痛伴流血 2 小时”，头颅 CT 示左侧额颞骨开放性骨折、左侧额颞叶脑挫裂伤、创伤性蛛网膜下腔出血、颅底骨折，急诊平车入院。

既往史：既往高血压病史 3 年，口服苯磺酸氯地平片 5 mg QD，血压控制良好，否认冠心病史、糖尿病史。否认肝炎、肺结核等病史。否认输血史。否认药物及食物过敏史。作息规律，营养状况良好。

身体评估：T 37.1 ℃，P 110 次/分，R 18 次/分，BP 90/56 mmHg，SpO_2 99%。神经系统查体：神志昏迷，GCS 评分 E2VTM5，双侧瞳孔直径约 3 mm，对光反射迟钝，左侧上肢刺痛定位，左侧下肢刺痛屈曲，右侧肢体刺痛无反应。左侧眼睑肿胀，头部无菌纱布包扎，有血性液体渗出，左侧外耳道、口腔、鼻腔有血性液体流出，颈软无抵抗。

护理评估：Barthel 评分 0 分，Braden 评分 12 分，跌倒风险临床判定为高风险，Caprini 评分 6 分，NRS 2002 评分 3 分，住院患者非计划拔管风险评分 22 分。

三、治疗、护理及预后

急诊送手术室在全麻下行颅脑清创缝合术＋去骨瓣减压术＋颅内压探头置入术，术毕返房，床位护士进行回室接待。患者带回气管插管、右锁骨下深静脉置管、头部伤口引流管、导尿管及颅内压监测管各 1 根，气管插管距门齿 25 cm，右锁骨下静脉置管外露 5 cm，引流通畅，色暗红，伤口敷料干燥。左额颞有一处 10 cm×7 cm 的骨窗，骨窗平软，双眼睑肿胀，左侧外耳道及鼻腔有陈旧性血痂，脑脊液耳漏、鼻漏，指导勿用手抠鼻、挖耳，禁止滴药、填塞，预防颅内感染。患者现烦躁不能耐管，RASS 评分＋4 分，双侧瞳孔直径约 3 mm，对光反射迟钝，生命体征：T 37.4 ℃，P 100 次/分，R 30 次/分，BP 150/98 mmHg，SpO_2 98%。住院患者非计划拔管风险评分 24 分，遵医嘱使用盐酸右美托咪定小剂量镇静中。

术后第 3 天，患者神志嗜睡，双侧瞳孔直径约 3 mm，对光反射灵敏，左侧肢体肌力 4 级，右侧肢体肌力 2 级，遵医嘱停止使用盐酸右美托咪定注射液，颅内压波动在 14～15 mmHg，协助医生拔除气管插管、头部伤口引流管及颅内压监测管，左侧外耳道及鼻腔有陈旧性血痂，脑脊液耳漏、鼻漏，遵医嘱予协助放置腰大池引流管，置管时生命体征：T 37.6 ℃，P 120 次/分，R 32 次/分，BP 170/98 mmHg，SpO_2 98%。24 小时控制量为 150～200 mL/d，住院患者非计划拔管风险评分 22 分，予约束带保护性约束。

患者放置腰大池引流管后，1 小时引流量为 50 mL，主诉剧烈头痛，NRS 评分 4 分，遵医嘱夹闭引流管，加快补液速度。患者经对症处理后头痛缓解，NRS 评分 0 分，无其他不适，开放腰大池引流管，调节引流高度，使引流速度为 6～8 mL/h。

术后第 15 天，查体：神志清楚，GCS 评分 E4V5M6，双侧瞳孔等大等圆，直径约 3 mm，对光反射灵敏，未见脑脊液鼻漏、耳漏，协助拔除腰大池引流管、导尿管、右锁骨下深静脉置管，左侧肢体肌力 4 级，右侧肢体肌力 2 级，洼田饮水试验 1 级，头部有 1 处减压区，骨窗大小为 10 cm×7 cm，骨窗平软，触之如唇，目前服用左乙拉西坦片 500 mg BID，于当日遵医嘱出院。

【知识链接】

▲创伤性脑损伤严重程度的分类

创伤性脑损伤严重程度的分类

损伤严重程度	图像	意识丧失时间	意识/精神状态改变时间	创伤后遗忘症时间	GCS 评分
轻微	正常	0～30 分钟	不超过 24 小时	0～24 小时	13～15 分
温和	正常或异常	30 分钟～24 小时（不含 30 分钟）	＞24 小时	24 小时～7 天（不含 24 小时）	9～12 分
严重	正常或异常	＞24 小时	＞24 小时	＞7 天	3～8 分

▲重型颅脑外伤患者血压和颅内压监测建议

（1）血压：血压管理在重型颅脑外伤救治中为最基础的一环，其总体原则是避免持续性低血压的出现。对于 15～49 岁或 70 岁以上的患者，收缩压应维持在 110 mmHg 或以上；对于 50～69 岁的患者，应使收缩压维持在 100 mmHg 或以上，以降低病死率和改善预后。

（2）颅内压：利用颅内压监测所获得的信息管理重型颅脑外伤患者，可以降低住院日和伤后 2 周的病死率。以下情形建议进行颅内压监测：①颅脑外伤（苏醒后 GCS 评分 3～8 分）和 CT 扫描异常的全部抢救患者均应进行颅内压监测。头颅 CT 扫描异常包括血肿、挫伤、肿胀、脑疝或基底池受压。②对于入院 CT 扫描正常的重型颅脑外伤患者，如有以下特征≥2 个，则应行颅内压监测：年龄＞40 岁；单侧或双侧肢体运动障碍；收缩压（血压）＜90 mmHg。建议对颅内压>22 mmHg 的患者予以治疗，因为高于此阈值与病死率增加相关。

▲神经外科重症患者身体约束管理的最佳证据总结

神经外科重症患者身体约束管理的最佳证据总结

主题	内容
约束评估	• 通过意识、肌力、行为、所接受治疗及所使用设备进行约束评估 • 使用神经外科重症专科评估工具 GCS、RASS 和上肢肌力水平(MMT)进行评估 • 动态观察患者约束松紧度，局部皮肤颜色、温度、感觉和局部血运等情况 • 解除约束条件包括意识清楚、情绪稳定、定向力正常、无攻击与拔管行为；患者深度镇静状态、昏迷与肌无力；高危治疗/设备已终止；采取约束替代措施 • 改良版约翰霍普金斯认知量表(ACE)可作为 GCS 评分 13～15 分患者身体约束解除的评估工具
约束方法	• 规范约束医嘱，身体约束仅为临时医嘱(24 小时内有效) • 在医嘱有效期内执行医嘱，必要时执行口头医嘱 • 约束时应执行查对制度，根据约束医嘱核对患者身份信息 • 选用正确的约束用具，约束松紧恰当，注意局部皮肤保护 • 每 30～60 分钟检查 1 次约束使用情况，每侧肢体至少每小时松解 1 次，观察并记录约束部位的情况和有无并发症
约束工具	• 选择合适的约束工具，引入改良约束工具，终末处理约束用具 • 约束中若使用床挡，病床制动并降至最低 • 保持约束肢体的功能位并给予一定活动度 • 约束用具松紧度以能容纳 1～2 横指为宜，约束部位给予皮肤保护

第四节　硬脑膜外血肿护理

【概述】

硬脑膜外血肿(epidural hematoma，EDH)是指积聚于颅骨内板与硬脑膜之间的血肿，好发于幕上半球凸面，约占外伤性颅内血肿的 30%，是最致命的颅外伤形式之一。硬脑膜外血肿绝大部分属于急性血肿(86.2%)，占颅脑外伤的 2.7%～4.0%，其出血多来源于动脉损伤，可在数小时内引起脑疝，威胁生命。目前，开颅清除血肿是硬脑膜外血肿的标准疗法，早期手术治疗可以逆转硬脑膜外血肿的病理过程，减少并发症，有效改善患者的预后。本节主要考查病史采集、护理评估、护理诊断、术后并发症的识别与处理及健康指导等内容。

【培训目标】

知识：掌握硬脑膜外血肿的病史采集、专科评估、术后病情观察要点及预防深静脉血栓等健康教育知识。

技能：掌握神志、瞳孔、肌力的检查方法，额颞手术发生脑水肿及脑血管痉挛的应急处理，以及腰椎穿刺术的术中配合及术后宣教。

态度：全程语言流畅，保持对患者的尊重、同情和关爱，展现良好的个人形象及辩证性思维能力。

考站一 健康评估站

【考生指引】

▲考核情境

李先生，男，62岁，身高177 cm，体重70 kg，BMI 22.3 kg/m^2，初中学历，退休职工，本地居民，因"车祸致头部外伤2小时"急诊平车入院，头颅CT示右额颞顶部硬脑膜外血肿。入院时神志朦胧，测T 36.7 ℃，P 80次/分，R 21次/分，BP 170/100 mmHg，SpO_2 98%。遵医嘱予0.9%氯化钠注射液250 mL＋尼卡地平注射液20 mg以20 mL/h静脉泵入。

▲考生任务

1. 请采集该患者的现病史、既往史、家族史、用药史、过敏史、个人生活史、一般资料，并提出3个主要护理诊断。

2. 入科2小时后患者神志转为清醒，BP 143/87 mmHg，请进行专科体检及护理评分，包括疼痛评估(NRS评分)、日常生活能力评估(Barthel评分)、压力性损伤风险评估(Braden评分)、跌倒风险评估、静脉血栓栓塞症风险评估(Caprini评分)、营养风险筛查(NRS 2002评分)、洼田饮水试验。

▲考核时间

8～10分钟(读题1分钟，用物准备1分钟，考核6～8分钟)。

【考官指引】

▲考核目的

1. 考查考生正确采集病史的能力。
2. 考查考生进行专科评估、护理风险评估的能力。

▲场景与用物设置

1. 场景：病床1张，模拟患者1位(心电监护，鼻导管氧气吸入3 L/min，左前臂浅静脉置管1根)，考官2位。

2. 用物：治疗车1辆，疼痛评分尺1把，日常护理评估工具手册1本，瞳孔笔1支，速干手消毒液1瓶，考生指引1份，模拟患者指引1份，考官指引2份，笔2支，白纸数张。

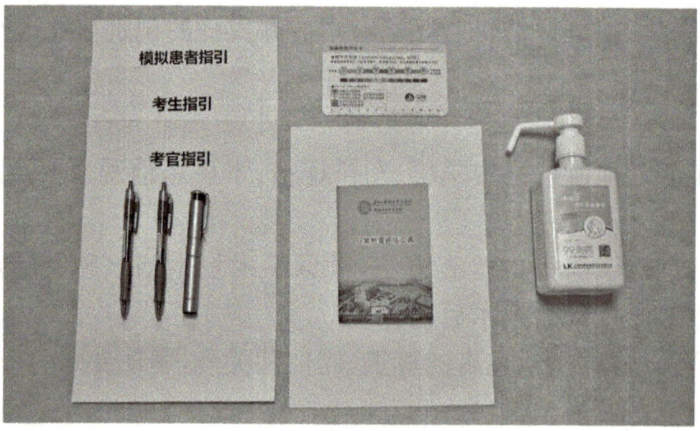

▲监考与评分注意事项

1. 请根据考核内容评分指引评分。

2. 评分项目完全做到得 2 分，部分做到或经由模拟患者提醒做到得 1 分，均未做到不得分。

3. 考核时间结束，立即停止考核，进入下一站点。

【考核内容评分指引一】

健康评估评分指引			
评分项目	完全做到 2 分	部分做到 1 分	未做到 0 分
现病史			
1. 自我介绍(姓名与职责)，向患者及家属解释沟通目的			
2. 询问患者姓名、床号，核对腕带与口述一致(2 种以上方式)			
3. 评估本次受伤经过及伴随症状(车祸致外伤 2 小时，头痛)			
4. 判断神志、GCS 评分(朦胧，GCS 评分 E3V4M5)			
5. 观察瞳孔(双侧瞳孔直径 2.0 mm，对光反射灵敏)			
6. 检查肌力(双上肢刺痛定位，双下肢刺痛屈曲，肌张力正常)			
7. 评估有无失语(无)			
8. 评估头痛性质、部位(右额颞部胀痛 2 小时)			
既往史、家族史、用药史、过敏史、个人生活史、一般资料			
9. 评估患者有无冠心病、高血压、糖尿病等全身性疾病(高血压病史 10 余年)			
10. 评估服药史(间断服用沙库巴曲缬沙坦钠片 100 mg QD，血压控制不详)			
11. 评估药物、食物过敏史(无)			
12. 评估个人生活史：烟酒嗜好、饮食、睡眠、二便(正常)			
13. 评估一般资料：付费方式、社会支持(职工医保，家庭支持良好)			
护理诊断/问题			
14. 生命体征的改变：与颅内出血有关(依据：头颅外伤致右额颞硬脑膜外血肿，入院 BP 170/100 mmHg)			
15. 疼痛：与颅内血肿压迫有关(依据：痛苦面容)			
16. 自理能力下降：与意识水平下降有关(依据：患者入院神志朦胧)			
百分比分数计算评分	得分÷32(本站总分)×100×30%(本站权重)=本站得分		

【考核内容评分指引二】

健康评估评分指引			
评分项目	完全做到 2 分	部分做到 1 分	未做到 0 分
专科体检			
1. 自我介绍(姓名与职责),向患者解释沟通目的			
2. 询问患者姓名、床号,核对腕带与口述一致(2 种以上方式)			
3. 抬高床头 15°～30°			
4. 评估患者有无颅内压增高及脑疝症状(无)			
5. 检查患者吞咽功能情况(无吞咽障碍)			
6. 检查患者是否存在神经系统受损的症状及体征(无三偏症状)			
7. 评估患者是否存在中间清醒期(是)			
8. 检查患者肌力、肌张力(四肢肌力 5 级,肌张力正常)			
9. 检查患者病理反射(阴性)			
护理评估			
10. NRS 评分准确			
11. Barthel 评分准确			
12. Braden 评分准确			
13. 跌倒风险评估准确			
14. Caprini 评分准确			
15. NRS 2002 评分准确			
16. 洼田饮水试验评分准确			
百分比分数计算评分	得分÷32(本站总分)×100×30%(本站权重)=本站得分		

注:根据模拟患者病情,NRS 评分 5 分,Barthel 评分 30 分,Braden 评分 18 分,跌倒风险评估高风险,Caprini 评分 2 分,NRS 2002 评分 3 分,洼田饮水试验 1 级。

考站二 临床问题处理站

【考生指引】

▲考核情境

李先生,62 岁,退休职工,因“车祸致头部外伤 2 小时”急诊平车入院,入院昏迷 2 小时后清醒,头颅 CT 示右额颞顶部硬脑膜外血肿。急诊全麻下行右额颞开颅血肿清除术,术后带回左前臂浅静脉置管 2 根、硬膜外引流管 1 根、导尿管 1 根。

▲考生任务

1. 术后第 2 天，患者呈痛苦面容，BP 160/95 mmHg。头颅 CT 示右额颞开颅术后，术区及周围脑组织出现片状水肿。作为责任护士，请对患者病情变化作出相应判断并处理。

2. 术后第 7 天，患者 T 38.7 ℃，颈项强直，拟行腰椎穿刺检查。作为责任护士，请配合医生进行腰椎穿刺术并进行术后宣教。

▲考核时间

8～10 分钟（读题 1 分钟，用物准备 1 分钟，考核 6～8 分钟）。

【考官指引】

▲考核目的

1. 考查考生对开颅血肿清除术后患者发生脑水肿及脑血管痉挛的应急处理能力。

2. 考查考生对腰椎穿刺术的术中配合及术后宣教的能力。

▲场景与用物设置

1. 场景：病床 1 张（床边备微量泵 1 台），模拟患者 1 位（心电监护、鼻导管氧气吸入 3 L/min，左前臂浅静脉置管 2 根），考官 2 位。

2. 用物：治疗车 1 辆，输液治疗盘 1 个，瞳孔笔 1 支，疼痛评分尺 1 把，一次性使用输液器 1 个，一次性使用连接管 1 根，尼莫地平注射液 10 mg 1 瓶，20%甘露醇 250 mL 1 瓶，50 mL 针筒 1 个，无菌纱布 1 包，速干手消毒液 1 瓶，考生指引 1 份，模拟患者指引 1 份，考官指引 2 份，笔 2 支，白纸数张。

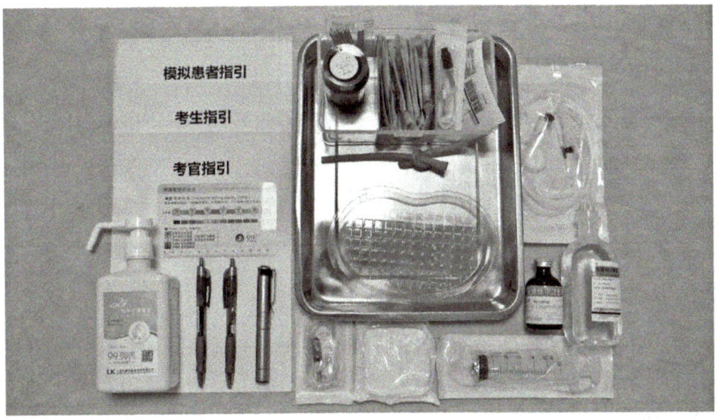

▲监考与评分注意事项

1. 请根据考核内容评分指引评分。

2. 评分项目完全做到得 2 分，部分做到或经由模拟患者提醒做到得 1 分，均未做到不得分。

3. 考核时间结束，立即停止考核，进入下一站点。

【考核内容评分指引一】

临床问题处理评分指引			
评分项目	完全做到 2 分	部分做到 1 分	未做到 0 分
病情观察与判断			
1. 判断患者可能发生了脑水肿及脑血管痉挛			

(续表)

2. 观察生命体征,汇报医生			
3. 评估患者的神志、瞳孔(神志清楚,GCS评分E4VDM6,双侧瞳孔直径2.0 mm,对光反射灵敏)			
4. 评估患者四肢肌力情况(四肢肌力5级)			
5. 评估患者头痛的部位、程度和性质(NRS评分5分)			
脑水肿的处理			
6. 抬高床头30°卧位			
7. 评估患者的外周静脉留置针情况			
8. 严格遵守无菌原则和“三查七对”原则,规范完成静脉输液操作(遵医嘱予快速静脉滴注20%甘露醇注射液250 mL)			
9. 观察使用甘露醇后患者的反应并进行效果评价。注意:①加强巡视,以防液体外渗造成局部组织损伤;②用药后评价患者有无疼痛缓解、血压下降的表现;③严密监测每小时尿量及24小时出入量;④监测电解质、肾功能和血渗透压的变化			
脑血管痉挛的处理			
10. 遵医嘱静脉泵入尼莫地平注射液10 mg,并根据血压情况进行调整			
11. 尼莫地平使用注意事项:① 对血管刺激性强,尽可能选择粗、直、有弹性的血管;②注意观察用药后不良反应,如血压下降、面部潮红、心慌等表现;③用药后密切监测患者有无生命体征、神志、瞳孔、肢体活动的变化			
12. 严密监测血压变化情况,每半小时记录血压1次,遵医嘱调节监护仪报警值			
健康指导			
13. 饮食:嘱患者低盐、低脂饮食,多摄入鱼虾、牛肉等高蛋白食物,保证营养充足			
14. 指导患者保持情绪稳定,排便通畅,尽可能减少刺激行为,以免引起血压波动			
15. 再次评估患者头痛的部位、程度和性质(NRS评分2分),指导患者如出现头痛加剧等不适时及时报告医护人员			
百分比分数计算评分	得分÷30(本站总分)×100×40%(本站权重)=本站得分		

【考核内容评分指引二】

临床问题处理评分指引			
评分项目	完全做到2分	部分做到1分	未做到0分
腰椎穿刺术的术中配合			
1. 自我介绍(姓名与职责),向患者解释沟通目的			
2. 询问患者姓名、床号,核对腕带与口述一致(2种及以上方式)			
3. 协助患者摆放卧位:患者背对医生卧于床上,头向前胸屈曲,双手抱膝贴于腹部,使躯干呈弓形,暴露穿刺部位			

（续表）

4. 确定穿刺位置：L2～S1(以 L3～L4 为主)椎间隙穿刺			
5. 穿刺过程中，密切观察患者意识、面色、呼吸等，如出现不适可嘱患者深吸气，如出现异常情况立即通知医生			
6. 穿刺结束，穿刺点用无菌纱布覆盖并稍加压迫			
7. 操作过程注意无菌原则			
腰椎穿刺术的术后宣教			
8. 穿刺后去枕平卧 4～6 小时，患者卧床期间不可抬高头部			
9. 指导患者多饮水，饮水量约 1 500～2 000 mL/d			
10. 观察患者有无头痛、恶心、呕吐、腰背疼痛、脑疝等相关并发症			
11. 观察患者穿刺部位是否有渗血、渗液，及时汇报医生换药			
12. 指导患者穿刺后 6 小时内勿下床活动			
13. 指导患者 24 小时内不宜沐浴			
14. 指导患者保持穿刺敷料清洁干燥			
15. 指导患者清淡易消化饮食，忌辛辣刺激性食物			
百分比分数计算评分	得分÷30(本站总分)×100×40%(本站权重)=本站得分		

考站三 复训护理站

【考生指引】

▲ 考核情境

李先生，62 岁，退休职工，因“车祸致头部外伤 2 小时”急诊平车入院，入院昏迷 2 小时后清醒，头颅 CT 示右额颞硬脑膜外血肿。急诊全麻下行右额颞开颅血肿清除术，神志清楚，精神症状较重，运动性失语，病情平稳康复中。

▲ 考生任务

1. 术后第 3 天，患者绝对卧床中，请对患者进行静脉血栓栓塞症风险预防的相关宣教。

2. 术后第 15 天，医嘱予患者次日出院，出院带药为丙戊酸钠缓释片 0.5 g QD、沙库巴曲缬沙坦钠片 100 mg QD 口服。患者家属诉不了解药物使用方法，对失语能否恢复较为担心。作为责任护士，请进行健康指导。

▲ 考核时间

8～10 分钟(读题 1 分钟，用物准备 1 分钟，考核 6～8 分钟)。

【考官指引】

▲ 考核目的

1. 考核考生正确进行静脉血栓栓塞症风险预防相关宣教的能力。

2. 考核考生正确进行药物及语言功能训练指导的能力。

▲场景与用物设置

1. 场景:病床1张(床边备间歇充气加压装置),模拟患者1位,考官2位。

2. 用物:治疗车1辆,日常护理评估工具手册1本,健康宣教单1份,速干手消毒液1瓶,考生指引1份,模拟患者指引1份,考官指引2份,笔2支,白纸数张。

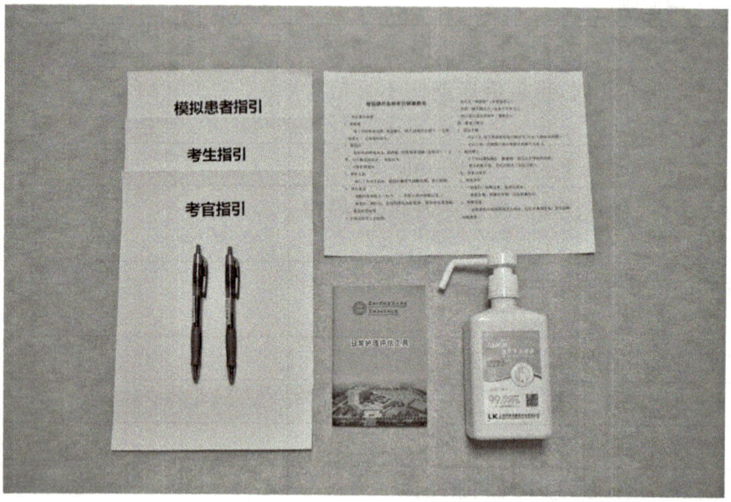

▲监考与评分注意事项

1. 请根据考核内容评分指引评分。

2. 评分项目完全做到得2分,部分做到或经由模拟患者提醒做到得1分,均未做到不得分。

3. 考核时间结束,立即停止考核,进入下一站点。

【考核内容评分指引一】

复训护理评分指引			
评分项目	完全做到2分	部分做到1分	未做到0分
健康教育评估			
1. 评估患者对静脉血栓栓塞症风险预防的了解情况			
2. 评估患者肌力、肌张力			
静脉血栓栓塞症高风险的相关宣教			
3. 评估患者静脉血栓栓塞症风险(Caprini评分6分:年龄2分、卧床>72小时2分、大手术2分)			
4. 指导患者卧床休息时抬高下肢20°～30°,促进血液回流,每2小时翻身1次			
5. 每日保证饮水2 000 mL以上			
6. 鼓励患者低盐、清淡、易消化、富含纤维素饮食,戒烟戒酒			
7. 遵医嘱进行下肢血管彩超			
8. 排除禁忌证后遵医嘱进行下肢间歇充气加压装置治疗			

（续表）

9. 进行床上主动踝泵运动（清醒患者自行运动，动作轻柔防止受伤。踝关节屈伸运动：在无痛感或微微疼痛的范围内，最大限度向上勾脚尖，让脚尖朝向自己，保持 3～5 秒，再最大限度向下绷脚尖，保持 3～5 秒，以上动作为一组；双腿可交替或同时进行，每天 3～4 次，每次 20～30 组。踝关节环绕运动：以踝关节为中心做踝关节 360°环绕，每天 3～4 次，每次 20～30 组。）			
10. 指导患者及家属观察下肢有无肿胀、疼痛、感觉异常等表现，如有异常及时告知医护人员			
11. 心理支持：帮助患者树立静脉血栓栓塞症风险预防的信心，缓解焦虑情绪			
评估健康教育的效果			
12. 评估患者及家属对静脉血栓栓塞症风险预防的了解和掌握情况（如复述）			
百分比分数计算评分	得分÷24（本站总分）×100×30%（本站权重）＝本站得分		

【考核内容评分指引二】

复训护理评分指引			
评分项目	完全做到 2 分	部分做到 1 分	未做到 0 分
健康教育评估			
1. 评估患者健康教育内容需求			
2. 评估患者对术后用药的了解情况			
3. 评估患者语言功能及认知功能			
术后药物相关宣教			
4. 指导患者在服用沙库巴曲缬沙坦钠片时的注意事项：①晨起后与食物同服或空腹服用；②监测低血压、血管性水肿、高钾血症等不良反应			
5. 指导患者在服用丙戊酸钠缓释片时的注意事项：①需整片吞服，避免饮酒；②监测恶心、上腹痛等胃肠道不适，肝功能损伤（黄疸、食欲下降）、神经系统异常（意识改变、情绪改变）等不良反应			
6. 指导患者口服药物剂量和使用频率应遵医嘱，不宜自行调整剂量或突然停药			
7. 指导患者需要定期进行检查，包括肝功能、血常规、心电图			
语言功能训练指导			
8. 判断患者失语类型（运动性失语）			
9. 指导患者口腔锻炼：通过张口、龇牙、鼓腮、卷舌、抿嘴、叩齿、咀嚼、舔左右口角等一系列动作，进行舌、唇、齿、软腭、咽喉、下颌及口部肌肉的多种运动			
10. 指导患者发声训练：从音素开始，先元音后辅音，逐渐过渡到单词、短语和句子的表达			
11. 指导患者理解训练：播放录音、对话或故事，让患者倾听并回答相关问题，或者根据听到的内容进行复述			

(续表)

12. 指导患者阅读训练:从简单的字词识别开始,逐渐过渡到句子和短文的阅读,通过指读、朗读等方式加强对文字的理解和记忆			
13. 指导患者书写训练:由简单的笔画、偏旁练习,逐渐过渡到单词、句子的书写,通过抄写、听写、自由书写等方式进行训练			
14. 指导患者功能锻炼应遵循由简单到复杂循序渐进的原则			
15. 指导每周训练3次,每次时间不少于40分钟			
16. 指导家属应关注患者的情绪变化,给予鼓励和支持,避免过度压力			
百分比分数计算评分	得分÷32(本站总分)×100×30%(本站权重)=本站得分		

【模拟患者指引】

一、基本信息

李先生,男,汉族,62岁,身高177 cm,体重70 kg,BMI 22.3 kg/m^2,初中学历,退休职工,本地居民,职工医保,家庭支持良好。

二、病史详情

现病史:因"车祸致头部外伤2小时"急诊平车入院,头颅CT示右额颞顶部硬脑膜外血肿。

既往史:高血压病史10年余,间断服用沙库巴曲缬沙坦钠片100 mg QD,血压控制不详,暂未进食,大便正常。

身体评估:T 36.7 ℃,P 80次/分,R 21次/分,BP 170/100 mmHg,SpO_2 98%。入院时神志朦胧,双侧瞳孔直径2.0 mm,对光反射灵敏,刺痛双上肢可定位,双下肢屈曲,GCS评分E3V4M5,遵医嘱予0.9%氯化钠注射液250 mL+尼卡地平注射液20 mg以20 mL/h静脉泵入。入院2小时后患者神志转变为清醒,四肢肌力5级,肌张力正常,病理反射均为阴性,GCS评分E4V5M6,BP 143/87 mmHg,痛苦面容,NRS评分5分,遵医嘱予吲哚美辛栓100 mg肛塞。

护理评估:Barthel评分30分,Braden评分18分,跌倒风险临床判定为高风险,Caprini评分2分,NRS 2002评分3分,洼田饮水试验1级。

三、治疗、护理及预后

入院完善相关检查,急诊全麻下行右额颞开颅血肿清除术,术后带回左前臂浅静脉置管2根、硬膜外引流管1根、导尿管1根。患者神志清楚,GCS评分E4VDM6分,双侧瞳孔直径2.0 mm,对光反射均灵敏,四肢肌力5级,运动性失语。

术后第2天,患者呈痛苦面容,NRS评分5分,T 36.7 ℃,P 100次/分,R 30次/分,BP 160/95 mmHg,SpO_2 98%,急查头颅CT示右额颞开颅术后,术区及周围脑组织出现片状水肿。遵医嘱静脉泵入尼莫地平注射液10 mg缓解脑血管痉挛,静脉滴注20%甘露醇注射液250 mL减轻脑水肿,患者头痛较前缓解,NRS评分2分,予心理安慰。

术后第3天,遵医嘱予拔除硬膜外引流管。患者绝对卧床中,Caprini评分为6分。

术后第6天,复查头颅CT示术区及周围脑组织水肿较前好转。

术后第7天,患者T 38.7 ℃,颈项强直,协助医生行腰椎穿刺术。脑脊液常规示脑脊液为黄色混浊，脑脊液白细胞 400×10^6/L，多核白细胞大于 70%。脑脊液生化示葡萄糖 1.95 mmol/L，蛋白定量 0.75 g/L，提示颅内感染。遵医嘱予 0.9%氯化钠注射液 100 mL+注射用美罗培南 1 000 mg Q8H 静脉滴注。

术后第 15 天，患者 T 37.1 ℃，神志清，双侧瞳孔直径 2.0 mm，对光反射灵敏，四肢肌力 5 级，在家属搀扶下能下床活动，运动性失语，洼田饮水试验 1 级。医嘱予次日出院，开立出院带药：丙戊酸钠缓释片 0.5 g QD、沙库巴曲缬沙坦钠片 100 mg QD 口服。患者家属表示未能完全掌握药物、康复锻炼等知识，希望责任护士再次进行详细的健康指导。

【知识链接】

▲不同类型失语症患者特点

失语症类型	占失语症总数的比例/%	谈话流畅度	复述	听觉理解	命名	阅读理解	书写	朗读
Broca 失语	7.54	×	×	△	×	△	×	×
Wernicke 失语	11.06	○	×	×	×	×	×	×
传导性失语	10	○	×	△	×	△	×	×
经皮质运动性失语	23.62	×	○	○	△	△	×	△
经皮质感觉性失语	16.58	○	○	×	△	×	△	△
经皮质混合性失语	6.53	×	○	×	×	×	×	×
完全性失语	13.07	×	×	×	×	×	×	×
命名性失语	1～3	○	○	○	△	○	△	△

注：○表示较好，△表示相对好，×表示困难或严重受损。

▲神经外科中枢神经系统感染的抗菌用药原则

《神经外科中枢神经系统感染诊治中国专家共识(2021 版)》指出，神经外科中枢神经系统感染(neurosurgical central nervous system infections, NCNSIs)的抗菌用药原则主要包括：

(1) 怀疑 NCNSIs 时，应在抗菌药使用前留取脑脊液、手术切口分泌物及血标本，行常规、生化、涂片、细菌培养及药敏试验；尽早进行经验性抗菌治疗。

(2) 抗菌药首选易透过血脑屏障的杀菌剂，如头孢曲松、头孢噻肟、美罗培南及万古霉素等。抗菌药根据血脑屏障的穿透性[以脑脊液药物浓度的曲线下面积($AUC_{脑脊液}$)/血清药物浓度的曲线下面积($AUC_{血清}$)进行评估，取已知无脑膜炎或有脑膜炎时的最大值]分类，$AUC_{脑脊液}/AUC_{血清}>50\%$为穿透性高，5%～50%为穿透性中等，<5%为穿透性低，微量或检测不到为不能穿透。

(3) 按药效动力学/药代动力学理论用药，剂量建议按说明书允许的最大剂量或按超说明书用药。

(4) 在经验性治疗 48～72 小时后对治疗的反应性进行评估。疗效不佳者，需重新考虑诊断；仍怀疑 NCNSIs 时，则需考虑调整治疗方案，如增加剂量、更换药物、联合用药或考虑脑室内、腰椎穿刺鞘内注射药物。

(5) 药物要应用足够的疗程，具体治疗时间取决于致病菌、感染程度及治疗效果。

第三章 骨科护理

第一节　颈椎病护理

【概述】

颈椎病(cervical spondylosis)指因颈椎间盘退变及其继发性改变，刺激或压迫相邻脊髓、神经根、颈动脉、血管和食管等组织，并引起的相应症状和体征，是中老年人的常见病和多发病。颈椎手术的目的是解除脊髓、神经根的压迫，重建颈椎手术节段的稳定性，促进患者神经功能恢复及提高生活质量。本节主要考查病史采集、护理评估、专科评估、护理诊断、术后病情观察、并发症的识别与处理、颈托的使用及健康指导等内容。

【培训目标】

知识：掌握颈椎病的病史采集、专科评估、术后病情观察要点及健康教育知识。

技能：掌握颈椎病的体格检查方法、颈托佩戴方法及发生颈部血肿的处理流程。

态度：全程语言通畅，保持对患者的尊重、同情和关爱，展现良好的个人形象及辩证性思维能力。

考站一　健康评估站

【考生指引】

▲考核情境

> 王先生，58 岁，退休教师，身高 162 cm，体重 55 kg，因“颈部酸胀不适伴双上肢麻木 5 年，进行性加重半月”来院就诊，门诊拟“颈椎病”收住入院。患者持物不稳，二便正常。入院体检：T 36.4 ℃，P 80 次/分，R 20 次/分，BP 120/80 mmHg，SpO_2 99%。患者不清楚疾病具体情况，担心疾病预后，希望尽快了解病情并进行治疗。

▲考生任务

1. 请采集该患者的现病史、既往史、家族史、用药史、过敏史、个人生活史、一般资料等，并提出至少 3 个主要护理诊断。

2. 请进行专科体检和护理评分，包括疼痛评估（NRS 评分）、静脉血栓栓塞症风险评估（Caprini 评分）、压力性损伤风险评估（Braden 评分）、跌倒风险评估、日常生活能力评估（Barthel 评分）。

▲考核时间

8～10 分钟（读题 1 分钟，用物准备 1 分钟，考核 6～8 分钟）。

【考官指引】

▲考核目的

1. 考查考生正确采集病史、提出护理诊断的能力。

2. 考查考生正确进行专科评估、护理评分的能力。

▲场景与用物设置

1. 场景：病床 1 张，模拟患者 1 位，考官 2 位。

2. 用物：治疗车 1 辆，叩诊锤 1 把，疼痛评分尺 1 把，日常护理评估工具手册 1 本，速干手消毒液 1 瓶，考生指引 1 份，模拟患者指引 1 份，考官指引 2 份，笔 2 支，白纸数张。

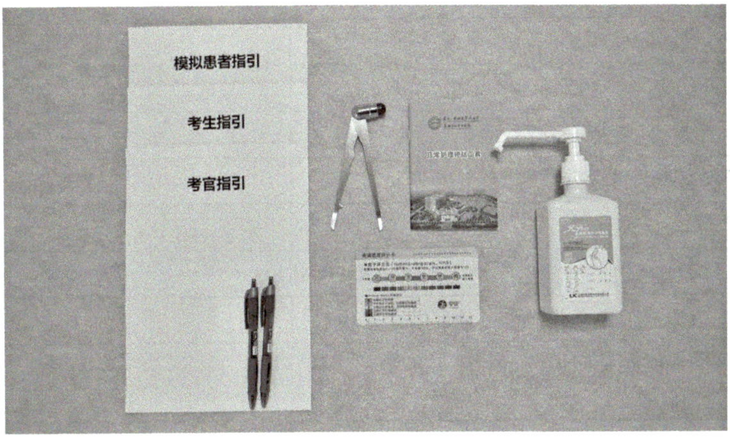

▲监考与评分注意事项

1. 请根据考核内容评分指引评分。

2. 评分项目完全做到得 2 分，部分做到或经由模拟患者提醒做到得 1 分，均未做到不得分。

3. 考核时间结束，立即停止考核，进入下一站点。

【考核内容评分指引一】

健康评估评分指引			
评分项目	完全做到 2 分	部分做到 1 分	未做到 0 分
现病史			
1. 自我介绍（姓名与职责），向患者解释沟通目的			
2. 核对患者身份（2 种及以上方式）			

(续表)

3. 评估患者疼痛的具体部位及范围			
4. 评估颈部疼痛的性质与程度,进行疼痛评分			
5. 评估颈部疼痛出现的时间与诱因			
6. 评估颈部疼痛发生时的伴随症状(有无头晕、头痛或呕吐)			
7. 评估双上肢麻木出现的时间			
8. 评估活动受限的时间与程度			
9. 评估有无加重或缓解的因素(疼痛、麻木、活动受限等)			
10. 评估本次发病的诊治经过(药物、物理、手术治疗)及治疗效果			
既往史、家族史、用药史、过敏史、个人生活史、一般资料			
11. 评估既往史			
12. 评估家族史			
13. 评估用药史			
14. 评估过敏史			
15. 评估手术及外伤史			
16. 评估个人生活史:烟酒嗜好、饮食、睡眠、二便			
17. 评估一般资料:BMI、付费方式、社会支持等			
18. 评估心理状态			
护理诊断/问题			
19. 疼痛:与椎间盘压迫神经有关(依据:颈部酸胀疼痛)			
20. 知识缺乏:缺乏疾病相关知识(依据:患者不清楚疾病具体情况)			
21. 焦虑:担心疾病预后			
百分比分数计算评分	得分÷42(本站总分)×100×30%(本站权重)=本站得分		

【考核内容评分指引二】

健康评估评分指引			
评分项目	完全做到 2 分	部分做到 1 分	未做到 0 分
专科体检			
1. 自我介绍(姓名与职责),核对患者身份,向患者解释沟通目的			
2. 视诊患者皮肤、脊柱生理曲度情况			
3. 触诊肩颈部压痛和放射痛			
4. 评估四肢感觉、肌力和肌张力情况			

（续表）

5. 视诊有无大小鱼际肌和骨间肌萎缩			
6. 评估患者步态			
7. 病理征评估：巴宾斯基征（Babinski sign）（+）、霍夫曼征（Hoffmann sign）（+）、压颈试验、上肢牵拉试验			
护理风险评估			
8. NRS 评分准确			
9. Braden 评分准确			
10. 跌倒风险评估准确			
11. Caprini 评分准确			
12. Barthel 评分准确			
百分比分数计算评分	得分÷24（本站总分）×100×30%（本站权重）=本站得分		

注：根据模拟患者病情，NRS 评分 4 分，Braden 评分 23 分，跌倒风险临床判定不符合，Morse 评分 0 分，Caprini 评分 1 分，Barthel 评分 100 分。

考站二 临床问题处理站

【考生指引】

▲考核情境

王先生，58 岁，诊断为"颈椎病"收治入院。入院查体患者四肢肌力正常，双上肢感觉麻木伴疼痛。完善相关检查，在全麻下行颈椎前路椎间盘切除+减压融合术，术毕安返病房，带回伤口引流管 1 根、导尿管 1 根，予心电监护，氧气 3 L/min 吸入，右前臂静脉留置针 1 根，予 0.9%氯化钠注射液 250 mL+头孢呋辛钠 1.5 g 静脉输液治疗。

▲考生任务

1. 患者术毕返回病房，请对患者进行病情观察与健康指导。

2. 术后第 1 天，患者出现呼吸困难、张口状急迫呼吸、血氧持续下降、口唇发绀，颈部肿胀伴引流不畅，测 T 36.8 ℃，P 90 次/分，R 30 次/分，BP 127/84 mmHg，SpO_2 90%。请判断患者出现了何种病情变化，并对患者进行紧急处理。

3. 术后第 2 天，患者主诉咽部不适，请对患者进行正确评估和护理。

▲考核时间

8～10 分钟（读题 1 分钟，用物准备 1 分钟，考核 6～8 分钟）。

【考官指引】

▲考核目的

1. 考核考生对颈椎病术后病情的观察能力。

2. 考核考生对颈椎病术后发生颈部血肿的应急处理能力。

3. 考核考生对颈椎病术后发生咽部不适的病情观察及应急处理能力。

▲场景与用物设置

1. 场景:病床1张,模拟患者1位(心电监护、吸氧、右前臂静脉输液治疗中、伤口引流管1根、导尿管1根),考官2位。

2. 用物:治疗车1辆,输液治疗盘1个,疼痛评分尺1把,瞳孔笔1支,叩诊锤1把,雾化吸入装置1套,吸入用布地奈德混悬液1 mg,吸入用复方异丙托溴铵溶液0.5 mg,0.9%氯化钠注射液250 mL 1袋,一次性使用输液器1个,颈部固定器1对,翻身枕1个,气管切开包1个,简易呼吸器1个,秒表1块,速干手消毒液1瓶,考生指引1份,模拟患者指引1份,考官指引2份,笔2支,白纸数张。

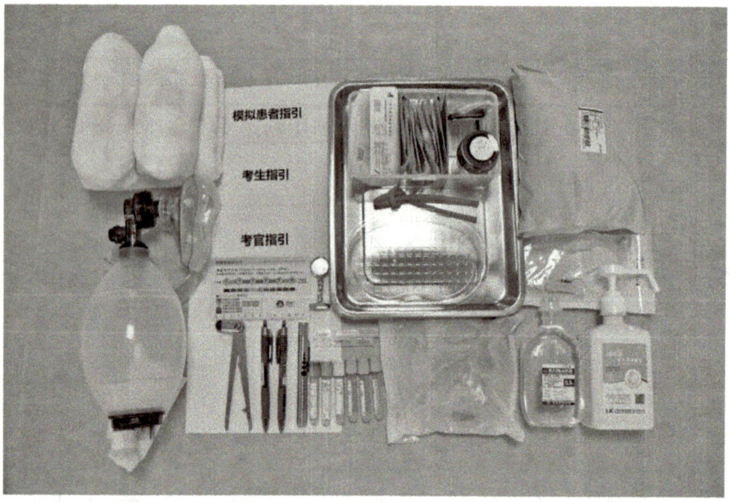

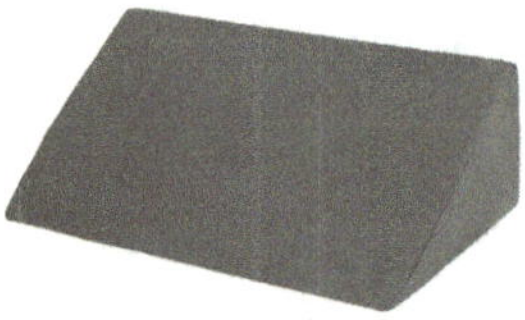

▲监考与评分注意事项

1. 请根据考核内容评分指引评分。
2. 评分项目完全做到得2分,任1项未做到得1分,均未做到不得分。
3. 考生若是经由模拟患者提醒才答对,得1分。
4. 考核时间结束,立即停止考核,进入下一站点。

【考核内容评分指引一】

临床问题处理评分指引			
评分项目	完全做到2分	部分做到1分	未做到0分
病情观察			
1. 自我介绍,核对患者身份			
2. 观察患者神志,予心电监护,调节报警参数,氧气3 L/min吸入			
3. 评估患者有无麻醉反应(恶心、呕吐、头晕等)			
4. 调整体位:平卧位,颈部制动,予颈部固定器固定			
5. 评估伤口疼痛情况,进行NRS评分			

（续表）

6. 观察伤口渗血、渗液及颈部肿胀、发音情况			
7. 妥善固定引流管，观察引流液的色、质、量			
8. 评估四肢感觉、肌力			
9. 观察静脉通路通畅情况，滴速符合治疗要求			
健康指导			
10. 体位：颈部制动，协助轴线翻身，有呼吸困难等不适及时告知			
11. 饮食：术后无恶心、呕吐，2 小时后可少量饮水，6 小时后进食温凉流质饮食，预防呛咳、误吸			
12. 疼痛：告知患者伤口疼痛与手术有关，指导缓解疼痛的方法，及时落实镇痛措施			
13. 活动：指导呼吸功能锻炼、踝泵运动、抬臀训练等			
百分比分数计算评分	得分÷26（本站总分）×100×40%（本站权重）=本站得分		

【考核内容评分指引二】

临床问题处理评分指引			
评分项目	完全做到 2 分	部分做到 1 分	未做到 0 分
病情变化的判断及处理			
1. 考虑患者发生了颈部血肿			
2. 立即通知医生，携抢救车和气管切开包至床边			
3. 通知麻醉科，做好气管插管/切开准备			
4. 立即复测生命体征，调节氧流量至 6～8 L/min			
5. 抬高床头，保持呼吸道通畅，密切关注呼吸、脉氧变化（必要时予简易呼吸器辅助通气）			
6. 快速评估颈部伤口敷料、引流和肿胀情况			
7. 快速评估患者感觉、肌力情况（同前对比）			
8. 立即开通静脉通路，遵医嘱予激素等对症治疗			
9. 配合医生床边急救处理：颈部缝线拆除，清除伤口内积血；必要时进行床边气管插管/气管切开			
10. 急查血常规、电解质、凝血功能和备血，完善术前准备			
11. 进一步观察患者生命体征（呼吸、脉氧）和四肢感觉、肌力，并详细记录			
12. 动态评估患者病情变化，必要时入手术室行颈深部血肿清除术			
13. 心理护理，安慰患者及家属，落实相关健康宣教			
百分比分数计算评分	得分÷26（本站总分）×100×40%（本站权重）=本站得分		

【考核内容评分指引三】

临床问题处理评分指引			
评分项目	完全做到 2 分	部分做到 1 分	未做到 0 分
病情变化的判断及处理			
1. 自我介绍(姓名与职责),向患者解释沟通目的			
2. 核对患者身份(2 种及以上方式)			
3. 评估患者颈部肿胀、伤口敷料、引流情况			
4. 评估患者感觉、肌力、发音情况			
5. 评估患者疼痛的具体部位及范围			
6. 评估疼痛的性质与程度,进行 NRS 评分			
7. 评估疼痛出现的时间与诱因			
8. 评估疼痛发生时的伴随症状			
9. 向患者解释咽痛的原因(①术中气管插管;②术中食管的牵拉;③手术伤口的原因)			
10. 进行对症处理,遵医嘱予雾化吸入			
11. 饮食宣教,指导患者进食温凉、清淡、易消化食物			
12. 安慰患者,落实相关健康宣教			
百分比分数计算评分	得分÷24(本站总分)×100×40%(本站权重)=本站得分		

考站三 复训护理站

【考生指引】

▲考核情境

王先生,58 岁,本科学历,退休教师,诊断为"颈椎病"收治入院。入院查体患者四肢肌力正常,双上肢感觉麻木伴疼痛。完善相关检查后,在全麻下行颈椎前路椎间盘切除+减压融合术,现伤口敷料干燥,双上肢麻木、疼痛较前好转,四肢肌力正常,NRS 评分 1 分,病情平稳康复中。

▲考生任务

1. 术后第 2 天,复查双下肢彩超示血流通畅,请指导患者正确穿戴抗血栓压力袜。
2. 术后第 3 天,请指导患者正确佩戴颈托进行上下床活动。
3. 术后第 7 天,患者遵医嘱出院,请对患者进行出院指导。

▲考核时间

8~10 分钟(读题 1 分钟,用物准备 1 分钟,考核 6~8 分钟)。

【考官指引】

▲考核目的

1. 考核考生正确进行抗血栓压力袜操作的能力。
2. 考核考生正确进行颈托佩戴的能力。
3. 考核考生正确进行颈椎病术后健康指导的能力。

▲场景与用物设置

1. 场景:病床 1 张,模拟患者 1 位,考官 2 位。

2. 用物:治疗车 1 辆,双下肢彩超报告 1 份,颈托 1 个,皮尺 1 把,抗血栓压力袜 1 双,纱布 1 包,健康宣教单 1 份,疼痛评估尺 1 把,速干手消毒液 1 瓶,考生指引 1 份,模拟患者指引 1 份,考官指引 2 份,笔 2 支,白纸数张。

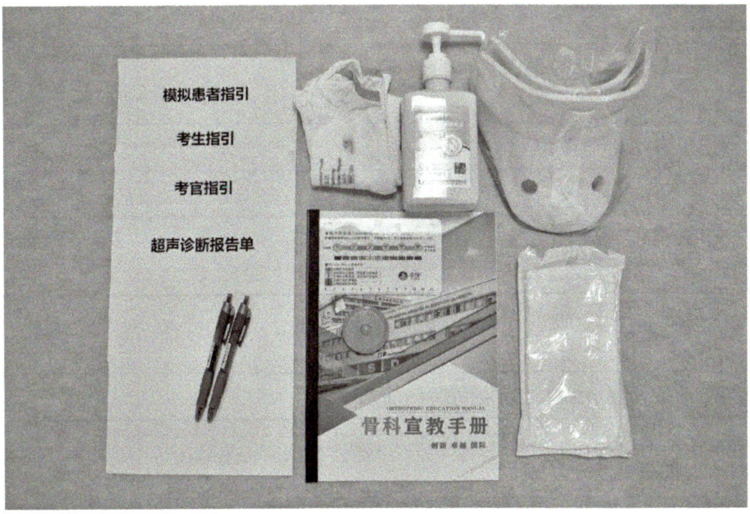

▲监考与评分注意事项

1. 请根据考核内容评分指引评分。
2. 评分项目完全做到得 2 分,任 1 项未做到得 1 分,均未做到不得分。
3. 考生若是经由模拟患者提醒才答对,得 1 分。
4. 考核时间结束,立即停止考核,进入下一站点。

【考核内容评分指引一】

复训护理评分指引			
评分项目	完全做到 2 分	部分做到 1 分	未做到 0 分
使用前评估			
1. 核对医嘱:床号、姓名、操作项目			
2. 核对患者身份(2 种及以上方式)			
3. 自我介绍(姓名与职责),向患者解释沟通目的(抗血栓压力袜)			
4. 评估患者病情及合作程度			

(续表)

5. 确定无穿戴禁忌证(查看双下肢彩超结果),协助取舒适卧位			
6. 评估伤口敷料及疼痛情况			
7. 评估双下肢皮肤和末梢血运情况			
正确使用抗血栓压力袜			
8. 测量双下肢肢体周径:测量患者足踝部最小周径、小腿最大周径,腿长型加测腹股沟中点向下 5 cm 部位大腿周径,根据测量尺寸选择合适型号			
9. 将袜子外翻至足跟部,两手拇指撑开袜子,穿至足跟部位并做调整			
10. 向上翻转袜筒,拇指在内、四指朝外撑开袜筒,逐步以"Z"字形向上提拉			
11. 穿着后用手抚平,检查袜身的平整性和完整性,确保位置正确			
12. 安置患者,帮助患者取舒适体位			
健康教育			
13. 修剪指甲,摘下首饰,以防刮坏抗血栓袜,如有磨损或破损及时更换			
14. 不要过度上拉至膝盖以上,踝部、膝部等部位有褶皱时及时抚平			
15. 白天、夜间均需穿戴,直到活动量恢复到疾病前水平			
16. 注意穿着期间有无不适主诉,如出现肢体疼痛、瘙痒、麻木、发凉等症状,立即告知医护人员			
评价健康教育的效果			
17. 思路清晰,表达清楚			
18. 熟练掌握抗血栓压力袜的使用方法			
百分比分数计算评分	得分÷36(本站总分)×100×30%(本站权重)=本站得分		

【考核内容评分指引二】

复训护理评分指引			
评分项目	完全做到 2 分	部分做到 1 分	未做到 0 分
使用前评估			
1. 核对医嘱:床号、姓名、操作项目			
2. 核对患者身份(2 种及以上方式)			
3. 自我介绍(姓名与职责),向患者解释沟通目的(颈托佩戴)			
4. 评估患者病情及合作程度			
5. 评估皮肤及伤口情况,进行疼痛评估(NRS 评分:1 分)			

（续表）

6. 评估四肢肌力情况			
颈托的选择			
7. 根据患者病情、颈围等参数，选择合适的颈托，确保患者舒适			
8. 检查颈托的完整性，确保性能完好，确保粘片黏性牢固			
颈托的使用			
9. 协助患者轴线翻身至侧卧位，佩戴颈托后片，使颈托后片上缘靠近枕骨，下缘靠近双肩			
10. 协助患者轴线翻身至平卧位，佩戴颈托前片，下颌置于凹槽内，颈托前片边缘压住后片，保证固定良好，松紧度以可伸入 1 指为宜			
11. 抬高床头（60°左右），协助患者静坐 5 分钟			
12. 协助患者轴线翻身，取侧卧位，搀扶坐起（或患者双手撑住床沿坐起），双脚下垂，颈部保持中立位			
13. 搀扶患者下床，行走时目视前方，颈部挺直，穿防滑鞋，预防跌倒			
14. 协助患者上床，由侧卧位躺下后平卧于床上，解开颈托尼龙搭扣，取下颈托前片，协助患者轴线翻身至侧卧位，取下颈托后片，协助患者轴线翻身至平卧位			
健康教育			
15. 指导患者低枕卧位，颈托佩戴及摘除时应保持平卧位，翻身时应轴向翻身			
16. 指导患者观察皮肤有无压迫，避免皮肤磨损			
17. 告知患者颈托佩戴的时间应严格遵守医生的指导，避免颈部剧烈活动			
18. 告知患者保持颈托清洁干燥，不可水洗和暴晒，防止变形；可用湿毛巾或温和洗涤剂擦拭，在阴凉处晾干			
百分比分数计算评分	得分÷36（本站总分）×100×30%（本站权重）＝本站得分		

【考核内容评分指引三】

复训护理评分指引			
评分项目	完全做到 2 分	部分做到 1 分	未做到 0 分
健康教育前评估			
1. 自我介绍（姓名与职责），向患者解释沟通目的			
2. 评估患者需求、去向和出行方式			
3. 评估患者对伤口护理的了解情况（保持清洁干燥，每 2～3 天换药；如有渗血、渗液，及时更换；术后 2 周拆线）			
4. 评估患者对术后饮食及用药的了解情况（高蛋白、高维生素、高钙饮食；补充钙剂和维生素 D）			

(续表)

5. 评估患者对术后康复锻炼的掌握情况			
6. 评估患者对颈托佩戴方法的掌握情况:颈托后片上缘靠近枕骨,下缘靠近双肩,患者下颌置于凹槽内,颈托前片边缘压住后片,保证颈托固定良好,松紧度以可伸入 1 指为宜			
7. 评估患者对出院后生活方式的了解情况(合理饮食、低枕卧位,高度 10 cm 左右为宜。注意休息和保暖,预防感冒)			
8. 评估患者对复诊知识的掌握情况			
康复训练指导			
9. 踝泵运动:①踝关节屈伸运动;②踝关节环绕运动,频率分别为每天 3~4 次,每次 20~30 组,可根据患者的活动耐受能力适当调整			
10. 颈部肌肉等长收缩运动:取坐位或站立位,上身直立,双手交叉放于枕后,头部用力向后仰,同时双手与头部对抗,用力抵住枕后使头部不能向后仰,每次坚持 10 秒,放松。每日 2 次,每次重复 3 次。			
11. 正确佩戴颈托进行上下床活动,指导患者避免长时间低头和颈部大幅度转动(避免过伸或过屈)等不良习惯,预防跌倒			
复诊指导			
12. 复诊指导:说明定期医院复诊的重要性,指导患者出院后 1、3、6 个月门诊复查			
13. 保持积极心态,配合康复治疗			
评价健康教育的效果			
14. 评估患者对健康指导的掌握效果			
百分比分数计算评分	得分÷28(本站总分)×100×30%(本站权重)=本站得分		

【模拟患者指引】

一、基本信息

王先生,汉族,58 岁,身高 162 cm,体重 55 kg,BMI 20.96 kg/m^2,本科学历,退休教师,城镇居民医保,经济状况及家庭支持良好。

二、病史详情

现病史:患者因"颈部酸胀不适伴双上肢麻木 5 年,进行性加重半月"步行来院就诊,5 年前无明显诱因出现颈部疼痛伴双上肢疼痛麻木,为酸胀麻木感,近半月自觉颈部疼痛加重伴活动受限,双上肢麻木疼痛症状明显加重,持物不稳,NRS 评分 4 分。现门诊拟"颈椎病"收治入院。

既往史:患者既往体健,否认慢性病史,否认药物、食物、皮肤过敏史,否认烟酒史,否认外伤史、手术史,否认家族史。自诉在多家医院进行保守治疗,主要为热疗和口服活血化瘀中药等。疼痛加重时口服止痛药,但效果均不明显,尚未进行手术治疗。

护理评估:T 36.4 ℃,P 80 次/分,R 20 次/分,BP 120/80 mmHg。患者神志清,精神

可，言语交流好，脊柱生理曲度正常，皮肤完整无破溃；颈椎棘突有压痛，双上肢麻木，四肢肌力正常，Hoffmann 征（+），Babinski 征（+），上肢牵拉试验（+），压颈试验（+）。饮食、睡眠、二便可。患者多方了解手术相关内容，但因害怕术后并发症而迟迟未行手术治疗，此次入院仍担心疾病预后，十分紧张，希望全面了解病情尽早治疗。

三、治疗、护理及预后

入院后完善相关检查，第 3 天在全麻下行颈椎前路椎间盘切除+减压融合术，术后带回伤口引流管 1 根，妥善固定，引流出血性液体 50 mL，伤口敷料少量渗血。右前臂静脉留置针 1 根，予 0.9%氯化钠注射液 250 mL+头孢呋辛钠 1.5 g 静脉输液治疗。患者术后双上肢麻木疼痛感较前好转。患者术后神志清，无恶心、呕吐等麻醉反应，现心电监护、吸氧中，生命体征平稳。

术后第 1 天，患者出现呼吸困难、张口状急迫呼吸、血氧持续下降、口唇发绀，颈部肿胀伴引流不畅。T 36.8 ℃，P 90 次/分，R 30 次/分，BP 127/84 mmHg，SpO_2 90%。经急救处理后呼吸、脉氧恢复正常，四肢感觉、肌力未发生改变，主诉呼吸通畅，颈部肿胀感较前缓解。

术后第 2 天，患者主诉咽部疼痛，NRS 评分 3 分，吸入用布地奈德混悬液 1 mg+吸入用复方异丙托溴铵溶液 0.5 mg BID 雾化吸入等对症治疗，患者症状较前好转。当天下午复查双下肢彩超示血流通畅。遵医嘱予抗血栓压力袜。

术后第 3 天，拔除伤口引流管，伤口敷料干燥，颈部肿胀较前好转，NRS 评分 2 分，四肢肌力正常，双上肢麻木较前好转，病情平稳。遵医嘱协助患者佩戴颈托下床活动。

术后第 7 天，患者遵医嘱出院，主诉未完全掌握伤口、饮食、用药、康复锻炼、复诊等康复内容，给予详细健康宣教。

【知识链接】

▲颈椎病的分型、发病机制及临床特点

根据压迫或刺激的组织类型、临床表现特点和发病机制，颈椎病可分为颈型、神经根型、脊髓型、椎动脉型、混合型和其他型。

颈椎病的分型、发病机制及临床特点

分型	发病机制及临床特点
颈型颈椎病	患者主诉枕部、颈部、肩部疼痛等异常感觉，可伴有相应的压痛点
神经根型颈椎病	(1) 较为多见的一种颈椎病，主要表现为与脊神经根分布区相一致的感觉、运动障碍及反射变化。神经根症状的产生包括髓核的突出与脱出，椎体后缘骨赘形成，后纵韧带的局限性肥厚等 (2) 具有较典型的神经根症状（手臂麻木、疼痛），其范围与颈神经所支配的区域一致，查体示压颈试验或臂丛牵拉试验阳性
脊髓型颈椎病	(1) 颈椎病最严重的一种类型，一旦延误诊治，常发展成为不可逆性神经损害。本型由于主要损害脊髓，且病程多慢性进展，遇诱因后加重，临床表现为损害平面以下的感觉减退及上运动神经元损害症状 (2) 临床上出现典型的颈脊髓损害的表现，损害平面以下多表现为麻木、肌力下降、肌张力增高等特征
椎动脉型颈椎病	椎动脉第二段通过第 6 颈椎横突孔，在椎体旁走行。当钩椎关节增生时，可对椎动脉造成挤压和刺激，引起脑供血不足，产生头晕、头痛等症状

（续表）

分型	发病机制及临床特点
混合型颈椎病	(1) 同时合并两种或两种以上症状者称为混合型。专业分类法又将此型称为弥漫型。混合型病程长，患者年龄较大，多数超过 50 岁 (2) 临床上常发现早期为颈型，以后发展成神经根型的情况。神经根型与脊髓型常合并存在
其他型颈椎病	包括交感神经型、食管压迫型 (1) 交感神经型颈椎病发病机制相对复杂，可能与颈椎病变对交感神经的刺激引起神经功能紊乱有关，临床表现为眩晕、视物模糊、耳鸣、手部麻木、听力障碍、心动过速、心前区疼痛等一系列交感神经症状 (2) 食管压迫型颈椎病是由颈椎的病变导致食管受到机械性压迫或炎症刺激，从而引起吞咽困难等一系列症状。可表现为吞咽时有梗阻感、异物感，严重时甚至会出现吞咽疼痛

第二节　腰椎间盘突出症护理

【概述】

腰椎间盘突出症（lumbar disc herniation，LDH）是指发生退行性改变的腰椎间盘在腰部负荷加重作用下出现纤维环结构改变，导致纤维环撕裂甚至髓核从裂口突出，继而刺激、压迫神经根而引发各种不适症状，以腰腿部疼痛最为多见，近年来已成为临床发病率较高的疾病之一。如患者病程长且经保守治疗无效或出现神经压迫症状，需尽早手术解除神经压迫，提高生活质量，防止病情进一步恶化。本节主要考查病史采集、护理评估、专科评估、护理诊断、术后并发症的识别与处理、腰围的使用及健康指导等内容。

【培训目标】

知识：掌握腰椎间盘突出症的病史采集、专科评估、病情观察要点及健康教育知识。

技能：掌握腰椎间盘突出症的体格检查方法、腰围佩戴方法及发生脑脊液漏和椎间隙感染的处理流程。

态度：全程语言通畅，保持对患者的尊重、同情和关爱，展现良好的个人形象及辩证性思维能力。

考站一　健康评估站

【考生指引】

▲考核情境

李女士，73 岁，家庭妇女，身高 158 cm，体重 60 kg，因"腰痛 2 年伴左下肢放射性疼痛、麻木 2 月余"来院就诊，门诊拟"腰椎间盘突出症"收治入院。入院后协助其卧床休息，测 T 36.6℃，P 78 次/分，R 20 次/分，BP 136/78 mmHg。

▲ 考生任务

1. 请采集该患者的现病史、既往史、家族史、用药史、过敏史、个人生活史、一般资料等，并提出至少3个主要护理诊断。

2. 请进行专科体检和护理评分，包括疼痛评估（NRS评分）、静脉血栓栓塞症风险评估（Caprini评分）、压力性损伤风险评估（Braden评分）、跌倒风险评估、日常生活能力评估（Barthel评分）、营养风险筛查（NRS 2002评分）。

▲ 考核时间

8～10分钟（读题1分钟，用物准备1分钟，考核6～8分钟）。

【考官指引】

▲ 考核目的

1. 考查考生正确采集病史、提出护理诊断的能力。

2. 考查考生进行专科评估、护理评分的能力。

▲ 场景与用物设置

1. 场景：病床1张，模拟患者1位，考官2位。

2. 用物：治疗车1辆，叩诊锤1把，疼痛评分尺1把，日常护理评估工具手册1本，速干手消毒液1瓶，考生指引1份，模拟患者指引1份，考官指引2份，笔2支，白纸数张。

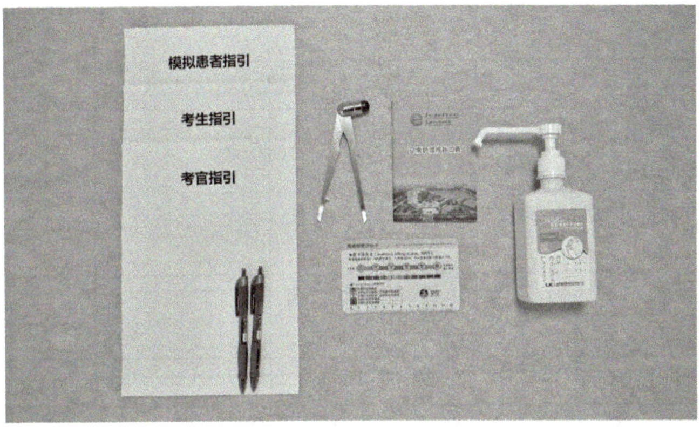

▲ 监考与评分注意事项

1. 请根据考核内容评分指引评分。

2. 评分项目完全做到得2分，任1项未做到得1分，均未做到不得分。

3. 考生若是经由模拟患者提醒才答对，得1分。

4. 考核时间结束，立即停止考核，进入下一站点。

【考核内容评分指引一】

健康评估评分指引			
评分项目	完全做到2分	部分做到1分	未做到0分
现病史			
1. 自我介绍（姓名与职责），向患者解释沟通目的			
2. 核对患者身份（2种及以上方式）			

(续表)

3. 评估患者疼痛的具体部位及范围			
4. 评估患者腰痛的性质与程度，进行疼痛评估			
5. 评估腰痛出现的时间与诱因			
6. 评估腰痛时有无伴随症状			
7. 评估左下肢麻木疼痛出现的时间			
8. 评估有无加重或缓解的因素(疼痛、麻木、活动受限等)			
9. 评估本次发病的诊治经过(药物、物理、手术治疗)及治疗效果			
既往史、家族史、用药史、过敏史、个人生活史、一般资料			
10. 评估既往史(高血压)			
11. 评估家族史			
12. 评估用药史(苯磺酸氨氯地平片)			
13. 评估过敏史			
14. 评估手术及外伤史			
15. 评估个人生活史：烟酒嗜好、饮食、睡眠、二便			
16. 评估一般资料：BMI、付费方式、社会支持等			
17. 评估心理状态			
护理诊断/问题			
18. 疼痛：与腰椎间盘突出压迫神经有关(依据：腰痛伴下肢放射痛，NRS 评分 4 分)			
19. 躯体活动受限：与疼痛、肌肉痉挛有关(依据：不能长时间行走、弯腰)			
20. 知识缺乏：缺乏疾病相关知识(依据：患者不清楚疾病具体情况)			
21. 焦虑：与担心疾病预后有关			
百分比分数计算评分	得分÷42(本站总分)×100×30%(本站权重)=本站得分		

【考核内容评分指引二】

健康评估评分指引			
评分项目	完全做到 2 分	部分做到 1 分	未做到 0 分
专科评估			
1. 自我介绍(姓名与职责)，向患者解释沟通目的			
2. 视诊患者皮肤、脊柱生理曲度情况			
3. 触诊腰背部压痛、叩击痛和放射痛			
4. 评估有无活动受限			
5. 评估双下肢感觉、肌力			
6. 评估双下肢肌张力			

（续表）

7. 评估患者步态（步态不稳）			
8. 进行双下肢直腿抬高试验、双下肢直腿抬高加强试验［左下肢直腿抬高试验 80°，加强试验（＋），右下肢直腿抬高试验（－）］			
护理风险评估			
9. NRS 评分准确			
10. Braden 评分准确			
11. 跌倒风险评估准确			
12. Caprini 评分准确			
13. Barthel 评分准确			
14. NRS 2002 评分准确			
百分比分数计算评分	得分÷28（本站总分）×100×30%（本站权重）＝本站得分		

注：根据模拟患者病情，NRS 评分 4 分，Braden 评分 22 分，跌倒风险评估高风险，Caprini 评分 2 分，Barthel 评分 95 分，NRS 2002 评分 1 分。

考站二　临床问题处理站

【考生指引】

▲ 考核情境

李女士，73 岁，诊断为“腰椎间盘突出症”收治入院。入院查体患者双下肢肌力正常，左下肢感觉疼痛麻木。完善相关检查，在全麻下行 L5～S1 腰椎后路减压内固定术＋椎间融合术，术毕安返病房，带回伤口引流管 1 根、导尿管 1 根，予心电监护，氧气 3 L/min 吸入，患者双下肢肌力正常，左下肢感觉麻木，其余肢体感觉正常。

▲ 考生任务

1. 患者术后病情平稳，协助患者正确进行轴线翻身。

2. 术后第 2 天，患者主诉头晕、头疼，引流球内 4 小时引出淡血性液体 150 mL，请判断患者出现了何种病情变化，并进行紧急处理。

3. 术后第 4 天，拔除伤口引流管，患者出现寒战，腰部疼痛明显，切口渗液渗出，T 38.5 ℃，P 78 次/分，R 20 次/分，BP 136/78 mmHg。请判断患者出现了何种病情变化，并进行紧急处理。

▲ 考核时间

8～10 分钟（读题 1 分钟，用物准备 1 分钟，考核 6～8 分钟）。

【考官指引】

▲ 考核目的

1. 考核考生对腰椎术后体位知识的掌握及轴线翻身操作能力。

2. 考核考生对腰椎术后发生脑脊液漏的应急处理能力。

3. 考核考生对腰椎术后发生椎间隙感染的应急处理能力。

▲场景与用物设置

1. 场景:病床 1 张,模拟患者 1 位(心电监护,伤口引流管 1 根、导尿管 1 根),考官 2 位。

2. 用物:治疗车 1 辆,输液治疗盘 1 个(含采血针若干),心电监护仪 1 台,翻身枕 1 个,叩诊锤 1 个,疼痛评分尺 1 把,瞳孔笔 1 支,血培养瓶 1 套(厌氧、需氧),采血管数支,一次性使用输液器 1 个,0.9%氯化钠注射液 500 mL 1 瓶,耳温枪 1 把,冰袋 2 个,速干手消毒液 1 瓶,考生指引 1 份,模拟患者指引 1 份,考官指引 2 份,笔 2 支,白纸数张。

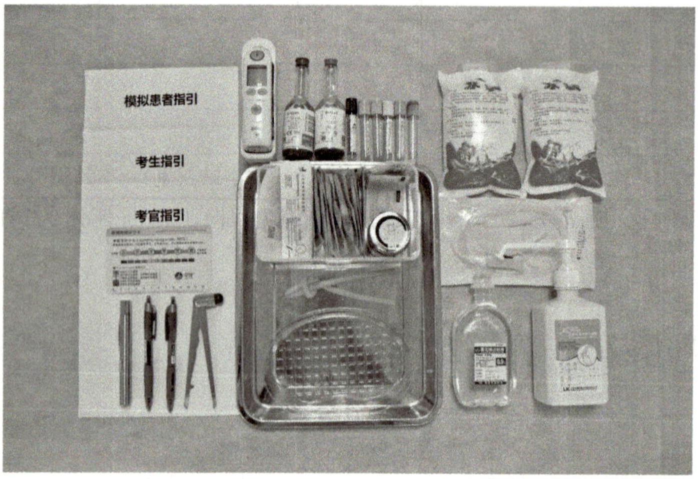

▲监考与评分注意事项

1. 请根据考核内容评分指引评分。

2. 评分项目完全做到得 2 分,任 1 项未做到得 1 分,均未做到不得分。

3. 考生若是经由模拟患者提醒才答对,得 1 分。

4. 考核时间结束,立即停止考核,进入下一站点。

【考核内容评分指引一】

临床问题处理评分指引			
评分项目	完全做到 2 分	部分做到 1 分	未做到 0 分
核对及评估			
1. 自我介绍(姓名与职责),向患者解释沟通目的			
2. 告知患者翻身目的,取得理解与配合			
3. 评估患者病情及合作程度			
4. 评估患者伤口、疼痛情况;评估引流管、导尿管的固定情况			
5. 评估双下肢感觉、肌力情况,有无眩晕等不适			
6. 评估环境,注意保暖和保护隐私,床刹固定			
轴线翻身流程			
7. 妥善固定管道,夹闭导尿管,松解固定			

（续表）

8. 嘱患者双手抱胸，双腿弯曲			
9. 第一操作者双手置于肩部和腰部			
10. 第二操作者双手置于腰部和臀部			
11. 将患者向近侧平移，进行轴线翻身，动作轻柔协调			
12. 将翻身枕放于患者背部支撑身体，另一软枕放于两膝之间并使双膝呈功能位			
13. 固定各管道，打开导尿管，观察患者面色，询问患者有无疼痛等不适主诉			
14. 安置患者，床栏保护防止坠床			
15. 终末处理，洗手，准确记录翻身时间			
16. 落实健康宣教：保持脊柱平直，维持脊柱正常生理曲度			
百分比分数计算评分	得分÷32（本站总分）×100×40%（本站权重）＝本站得分		

【考核内容评分指引二】

临床问题处理评分指引			
评分项目	完全做到 2 分	部分做到 1 分	未做到 0 分
病情变化的判断及处理			
1. 考虑患者发生了脑脊液漏			
2. 立即通知医生，床边查看，询问患者主诉（头晕、头痛）			
3. 评估患者头痛特点、有无意识障碍变化			
4. 心电监护，观察和记录生命体征（有无低血压等诱因）			
5. 评估伤口敷料情况（渗血）			
6. 评估引流液的色、质、量（4 小时 150 mL，淡血性）			
7. 快速评估患者双下肢感觉、肌力情况（同前对比）			
8. 遵医嘱立即予去枕平卧、头低足高位			
9. 去除引流球负压，改为正压			
10. 遵医嘱予补液对症治疗			
11. 伤口护理：协助换药，予加压包扎，保持清洁干燥，预防感染			
12. 饮食宣教：进食高蛋白、高维生素、粗纤维饮食，保持大便通畅，避免增加腹压的动作			
13. 动态评估患者病情并做好护理记录			
14. 安慰患者及家属，落实健康宣教			
百分比分数计算评分	得分÷28（本站总分）×100×40%（本站权重）＝本站得分		

【考核内容评分指引三】

临床问题处理评分指引			
评分项目	完全做到2分	部分做到1分	未做到0分
病情变化的判断及处理			
1. 考虑患者发生了椎间隙感染			
2. 立即通知医生，床边查看，询问患者主诉			
3. 复测体温，观察和记录生命体征情况			
4. 评估患者疼痛情况			
5. 评估伤口敷料情况			
6. 评估双下肢感觉、肌力情况，有无大小便异常			
7. 遵医嘱予急查血培养、血常规、C反应蛋白、红细胞沉降率和电解质			
8. 遵医嘱予降温、抗感染、镇痛等对症治疗			
9. 伤口护理：协助换药，保持清洁干燥			
10. 协助行磁共振检查，明确诊断(椎间隙感染)			
11. 安慰患者，告知相关原因和注意事项			
健康教育			
12. 指导患者进食高蛋白、高维生素饮食，增强抵抗力，促进伤口愈合			
13. 动态评估患者病情(体温、伤口、血液结果等)			
14. 观察用药效果、症状改善情况，并做好护理记录			
百分比分数计算评分	得分÷28(本站总分)×100×40%(本站权重)=本站得分		

考站三 复训护理站

【考生指引】

▲考核情境

李女士，73岁，小学学历，家庭主妇，BMI 24.03 kg/m^2。诊断为“腰椎间盘突出症”收治入院。入院查体患者双下肢肌力正常，左下肢感觉疼痛麻木。完善相关检查后，在全麻下行腰椎后路减压内固定术+椎间融合术，现伤口敷料干燥，双下肢肌力正常，左下肢感觉麻木，疼痛较前好转，NRS评分1分，病情平稳康复中。

▲考生任务

1. 术后第2天，患者复查双下肢B超示血流通畅，遵医嘱予间歇充气加压装置治疗BID。
2. 术后第7天，指导患者正确佩戴腰围进行上下床活动。

3. 术后第 10 天，患者出院，请对患者进行出院指导。

▲ 考核时间

8～10 分钟（读题 1 分钟，用物准备 1 分钟，考核 6～8 分钟）。

【考官指引】

▲ 考核目的

1. 考核考生正确操作间歇充气加压装置的能力。
2. 考核考生正确佩戴腰围的能力。
3. 考核考生正确进行腰椎疾病术后出院宣教的能力。

▲ 场景与用物设置

1. 场景：病床 1 张，模拟患者 1 位，考官 2 位。

2. 用物：治疗车 1 辆，双下肢彩超报告 1 份，皮尺 1 把，疼痛评估尺 1 把，叩诊锤 1 把，腰围 1 个，健康宣教单 1 份，间歇充气加压装置 1 台，速干手消毒液 1 瓶，考生指引 1 份，模拟患者指引 1 份，考官指引 2 份，笔 2 支，白纸数张。

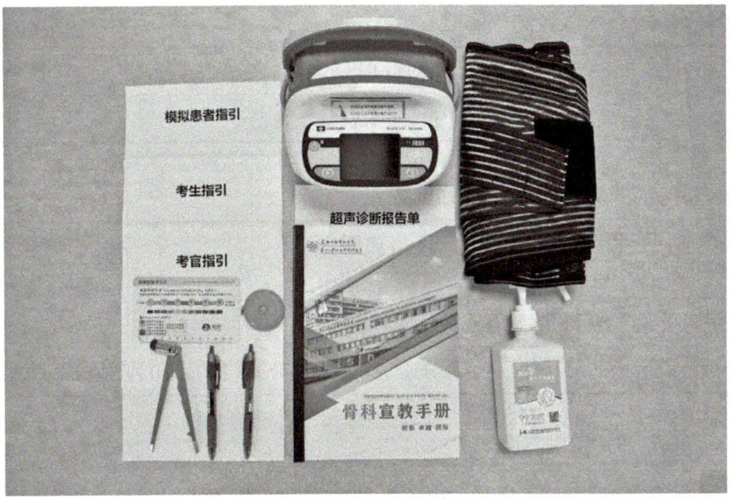

▲ 监考与评分注意事项

1. 请根据考核内容评分指引评分。
2. 评分项目完全做到得 2 分，任 1 项未做到得 1 分，均未做到不得分。
3. 考生若是经由模拟患者提醒才答对，得 1 分。
4. 考核时间结束，立即停止考核，进入下一站点。

【考核内容评分指引一】

复训护理评分指引			
评分项目	完全做到 2 分	部分做到 1 分	未做到 0 分
使用前评估			
1. 自我介绍，两种方式核对身份，解释沟通目的			
2. 查看双下肢彩超结果：血流通畅			

(续表)

3. 评估伤口敷料和疼痛情况			
4. 评估双下肢皮肤和末梢血运情况			
5. 根据套筒类型测量下肢周径,选择合适型号的套筒			
6. 评估环境及电源插座备用状态			
7. 评估间歇充气加压装置性能是否完好并处于备用状态(仪器运转、压力护套和充气管有无漏气、毛毡黏性)			
间歇充气加压装置操作流程			
8. 根据评估情况,选择大小合适的腿套			
9. 携用物至床边,悬挂间歇充气加压装置于床尾板上			
10. 协助患者取舒适卧位,将压力护套平整套于治疗肢体下,将粘扣妥善固定,松紧度为2指			
11. 将压力充气管与压力护套连接,确保连接紧密,避免充气管打折扭曲			
12. 连接电源,打开间歇充气加压装置电源,观察运行情况			
13. 整理床单元,定时巡视,关注患者主诉,及时处理			
健康教育			
14. 指导患者仪器使用过程中避免双下肢过度屈曲和自行调节仪器参数,如仪器出现报警,立即通知医务人员			
15. 指导患者仪器使用过程中如伤口出血或疼痛加剧,及时告知医务人员			
16. 指导患者使用期间不可自行移除腿套或随意调节装置			
百分比分数计算评分	得分÷32(本站总分)×100×30%(本站权重)=本站得分		

【考核内容评分指引二】

复训护理评分指引			
评分项目	完全做到2分	部分做到1分	未做到0分
使用前评估与准备			
1. 核对医嘱:床号、姓名、操作项目			
2. 核对患者身份(2种及以上方式)			
3. 自我介绍(姓名与职责),向患者解释沟通目的(腰围佩戴)			
4. 评估患者病情及合作程度			
5. 评估皮肤及伤口情况,进行疼痛评估			
6. 评估双下肢感觉、肌力情况			
腰围的选择			
7. 检查腰围的完整性,确保性能完好			
8. 根据患者腰围等参数,选择大小合适的腰围,确保患者舒适			

（续表）

腰围的使用			
9. 协助患者轴线翻身，取侧卧位			
10. 将腰围左侧向内卷成筒状，放于患者身下，使腰围正中线的位置正对患者脊柱，上缘至肋下缘，下缘至臀裂			
11. 协助患者轴线翻身至平卧位，先后将腰围内、外侧固定片粘牢，扣好搭扣，检查腰围松紧度，以伸入 1 指为宜			
12. 指导起床“三部曲”，15 分钟后离床站立，指导注意事项			
13. 指导正确行走方法：行走时目视前方，腰背部挺直，穿防滑鞋，早期有人陪伴，预防跌倒			
14. 腰围摘除：患者平卧于床上，解开腰围内外两层固定片，协助患者轴线翻身至侧卧位，取下腰围			
健康教育			
15. 指导患者坐位和站立位时均需佩戴腰围，卧床期间可不戴；严禁先摘除腰围再上床休息，松紧度以伸入 1 指为宜，注意每天查看伤口和周围皮肤情况，避免皮肤受损			
16. 告知患者佩戴腰围期间不宜负重，不宜弯腰拾物，可蹲下拾物，以直立行走为主，腰围佩戴的时间应严格遵守医生的指导			
17. 指导患者保持腰围清洁干燥，不可水洗和暴晒，防止变形；可用湿毛巾或温和洗涤剂擦拭，在阴凉处晾干			
百分比分数计算评分	得分÷34（本站总分）×100×30%（本站权重）=本站得分		

【考核内容评分指引三】

复训护理评分指引			
评分项目	完全做到 2 分	部分做到 1 分	未做到 0 分
健康教育前评估			
1. 自我介绍（姓名与职责），向患者解释沟通目的			
2. 评估患者需求、去向和出行方式			
3. 评估患者对伤口护理的了解情况（保持清洁干燥，每 2～3 天换药；如有渗血、渗液，及时更换；术后 2 周拆线）			
4. 评估患者对术后饮食及用药的了解情况（高蛋白、高维生素、高钙饮食，多饮水，保持大便通畅；补充钙剂和维生素 D）			
5. 评估患者对术后康复锻炼的掌握情况			
6. 评估患者对腰围佩戴方法、佩戴时间的掌握情况：行走和外出时需佩戴，至少 1～3 个月			
7. 评估患者对出院后生活方式的了解情况（合理饮食，卧硬板床，注意休息和保暖，预防感冒）			

(续表)

8. 评估患者对复诊知识的掌握情况			
康复训练指导			
9. 直腿抬高锻炼:取仰卧位,足踝背伸,直腿上抬,抬高角度为45°,抬高过程中膝部保持伸直,坚持5秒,抬腿幅度逐渐增加,每次15～30分钟,每日2～3次,以防止神经根粘连和肌肉萎缩			
10. 腰背肌锻炼(五点支撑法):取仰卧位,双手叉腰,肘关节支撑床面,屈膝90°,头、双脚作支撑,臀部、背部离开床面,臀部抬高30～40 cm,坚持10秒后落下,循序渐进			
11. 指导患者正确佩戴腰围进行上下床活动,避免腰部负重,不宜弯腰拾物,预防跌倒			
复诊指导			
12. 说明定期复诊的重要性,指导患者出院后1、3、6个月门诊复查			
13. 保持积极心态,配合康复治疗			
评价健康教育的效果			
14. 评估患者对健康指导的掌握效果			
百分比分数计算评分	得分÷28(本站总分)×100×30%(本站权重)=本站得分		

【模拟患者指引】

一、基本信息

李女士,汉族,73岁,身高158 cm,体重60 kg,BMI 24.03 kg/m²,小学学历,家庭主妇,城镇居民医保,经济状况及家庭支持良好。

二、病史详情

现病史:患者因"腰痛2年伴左下肢放射性疼痛、麻木2月余"步行来院就诊,患者2年前无明显诱因下出现腰部疼痛,近2个月自觉腰部疼痛加重伴左下肢疼痛,NRS评分2分,不能长时间行走、爬楼梯。现门诊拟"腰椎间盘突出症"收治入院。

既往史:既往有高血压10余年,口服苯磺酸氨氯地平片5 mg QD,血压控制良好。否认其他慢性病史,否认药物、食物、皮肤过敏史,否认烟酒史,否认外伤、手术史,否认家族史。既往在本地社区卫生院进行保守治疗,疼痛加重时口服止痛药,但是效果不明显,尚未进行手术治疗。患者自诉因疼痛加剧不能进行劳作而感到焦虑,对手术效果期待较高,希望尽快了解病情进行治疗。

护理评估:T 36.6 ℃,P 78次/分,R 20次/分,BP 136/78 mmHg,SpO_2 99%。患者神志清,精神可,言语交流好。患者步态不稳,脊柱生理曲度正常,皮肤完整无破溃;腰部压痛和叩击痛(+)。双下肢肌力5级,左下肢麻木,其余肢体感觉正常。左下肢直腿抬高试验80°,加强试验(+),右下肢直腿抬高试验(-)。

三、治疗、护理及预后

入院后完善相关检查,第3天在全麻下行L5～S1腰椎后路减压内固定术+椎间融合术，术后带回伤口引流管1根、导尿管1根，妥善固定，引流通畅，伤口敷料干燥。右前臂静脉留置针输液中。患者神志清，心电监护、吸氧中，术后双下肢肌力正常，左下肢感觉麻木，其余肢体感觉正常。患者术后病情平稳，遵医嘱协助患者进行轴线翻身。

术后第2天，上午复查双下肢B超示血流通畅，遵医嘱予间歇充气加压装置治疗，无不适主诉。下午患者主诉头晕、头部胀痛，引流球内引出淡血性液体150 mL(4小时)，遵医嘱予抗炎、扩容、降颅压、镇痛等对症治疗，患者主诉症状较前缓解。

术后第4天，拔除伤口引流管，患者出现寒战、发热，腰部疼痛明显，切口渗液渗出，T 38.5 ℃，P 78次/分，R 20次/分，BP 136/78 mmHg。遵医嘱予抗感染、镇痛、降温等对症治疗，伤口予换药并行磁共振检查。

术后第7天，遵医嘱指导患者正确佩戴腰围进行上下床活动。

术后第10天，遵医嘱出院，患者主诉未完全掌握伤口护理、饮食、用药、康复锻炼、复诊等健康知识，请责任护士进行出院健康宣教。

【知识链接】

▲腰椎间盘突出症腰部核心肌群训练

腰部核心肌群训练均于术后3天开始进行，每天练习1次，持续训练2个月。

腰椎间盘突出症腰部核心肌群训练方式及训练内容

训练方式	训练内容
拱桥运动	患者在病床上保持仰卧状态，缓慢放松肌肉，做屈髋屈膝动作，并向上抬高臀部，使身体呈拱桥状，保持12秒后放松肌肉，一起一落交替进行10次
单侧拱桥运动	患者仰卧位下将双手置于身体两侧，并以同侧前臂、脚外侧为支撑点，缓慢抬起身体保持水平状态，保持10秒后放松，换对侧肢体进行相同训练，双侧交替进行10次
单腿搭桥训练	患者取仰卧位，保持左下肢屈膝屈髋状态，在右下肢伸直状态下抬高腰背及臀部，随后将右下肢抬离床面，保证右髋关节在空中处于伸直状态，持续10秒后放松，双侧交替进行10次
跪位对角线支撑	患者在俯卧位状态以双膝、双手掌为支撑点，保持双手与肩同宽，脊背保持直线状态，将左上肢向前伸直，右下肢向后滑动，保持10秒后换右上肢及左下肢重复同样动作，其间尽量保持双肩处于持平状态，反复交替练习10次

第三节　髋关节骨性关节炎护理

【概述】

髋关节骨性关节炎(hip osteoarthritis，HOA)是一种以髋关节软骨退变、软骨下骨硬化、骨赘形成等为主要病理特征的关节退行性疾病。发病率随年龄增长显著上升，65岁以上人群患病率较高。根据病因，该病可分为原发性和继发性。原发性病因不明，多与年龄、遗传、体质相关；继发性常由创伤、发育异常等因素引起。病情严重者，髋关节疼痛剧烈，活动受限，严重影响生活质量，长期发展可致残疾。治疗手段包括药物治疗、物理治疗和手术治疗。多数患者经规范治疗症状可缓解,部分严重患者预后相对较差。本节主要考查髋关节骨性关节炎患者的病史采集、专科评估、护理诊断与评分、术后体位护理、髋关节脱位的处理、抗血栓袜的使用及相关健康教育等内容。

【培训目标】

知识:掌握髋关节骨性关节炎的病史采集、专科评估、常见并发症及健康教育。

技能:掌握髋关节骨性关节炎的专科体检、护理诊断与评分、髋关节置换术后体位护理、髋关节脱位的处理流程和抗血栓袜的使用。

态度:全程语言流畅,保持对患者的尊重、同情和关爱,耐心解释,展现良好的个人形象及辩证性思维能力。

考站一 健康评估站

【考生指引】

▲考核情境

张先生,65 岁,农民,身高 168 cm,体重 75 kg,BMI 26.6 kg/m^2,因"左髋关节疼痛 5 年,近半年明显加重"来院就诊,CT 示:左侧髋臼增宽变浅,表面凹凸不平,股骨头内见大小不等低密度囊状透亮区,周围环状骨质增生硬化。诊断为"左侧髋关节骨性关节炎、左侧股骨头缺血性坏死"收治入院。入科后测得 T 36.8 ℃,P 78 次/分,R 16 次/分,BP 125/74 mmHg。患者髋部疼痛,行走时间长则加重,左髋关节活动受限。

▲考生任务

1. 请采集该患者的现病史、既往史、家族史、用药史、过敏史、个人生活史、一般资料,并提出至少 3 个主要护理诊断。

2. 请进行专科体检及护理评分,包括疼痛评估(NRS 评分)、静脉血栓栓塞症风险评估(Caprini 评分)、压力性损伤风险评估(Braden 评分)、日常生活能力评估(Barthel 评分)、跌倒风险评估。

▲考核时间

8~10 分钟(读题 1 分钟,用物准备 1 分钟,考核 6~8 分钟)。

【考官指引】

▲考核目的

1. 考查考生正确采集病史、提出护理诊断的能力。
2. 考查考生正确进行专科评估、护理评分的能力。

▲场景与用物设置

1. 场景:病床 1 张,模拟患者 1 位,考官 2 位。
2. 用物:治疗车 1 辆,卷尺 1 把,关节角度尺 1 把,疼痛评分尺 1 把,日常护理评估工具手册1本，速干手消毒液1瓶，考生指引1份，模拟患者指引1份，考官指引2份，笔2支，白纸数张。

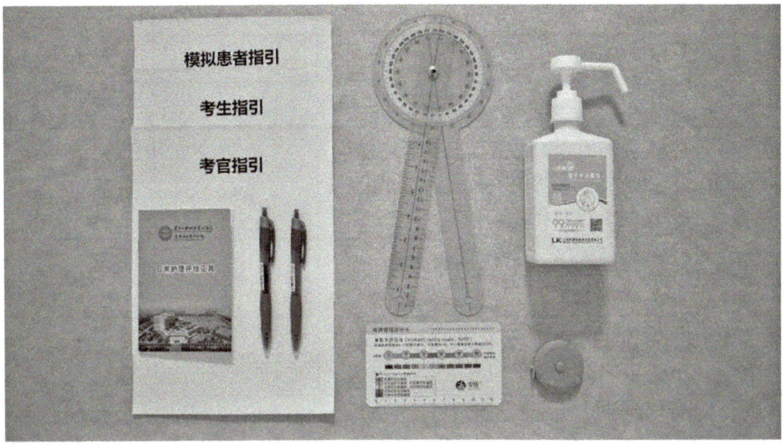

▲监考与评分注意事项

1. 请根据考核内容评分指引评分。

2. 评分项目完全做到得2分，部分做到或经由模拟患者提醒做到得1分，均未做到不得分。

3. 考核时间结束，立即停止考核，进入下一站点。

【考核内容评分指引一】

健康评估评分指引			
评分项目	完全做到2分	部分做到1分	未做到0分
现病史			
1. 自我介绍(姓名与职责)，向患者解释沟通目的			
2. 核对患者身份(2种及以上方式)			
3. 评估疼痛的具体部位及范围			
4. 评估疼痛的性质与程度，进行疼痛评分			
5. 评估疼痛出现的时间与诱因			
6. 评估疼痛发生时有无伴随症状，如肿胀、活动受限等			
7. 评估有无加重或缓解疼痛及活动受限的因素			
8. 评估就诊经历(药物、物理、手术治疗)及治疗效果			
既往史、家族史、用药史、过敏史、个人生活史、一般资料			
9. 评估既往史			
10. 评估家族史			
11. 评估用药史			
12. 评估过敏史			
13. 评估手术及外伤史			

(续表)

14. 评估个人生活史:烟酒嗜好、饮食、睡眠、二便			
15. 评估一般资料:BMI、付费方式、社会支持等			
16. 评估心理状态			
护理诊断/问题			
17. 疼痛:与髋关节骨性关节炎有关(依据:髋部反复疼痛5年,近半年明显加重;患者髋部疼痛,行走时间长则加重)			
18. 躯体活动受限:与髋关节骨性关节炎疼痛有关(依据:患者髋部疼痛,行走时间长则加重)			
19. 焦虑:与久病不愈有关(依据:曾在多家医院接受保守治疗,效果不佳)			
百分比分数计算评分	得分÷38(本站总分)×100×30%(本站权重)=本站得分		

【考核内容评分指引二】

健康评估评分指引			
评分项目	完全做到2分	部分做到1分	未做到0分
专科体检			
1. 自我介绍(姓名与职责),向患者解释沟通目的			
2. 核对患者身份(2种及以上方式)			
3. 评估双下肢有无皮肤破溃,局部有无肿胀、畸形			
4. 评估双下肢肌力			
5. 评估双下肢感觉			
6. 评估双下肢末梢血运			
7. 评估髋关节在各个方向(屈、伸、内收、外展)的活动范围			
8. 评估髋关节局部有无压痛,进行疼痛评分			
9. 双侧髋关节“4”字试验			
10. 评估步态			
护理评估			
11. NRS评分准确			
12. Braden评分准确			
13. 跌倒风险评估准确			
14. Caprini评分准确			
15. Barthel评分准确			
百分比分数计算评分	得分÷30(本站总分)×100×30%(本站权重)=本站得分		

注:根据模拟患者病情,NRS评分2分,Braden评分22分,跌倒风险评估高风险,Caprini评分3分,Barthel评分100分。

考站二　临床问题处理站

【考生指引】

▲ 考核情境

张先生，65 岁，诊断为“左侧髋关节骨性关节炎、左侧股骨头缺血性坏死”收治入院，术前双下肢肌力 5 级，末梢血运好，左侧髋关节活动受限，左侧髋关节“4”字试验阳性，既往有高血压病史 5 年，规律药物治疗，血压控制平稳。完善相关检查后，择期在全麻下行后入路左侧全髋关节置换术，术后予消炎、止痛、抗感染、防栓等治疗。

▲ 考生任务

1. 患者现术毕返回病房，卧床休息，请正确安置患者体位，并进行术后体位指导。

2. 术后第 1 天，患者擅自下床如厕后突感左侧髋部剧痛。作为责任护士，请判断患者可能发生了什么病情变化并进行处理。

▲ 考核时间

8～10 分钟(读题 1 分钟，用物准备 1 分钟，考核 6～8 分钟)。

【考官指引】

▲ 考核目的

1. 考查考生进行全髋关节置换术后体位护理的能力。

2. 考查考生对全髋关节置换术后发生髋关节脱位的判断和应急处理能力。

▲ 场景与用物设置

1. 场景：病床 1 张，模拟患者 1 位，考官 2 位。

2. 用物：治疗车 1 辆，疼痛评分尺 1 个，梯形枕 1 个，软毛巾 1 条，卷尺 1 个，输液治疗盘 1 个，采血管 1 根，速干手消毒液 1 瓶，考生指引 1 份，模拟患者指引 1 份，考官指引 2 份，笔 2 支，白纸数张。

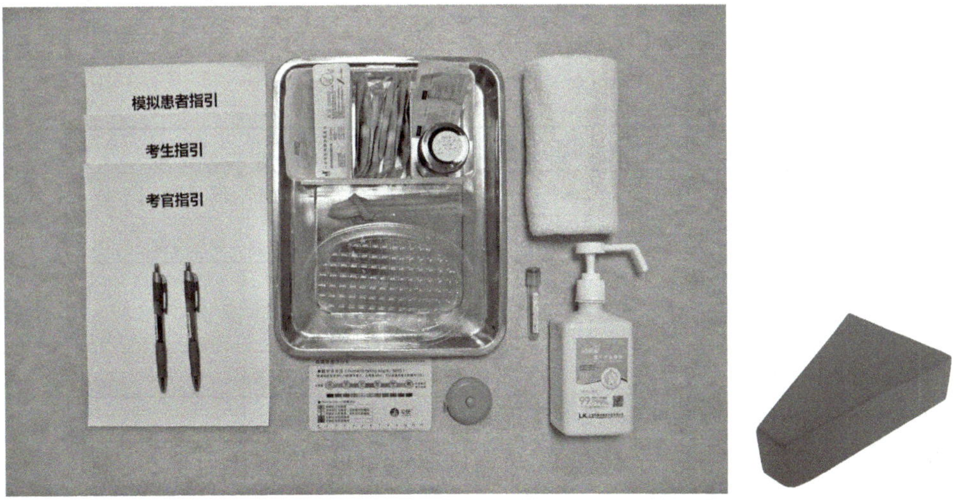

▲监考与评分注意事项

1. 请根据考核内容评分指引评分。

2. 评分项目完全做到得2分,部分做到或经由模拟患者提醒做到得1分,均未做到不得分。

3. 考核时间结束,立即停止考核,进入下一站点。

【考核内容评分指引一】

临床问题处理评分指引			
评分项目	完全做到2分	部分做到1分	未做到0分
评估患者神志及生命体征			
1. 核对患者身份(2种及以上方式)			
2. 观察患者神志、意识			
3. 查看心电监护的测量记录,复测生命体征			
观察伤口及患肢情况			
4. 查看伤口敷料是否干燥			
5. 评估患者疼痛情况			
6. 评估患肢末梢血运			
安置患者体位			
7. 双下肢正确放置梯形枕,保持髋关节外展中立位			
8. 足跟部采用软毛巾垫空			
术后体位宣教			
9. 强调体位摆放目的:预防髋关节假体的脱位			
10. 卧床休息时可进行踝泵运动、股四头肌功能锻炼等活动			
11. 健侧低坡位翻身,翻身角度<45°			
12. 整理用物、快速洗手			
百分比分数计算评分	得分÷24(本站总分)×100×40%(本站权重)=本站得分		

【考核内容评分指引二】

临床问题处理评分指引			
评分项目	完全做到2分	部分做到1分	未做到0分
判断病情变化			
1. 可能发生了左侧髋关节脱位			
髋关节脱位的处理			
2. 核对患者身份(2种及以上方式)			
3. 告知患者绝对卧床休息,保持患肢外展中立位			
4. 立即汇报医生			

（续表）

5. 评估患肢伤口及末梢血运情况			
6. 评估患者疼痛情况，根据疼痛评分遵医嘱用药，汇报医生			
7. 测量双下肢腿长			
8. 评估患者的心理状态，提供心理支持			
9. 遵医嘱做好再次手术的准备（备血、宣教禁食禁饮）			
髋关节脱位健康宣教			
10. 卧床休息时，双下肢取外展中立位，避免患肢内收内旋			
11. 再次强调术后正确上下床的方法			
12. 术后遵循"三不"原则：不要交叉双腿、不要坐矮凳及沙发、不要屈膝而坐			
百分比分数计算评分	得分÷24（本站总分）×100×40%（本站权重）=本站得分		

考站三　复训护理站

【考生指引】

▲ 考核情境

张先生，65岁，诊断为"左侧髋关节骨性关节炎、左侧股骨头缺血性坏死"收治入院，完善相关检查后在全麻下行左侧全髋关节置换术，术后予消炎、止痛、抗感染、防栓等治疗。

▲ 考生任务

1. 术后第1天，遵医嘱予穿戴膝长型抗血栓袜，并做好深静脉血栓的预防指导。
2. 术后第3天，遵医嘱当日出院，请对其进行出院指导。

▲ 考核时间

8～10分钟（读题1分钟，用物准备1分钟，考核6～8分钟）。

【考官指引】

▲ 考核目的

1. 考查考生正确使用膝长型抗血栓袜及进行深静脉血栓的预防指导。
2. 考查考生正确进行全髋关节置换术后的出院指导。

▲ 场景与用物设置

1. 场景：病床1张，模拟患者1位，考官2位。

2. 用物：治疗车1辆，疼痛评估尺1把，卷尺1个，出院宣教单1份，双下肢彩超报告1份，抗血栓袜1双，助行器1个，速干手消毒液1瓶，考生指引1份，模拟患者指引1份，考官指引2份，笔2支，白纸数张。

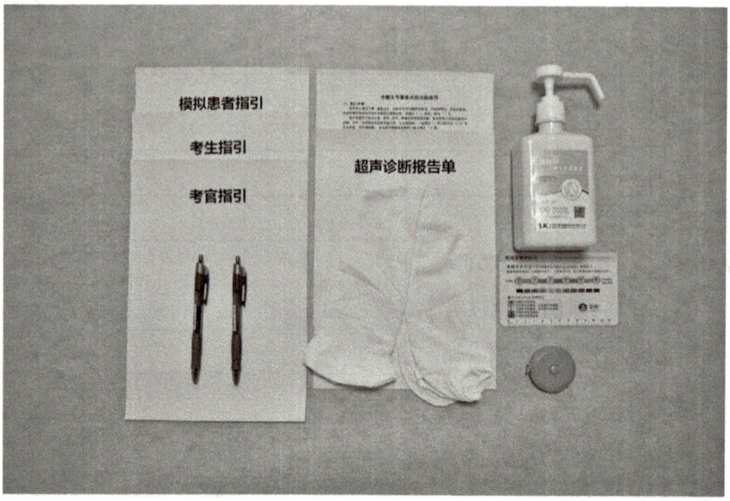

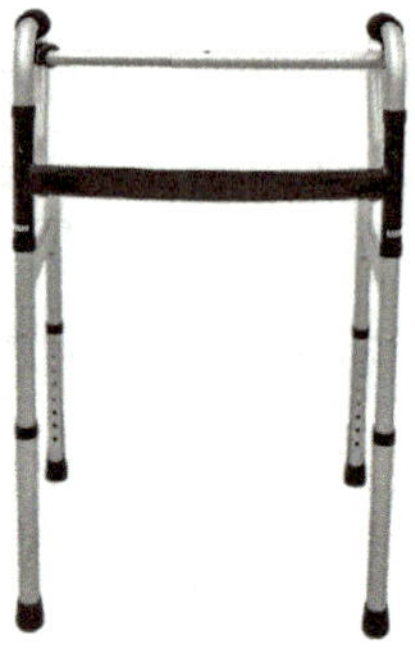

▲监考与评分注意事项

1. 请根据考核内容评分指引评分。

2. 评分项目完全做到得 2 分，部分做到或经由模拟患者提醒做到得 1 分，均未做到不得分。

3. 考核时间结束，立即停止考核，进入下一站点。

【考核内容评分指引一】

复训护理评分指引			
评分项目	完全做到 2 分	部分做到 1 分	未做到 0 分
使用前评估			
1. 核对医嘱：床号、姓名、医嘱			
2. 查看患者双下肢彩超报告，结果示双下肢静脉血流通畅			
3. 核对患者身份(2 种及以上方式)			
4. 评估患者有无穿戴禁忌，包括双下肢皮肤情况、双下肢有无肿胀等			
5. 向患者解释穿戴抗血栓袜的目的，取得配合，取平卧位			
6. 评估伤口敷料、疼痛情况			
正确穿戴抗血栓袜			
7. 测量双下肢肢体周径：测量患者足踝部最小周径、小腿最大周径，或按照说明书要求测量，根据测量尺寸选择合适型号			
8. 正确穿戴抗血栓袜： (1) 将袜子外翻至足跟部，两手拇指撑开袜子，穿至足跟部位并做调整 (2) 向上翻转袜筒，拇指在内、四指朝外撑开袜筒，逐步以“Z”字形向上提拉 (3) 穿着后用手抚平，检查袜身的平整性和完整性，确保位置正确			

（续表）

抗血栓袜注意事项宣教			
9. 宣教抗血栓袜穿戴的注意事项： (1) 告知患者穿戴过程中不要过度上拉至膝盖以上，踝部、膝部等部位有褶皱时及时抚平 (2) 告知白天、夜间均需穿戴，直到活动量恢复到疾病前水平 (3) 注意穿着期间有无不适，如出现肢体疼痛、瘙痒、麻木、发凉等症状，立即告知医护人员			
10. 宣教抗血栓袜的保养和护理： (1) 每 2～3 天用 40～60 ℃水清洗 (2) 避免暴晒，室温晾干 (3) 告知患者正确维护，抗血栓袜可使用 2～3 个月			
深静脉血栓的预防指导			
11. 饮食、饮水：指导患者摄入富含优质蛋白、维生素、低脂、低胆固醇的食物，多饮水，保持大便通畅			
12. 加强活动：踝泵运动、股四头肌功能锻炼、下床活动等			
13. 告知患者发生双下肢深静脉血栓的症状，如有水肿、肌肉深压痛等，应立即告知医护人员			
百分比分数计算评分	得分÷26（本站总分）×100×30%（本站权重）＝本站得分		

【考核内容评分指引二】

复训护理评分指引			
评分项目	完全做到 2 分	部分做到 1 分	未做到 0 分
健康教育前评估			
1. 核对患者身份（2 种及以上方式）			
2. 评估患者健康教育内容需求			
3. 评估患者对伤口护理的了解情况			
4. 评估患者对术后饮食及用药的了解情况			
5. 评估患者对术后康复锻炼的掌握情况（踝泵运动、助行器使用）			
6. 评估患者对复诊知识的了解情况			
伤口护理指导			
7. 保持伤口清洁干燥，每 2～3 天换药 1 次，如有渗血、渗液，及时更换			
8. 告知患者注意观察伤口有无红、肿、热、痛等感染迹象，如有异常及时就诊			
9. 若伤口愈合良好，术后 14 天拆线			
10. 穿宽松衣裤，减少摩擦			
饮食与用药指导			
11. 指导患者合理饮食，以优质蛋白、高维生素、高钙、低盐、低脂饮食为主，多饮水，保持大便通畅，促进伤口愈合			

(续表)

12. 告知服用抗凝药物的注意事项:①遵医嘱按时服用,避免多服、漏服;②指导患者注意观察大便、尿液、皮肤黏膜、牙龈等有无出血倾向;③如有异常,及时就诊			
康复锻炼指导			
13. 指导患者继续加强踝泵运动、股四头肌功能锻炼,可根据自己的耐受能力适当调整频率			
14. 正确使用助行器,逐渐增加步行距离,循序渐进,避免过度劳累			
正确体位指导			
15. 卧床休息时在双腿之间放置一个枕头,保持患肢外展中立位,健侧卧位,低坡位翻身,翻身角度<45°			
16. 禁止跷二郎腿、两腿交叉、弯腰拾物、下蹲;禁止坐矮凳或软沙发			
17. 避免过度内旋、屈曲、外展等高风险动作			
复诊指导			
18. 指导患者术后1、3、6个月门诊复查,监测伤口愈合情况、髋关节功能恢复情况、血凝常规等,居家康复过程中出现任何不适和异常,及时就医			
评估健康教育的效果			
19. 评估患者对健康指导的掌握效果(如复述)			
百分比分数计算评分	得分÷38(本站总分)×100×30%(本站权重)=本站得分		

【模拟患者指引】

一、基本信息

张先生,65岁,农民,身高168 cm,体重75 kg,BMI 26.6 kg/m^2,小学学历,农村医保,与老伴同住,育有1子,在城市打工,平时工作繁忙,很少回家。

二、病史详情

现病史:因“髋关节疼痛5年,近半年明显加重”来院就诊,诊断为“左侧髋关节骨性关节炎、左侧股骨头缺血性坏死”。患者主诉左侧髋部疼痛,且近半年明显加重,疼痛加重时活动有所受限,干活吃力,偶尔步行,行走时间较长后下肢轻度肿胀,卧床休息后可缓解,有时需要口服止痛药物缓解。入院前1小时,因左侧患肢疼痛,予自备的塞来昔布胶囊200 mg口服。入院后CT检查示:左侧髋臼增宽变浅,表面凹凸不平,股骨头内见大小不等低密度囊状透亮区,周围环状骨质增生硬化。

既往史:高血压病史5年,规律服用硝苯地平30 mg QD降压治疗,血压控制可;有青霉素过敏史;有阑尾炎手术史10年。每天抽烟1包,饮酒2两,饮食、二便均正常;疼痛严重时影响睡眠,偶尔吃止痛药和安眠药。否认其他慢性病史,否认家族史。在多家医院进行保守治疗,主要是针灸、热疗、口服活血化瘀的中药、静脉补液等,但是效果均不明显,尚未进行手术治疗。

患者多年求医效果不佳,自理能力受到影响,不能下地干重活,自感拖累家人,非常焦虑。

护理评估：T 36.8 ℃，P 78 次/分，R 16 次/分，BP 125/74 mmHg。患者左髋关节活动受限，左侧臀肌压痛明显。双下肢肌力 5 级，感觉正常，末梢血运正常。护理评分：NRS 评分 2 分，Braden 评分 22 分，跌倒风险评估高风险（6 小时内服用镇痛药物），Caprini 评分 3 分，Barthel 评分 100 分。

三、治疗、护理及预后

患者择期在全麻下行后入路左侧全髋关节置换术，术毕返房，予心电监护，吸氧 3 L/min，右手留置针在位通畅，林格氏液 500 mL 补液治疗中，导尿管 1 根，固定妥善，左侧髋部伤口敷料干燥。

术后第 1 天，患者擅自下床如厕后，突感左侧髋部疼痛，NRS 评分 4 分，考虑发生了左侧髋关节脱位，汇报医生。护士立即协助患者卧床休息，患肢予外展中立位。检查伤口敷料干燥，患肢末梢血运好。宣教术后正确体位的重要性，以及目前需要绝对卧床。告知可能需要再次手术，患者惊恐万分。护士做好再次手术的准备，备血，做禁食禁饮宣教。

术后第 1 天，责任护士遵医嘱予穿戴膝长型抗血栓袜，指导穿戴和养护抗血栓袜的注意事项，并从饮食、饮水、活动等方面对其进行预防血栓相关指导。

术后第 3 天，患者恢复良好，拟当日出院。患者对伤口护理、居家饮食、抗凝药物使用、功能锻炼、助行器的使用、假体脱位预防及复诊掌握欠佳，希望责任护士再次给予详细指导。

【知识链接】

▲髋、膝关节置换日间手术

日间手术是指患者 24 小时内完成入、出院的手术或操作。因病情需要延期住院的特殊病例，住院时间不超过 48 小时。日间手术的开展有利于缩短住院时间，降低治疗费用，提高治疗质量，提升患者满意度，同时帮助医院合理支配医疗资源，提高医疗资源有效使用率。随着手术技术、麻醉技术及加速康复外科（ERAS）手段的发展，我国已经具备了开展髋、膝关节置换日间手术的条件。

髋、膝关节置换日间手术患者筛选标准

纳入标准	排除标准
(1) 患者理解相关治疗过程，具有知情同意的能力 (2) 建议年龄在 18～75 岁之间 (3) 麻醉评估：ASA 分级*、Ⅰ～Ⅱ级 (4) 膝关节单髁置换，或单侧人工全髋、人工全膝关节置换，人工髋、膝关节简单翻修手术，手术时间<2 小时 (5) 手术当天有家属陪同患者入院，并在术后具备家庭或基层医疗机构的陪护条件 (6) 能够配合术后随访	(1) BMI≥30 kg/m^2 (2) 精神疾病（如抑郁）或认知、沟通障碍 (3) 术前出现全身或局部感染征象 (4) 术后尿潴留病史，难控的良性前列腺增生，需要长期导尿 (5) 对拟选用的预防感染或镇痛等药物过敏 (6) 过去一年内发生肺栓塞或深静脉血栓形成 (7) 长期服用抗凝药、糖皮质激素类药物者 (8) 全身性疾病（糖尿病、心脏病、肝硬化、肾病、贫血等）需要特殊的围手术期护理（重症监护、多次输血、透析等） (9) 凝血障碍增加术中和术后出血的风险（血小板减少症、血友病等） (10) 除要置换的关节之外的运动问题，如肌力不足、对侧肢体疾病等 (11) 神经障碍（如老年痴呆）或平衡障碍

(续表)

纳入标准	排除标准
	(12) 肺部高危因素:合并哮喘、慢阻肺、睡眠呼吸暂停综合征 (13) 家庭条件差,无法实现家庭护理和(或)无法进行基层医疗机构的康复治疗 (14) 经麻醉评估不合格者 (15) 无法接受日间手术流程及围手术期处理策略

注:* ASA分级为美国麻醉医师协会制定的术前患者健康状况评估体系,用于量化麻醉和手术风险。

第四节　膝关节骨性关节炎护理

【概述】

膝关节骨性关节炎(knee osteoarthritis,KOA,简称“膝骨关节炎”)指由多种因素引起的关节软骨纤维化、皲裂、溃疡、脱失导致,以关节疼痛为主要症状的退行性疾病,是最常见的骨性关节炎。膝骨关节炎的高发病率和致残率给患者、家庭和社会造成巨大的经济负担。全膝关节置换术(total knee arthroplasty,TKA)是治疗终末期膝关节骨性关节炎的首选治疗方法。本节主要考查病史采集、护理评估、护理诊断与评分、连续被动运动(continuous passive motion,CPM)机的使用、术后常见并发症的识别与处理及健康指导等内容。

【培训目标】

知识:掌握膝骨关节炎的病史采集、专科评估、病情观察要点、常见并发症及健康教育。

技能:掌握膝骨关节炎的专科体检、CPM机的使用、发生深静脉血栓和急性肺栓塞的处理流程。

态度:全程语言流畅,保持对患者的尊重、同情和关爱,展现良好的个人形象及辩证性思维能力。

考站一　健康评估站

【考生指引】

▲考核情境

钱女士,65岁,身高158 cm,体重65 kg,BMI 26.04 kg/m^2,因“右膝关节反复疼痛5年伴活动受限1个月”来院就诊,门诊拟“右膝关节骨性关节炎”收治入院。患者关节肿胀,右膝部疼痛,活动量较前减少,不能长时间行走、爬楼梯。步态不稳,1个月前不慎跌倒1次。入科后测得T 36.6 ℃,P 87次/分,R 16次/分,BP 138/85 mmHg。

▲ **考生任务**

1. 请采集该患者的现病史、既往史、家族史、用药史、过敏史、个人生活史、一般资料，并提出至少 3 个主要护理诊断。

2. 请进行专科体检及护理评分，包括疼痛评估（NRS 评分）、静脉血栓栓塞症风险评估（Caprini 评分）、压力性损伤风险评估（Braden 评分）、日常生活能力评估（Barthel 评分）、跌倒风险评估。

▲ **考核时间**

8～10 分钟（读题 1 分钟，用物准备 1 分钟，考核 6～8 分钟）。

【考官指引】

▲ **考核目的**

1. 考查考生正确采集病史、提出护理诊断的能力。

2. 考查考生正确进行专科评估、护理评分的能力。

▲ **场景与用物设置**

1. 场景：病床 1 张，模拟患者 1 位，考官 2 位。

2. 用物：治疗车 1 辆，卷尺 1 把，关节角度尺 1 把，疼痛评分尺 1 把，日常护理评估工具手册 1 本，速干手消毒液 1 瓶，考生指引 1 份，模拟患者指引 1 份，考官指引 2 份，笔 2 支，白纸数张。

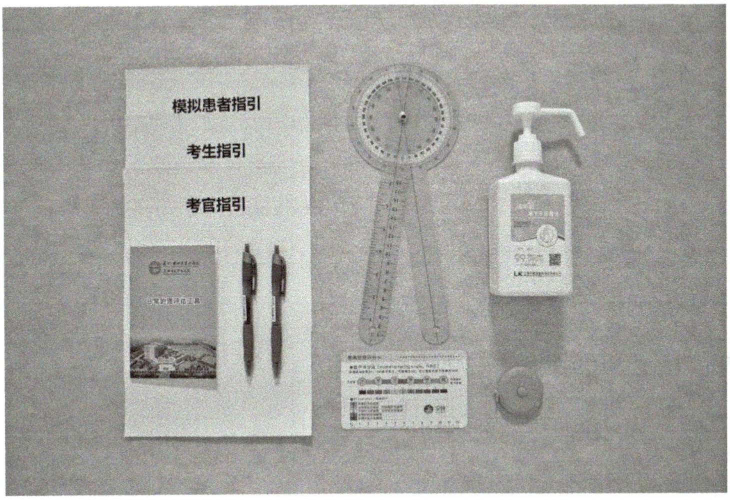

▲ **监考与评分注意事项**

1. 请根据考核内容评分指引评分。

2. 评分项目完全做到得 2 分，部分做到或经由模拟患者提醒做到得 1 分，均未做到不得分。

3. 考核时间结束，立即停止考核，进入下一站点。

【考核内容评分指引一】

健康评估评分指引			
评分项目	完全做到 2 分	部分做到 1 分	未做到 0 分
现病史			
1. 自我介绍(姓名与职责),向患者解释沟通目的			
2. 核对患者身份(2 种及以上方式)			
3. 评估疼痛的具体部位及范围			
4. 评估右膝疼痛的性质与程度,进行疼痛评分			
5. 评估疼痛出现的时间与诱因			
6. 评估疼痛发生时有无伴随症状,如肿胀、活动受限等			
7. 评估肿胀出现的时间			
8. 评估活动受限的时间与程度			
9. 评估有无加重或缓解疼痛、肿胀、活动受限的因素			
10. 评估就诊经历(药物、物理、手术治疗)及治疗效果			
既往史、家族史、用药史、过敏史、个人生活史、一般资料			
11. 评估既往史			
12. 评估家族史			
13. 评估用药史			
14. 评估过敏史			
15. 评估手术及外伤史			
16. 评估个人生活史:烟酒嗜好、饮食、睡眠、二便			
17. 评估一般资料:BMI、付费方式、社会支持等			
18. 评估心理状态			
护理诊断/问题			
19. 疼痛:与膝关节炎症有关(依据:右膝关节反复疼痛 5 年)			
20. 躯体活动受限:与膝关节疼痛有关(依据:活动受限 1 个月;不能长时间行走、爬楼梯)			
21. 焦虑:缺乏疾病相关知识(依据:患者十分焦虑,希望尽快了解病情)			
百分比分数计算评分	得分÷42(本站总分)×100×30%(本站权重)=本站得分		

【考核内容评分指引二】

健康评估评分指引			
评分项目	完全做到 2 分	部分做到 1 分	未做到 0 分
专科体检			
1. 自我介绍(姓名与职责),向患者解释沟通目的			

（续表）

2. 核对患者身份(2 种及以上方式)			
3. 评估双下肢有无皮肤破溃、肿胀、内外翻畸形和屈曲挛缩			
4. 评估双下肢肌力			
5. 评估双下肢感觉、活动			
6. 评估患肢肿胀程度			
7. 评估患肢有无压痛			
8. 测量患肢膝关节活动度			
9. 评估患肢末梢血运			
10. 评估步态			
护理评估			
11. NRS 评分准确			
12. Braden 评分准确			
13. 跌倒风险评估准确			
14. Caprini 评分准确			
15. Barthel 评分准确			
百分比分数计算评分	得分÷30(本站总分)×100×30%(本站权重)=本站得分		

注:根据模拟患者病情,NRS 评分 2 分,Braden 评分 23 分,跌倒风险评估高风险,Caprini 评分 3 分,Barthel 评分 100 分。

考站二 临床问题处理站

【考生指引】

▲考核情境

钱女士,65 岁,诊断为“右膝关节骨性关节炎”收治入院,完善检查后择期在全麻下行右全膝关节置换术,术后双下肢肌力正常,右膝关节肿胀明显,伤口敷料少量渗血,伤口引流管引流出血性液体 20 mL,术后予消炎、止痛、抗感染、防栓等治疗。

▲考生任务

1. 术后第 2 天拔除引流管,复查双下肢彩超,结果示右下肢腓静脉血栓形成。汇报医生,开具医嘱:依诺肝素钠注射液 4 000 单位 QD 皮下注射。作为责任护士,请作出相应处理。

2. 术后第 3 天,患者使用助行器下床活动后,突发呼吸困难、胸痛、大汗淋漓。判断患者可能发生了什么病情变化并作出相应处理。

▲考核时间

8～10 分钟(读题 1 分钟,用物准备 1 分钟,考核 6～8 分钟)。

【考官指引】

▲考核目的

1. 考查考生对膝关节置换术后发生下肢深静脉血栓的应急处理能力。

2. 考查考生对膝关节置换术后发生急性肺栓塞的判断和应急处理能力。

▲场景与用物设置

1. 场景:病床 1 张,模拟患者 1 位,考官 2 位。

2. 用物:治疗车 1 辆,疼痛评分尺 1 把,卷尺 1 个,双下肢彩超报告 1 份,依诺肝素钠注射液 1 支,采血管 2 个,心电监护仪 1 台,氧气装置 1 套,输氧面罩 1 个,血气分析针 1 个,乳酸钠林格注射液 500 mL 1 瓶,一次性使用输液器 1 个,速干手消毒液 1 瓶,考生指引 1 份,模拟患者指引 1 份,考官指引 2 份,笔 2 支,白纸数张。

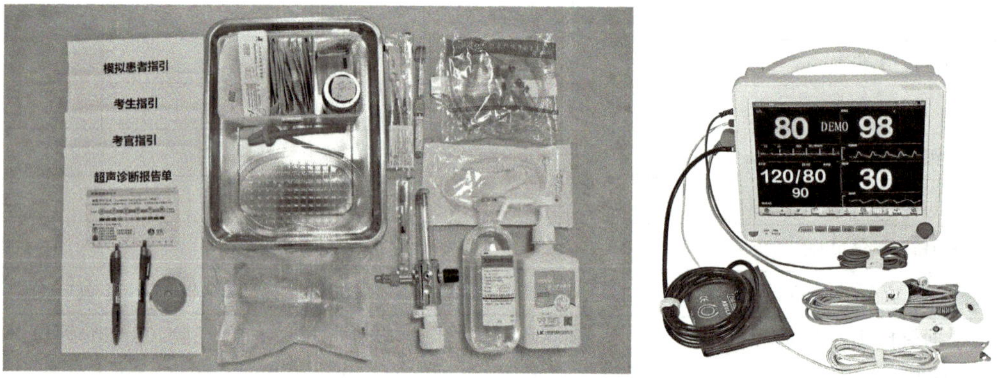

▲监考与评分注意事项

1. 请根据考核内容评分指引评分。

2. 评分项目完全做到得 2 分,部分做到或经由模拟患者提醒做到得 1 分,均未做到不得分。

3. 考核时间结束,立即停止考核,进入下一站点。

【考核内容评分指引一】

临床问题处理评分指引			
评分项目	完全做到 2 分	部分做到 1 分	未做到 0 分
下肢深静脉血栓的处理			
1. 查看彩超结果,核对医嘱,准备用物			
2. 核对患者身份(2 种及以上方式)			
3. 协助患者患肢抬高、制动			
4. 正确测量双下肢腿围并记录(髌骨中点向上 15 cm 和髌骨中点向下 10 cm)			
5. 评估患肢末梢血运(皮温、皮色、肢体活动、肿胀程度、毛细血管充盈时间)			
6. 遵医嘱皮下注射抗凝剂 QD(依诺肝素钠注射液 4 000 单位)			

（续表）

健康教育			
7. 指导患者勿热敷注射部位；用软毛牙刷刷牙；注意安全，避免磕碰			
8. 指导患者重视并学会自我监测，关注大便、尿液、皮肤黏膜、牙龈等有无出血倾向			
9. 告知患者绝对卧床休息，保持患肢抬高制动，禁止按摩、热敷			
10. 指导患者进食低脂、粗纤维食物，多饮水（>1 500 mL/d）保持大便通畅			
11. 如有胸闷、胸痛等症状，及时告知医护人员			
12. 洗手，做好护理记录			
百分比分数计算评分	得分÷24（本站总分）×100×40%（本站权重）＝本站得分		

【考核内容评分指引二】

临床问题处理评分指引			
评分项目	完全做到 2 分	部分做到 1 分	未做到 0 分
判断病情变化			
1. 考虑可能发生了急性肺栓塞			
肺栓塞的处理			
2. 协助患者绝对卧床，调整体位，抬高床头 30°			
3. 立即汇报医生			
4. 核对患者身份（2 种及以上方式）			
5. 立即予氧气 6～8 L/min 吸入			
6. 立即予心电监护监测生命体征			
7. 迅速建立第 2 条静脉通道			
8. 评估双下肢末梢血运和足背动脉搏动，告知患者双下肢制动、抬高，禁忌热敷、按摩等，防止血栓脱落			
9. 遵医嘱检查血气分析、血凝常规等			
10. 观察患者呼吸困难、胸闷、胸痛、咳嗽等症状有无改善，生命体征平稳后护送患者外出行 CT 血管造影检查、双下肢彩超			
11. 遵医嘱正确使用尿激酶、链激酶等溶栓药物			
12. 准确记录 24 小时尿量			
13. 予心理安慰，配合治疗			
14. 洗手，做好护理记录			
百分比分数计算评分	得分÷28（本站总分）×100×40%（本站权重）＝本站得分		

考站三 复训护理站

【考生指引】

▲考核情境

钱女士,65 岁,BMI 26.04 kg/m^2,诊断为"右膝关节骨性关节炎"收治入院。完善相关检查后,择期在全麻下行右全膝关节置换术,膝关节轻度肿胀,病情平稳康复中。

▲考生任务

1. 术后第 2 天,拔除伤口引流管,双下肢彩超检查示双下肢血流通畅;测量膝关节活动角度为 30°。请遵医嘱使用 CPM 机进行功能锻炼。

2. 术后第 6 天,患者恢复良好,拟当日出院,请对患者进行出院指导,出院带药为利伐沙班 10 mg QD 口服。

▲考核时间

8~10 分钟(读题 1 分钟,用物准备 1 分钟,考核 6~8 分钟)。

【考官指引】

▲考核目的

1. 考查考生正确使用 CPM 机进行功能锻炼的能力。

2. 考查考生正确进行膝关节置换术后出院指导的能力。

▲场景与用物设置

1. 场景:病床 1 张,模拟患者 1 位,考官 2 位。

2. 用物:治疗车 1 辆,CPM 机 1 个,疼痛评分尺 1 把,卷尺 1 个,出院宣教单 1 份,助行器 1 个,速干手消毒液 1 瓶,考生指引 1 份,模拟患者指引 1 份,考官指引 2 份,笔 2 支,白纸数张。

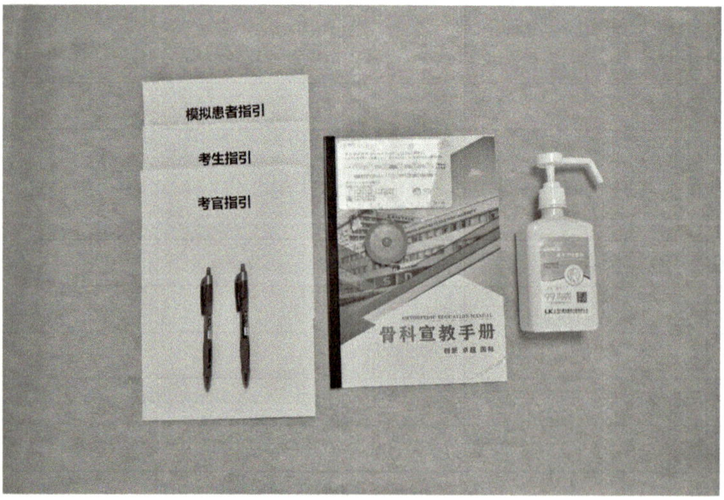

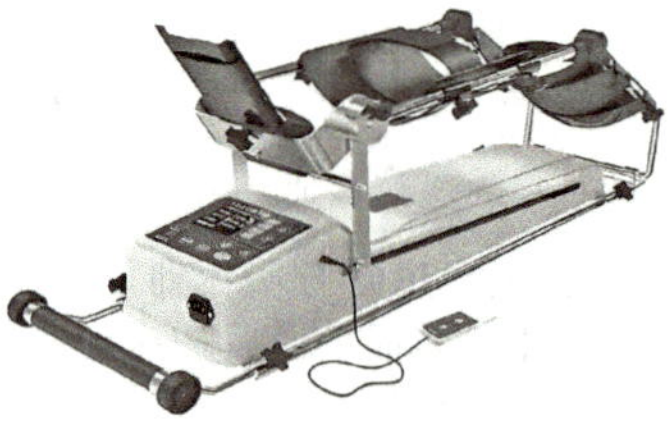

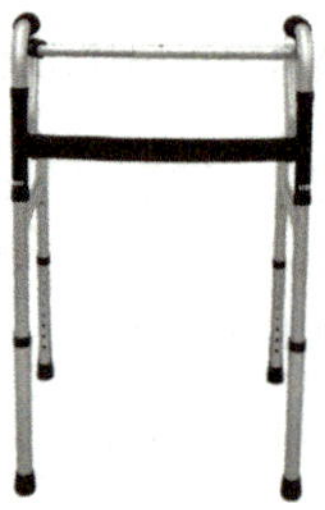

▲监考与评分注意事项

1. 请根据考核内容评分指引评分。

2. 评分项目完全做到得 2 分，部分做到或经由模拟患者提醒做到得 1 分，均未做到不得分。

3. 考核时间结束，立即停止考核，进入下一站点。

【考核内容评分指引一】

复训护理评分指引			
评分项目	完全做到 2 分	部分做到 1 分	未做到 0 分
操作前评估			
1. 核对医嘱			
2. 核对患者身份(2 种及以上方式)			
3. 告知操作目的，评估患者病情及合作程度			
4. 评估双下肢肌力、膝关节肿胀度及疼痛情况			
5. 评估患肢伤口敷料有无渗血、渗液			
6. 正确测量大腿至腘窝、腘窝至脚后跟的距离，调节 CPM 机适宜长度，评估 CPM 机的性能			
7. 评估周围环境及电源			
CPM 机的使用			
8. 将 CPM 机搬运至患者床尾，置于外展位			
9. 将患肢放于 CPM 机支架上，妥善固定			
10. 设置锻炼角度和锻炼时间			
11. 打开电源，开始锻炼，观察机器运转情况，观察患者锻炼过程中有无疼痛加重、伤口出血等			
12. 操作结束，再次观察患者疼痛情况，以及伤口有无渗血、渗液			
健康宣教			
13. 患者及家属勿随意调节 CPM 机的角度和时间，以免活动不当造成损伤			
14. 锻炼过程中如患肢疼痛加重、伤口有渗血等异常情况，及时报告医护人员			
百分比分数计算评分	得分÷28(本站总分)×100×30%(本站权重)=本站得分		

【考核内容评分指引二】

复训护理评分指引			
评分项目	完全做到 2 分	部分做到 1 分	未做到 0 分
健康教育前评估			
1. 核对患者身份(2 种及以上方式)			

(续表)

2. 评估患者健康教育内容需求			
3. 评估患者对伤口护理的了解情况			
4. 评估患者对术后饮食及用药的了解情况			
5. 评估患者对术后康复锻炼的掌握情况(踝泵运动、股四头肌功能锻炼、膝关节屈伸、助行器使用)			
6. 评估患者对复诊知识的了解情况			
伤口护理指导			
7. 保持伤口清洁干燥,每 2～3 天换药;如有渗血、渗液,及时换药			
8. 告知患者注意观察伤口有无红、肿、热、痛等感染迹象,如有异常及时就诊			
9. 若伤口愈合良好,术后 14 天拆线			
10. 穿宽松衣裤,减少摩擦			
饮食与用药指导			
11. 指导合理饮食,以优质蛋白、高维生素、高钙、低盐、低脂饮食为主,多饮水,保持大便通畅,适当减重			
12. 遵医嘱补充钙剂和维生素 D			
13. 抗凝药利伐沙班注意事项:①遵医嘱每日 1 次,空腹、饱腹均可,避免多服、漏服;②关注大便、尿液、皮肤黏膜、牙龈等有无出血倾向;③如有异常,及时就诊			
康复训练指导			
14. 膝关节屈伸练习:膝关节屈曲、伸直到最大限度,维持 5～10 秒,10 次/组,2 组/天			
15. 正确使用助行器,循序渐进,根据个人恢复和自我活动耐受力适当调整,避免过度劳累			
16. 保护假体:注意保暖,避免跑跳等高冲击运动,以免对人工关节造成损害			
复诊指导			
17. 说明定期医院复诊的重要性,指导患者出院后 1、3、6 个月门诊复查,定期监测血凝常规			
18. 保持积极心态,配合康复治疗			
评估健康教育的效果			
19. 评估患者对健康指导的掌握效果(如复述)			
百分比分数计算评分	得分÷38(本站总分)×100×30%(本站权重)=本站得分		

【模拟患者指引】

一、基本信息

钱女士,汉族,65 岁,身高 158 cm,体重 65 kg,BMI 26.04 kg/m^2,城镇居民医保,与老伴同住,育有 1 子 1 女,家庭经济状况及子女支持良好。

二、病史详情

现病史：因“右膝关节反复疼痛 5 年伴活动受限 1 个月”步行来院就诊，5 年前无明显诱因出现右膝关节疼痛，近 1 个月劳累明显，右膝疼痛加重，不能长时间行走、爬楼梯。现门诊拟“右膝关节骨性关节炎”收治入院。

既往史：高血压病史 10 余年，口服氨氯地平片 5 mg QD，血压控制良好，无其他慢性病史；既往有剖宫产手术史 30 余年，胆囊切除手术史 20 余年，无其他手术史；无药物、食物、皮肤过敏史；无烟酒史；无家族疾病史；疼痛严重时偶尔吃止痛药。曾在当地中医院进行针灸治疗，效果欠佳。1 个月前外出买菜时，不慎跌倒 1 次，手部擦伤，现已愈合。

护理评估：T 36.6 ℃，P 87 次/分，R 16 次/分，BP 138/85 mmHg。患者双下肢肌力、感觉均正常，皮肤无破损。右膝Ⅰ度肿胀，内翻畸形，内、外侧关节间隙压痛(+)，右膝关节活动受限，末梢血运好，主动屈曲活动度为 60°，伸膝为 10°，步态不稳。饮食、睡眠、二便可。患者承担家中做饭、照顾小孩的职责，希望尽快治疗，担心手术效果。护理评分：NRS 评分 2 分，Braden 评分 23 分，跌倒风险评估高风险(步态不稳)，Caprini 评分 3 分，Barthel 评分 100 分。

三、治疗、护理及预后

入院后完善相关检查，择期在全麻下行右全膝关节置换术。术毕返房，予心电监护，吸氧 3 L/min，右手留置针在位通畅，林格氏液 500 mL 补液治疗中。双下肢肌力正常，膝关节肿胀明显，伤口敷料少量渗血，伤口引流管引流出血性液体 20 mL。

术后第 2 天，拔除引流管，复查双下肢彩超，结果示右下肢腓静脉血栓形成。汇报医生，立即调整患者体位，抬高患肢，指导制动，禁忌按摩、热敷；遵医嘱皮下注射抗凝剂(依诺肝素钠注射液 4 000 单位 QD)，做好药物使用和血栓相关知识的健康宣教。

术后第 3 天，使用助行器下床活动后，突发呼吸困难、胸痛、大汗淋漓，考虑发生了急性肺栓塞，立即协助患者卧床，床头抬高 30°，予心电监护，6～8 L/min 吸氧。患者血氧饱和度 89%，遵医嘱检查血气分析和血凝常规(口述)。开通第 2 条静脉通路。生命体征平稳后护送患者外出行 CT 血管造影检查和双下肢彩超检查(口述)，结果示双侧多支肺动脉血栓栓塞、右股静脉血栓形成。遵医嘱进行尿激酶、链激酶溶栓治疗(口述)，复查双下肢彩超和血凝常规等。告知患者和家属准确记录 24 小时尿量。患者担心病情变化，影响康复进程。

术后第 2 天，拔除伤口引流管，NRS 评分 1 分。双下肢彩超检查示双下肢血流通畅；测量膝关节活动角度为 30°，遵医嘱使用 CPM 机进行功能锻炼，做好健康宣教。

术后第 6 天，恢复良好，拟当日出院。医嘱予出院带药：利伐沙班 10 mg QD 口服。住院期间，护士已指导踝泵运动、股四头肌功能锻炼、膝关节屈伸练习及助行器使用。患者年纪较大，未完全掌握出院后伤口、饮食、利伐沙班(出院带药)、膝关节屈伸练习、助行器使用、复诊等注意事项，需护士再次宣教。

【知识链接】

▲膝骨关节炎的诊断标准

参照美国风湿病学会和欧洲抗风湿联盟制定的标准，膝骨关节炎的诊断标准如下。

膝骨关节炎的诊断标准

序号	症状或体征
1	近1个月内反复膝关节疼痛
2	年龄≥50岁
3	晨僵时间≤30分钟
4	活动时有骨摩擦音(感)
5	X线片(站立位或负重位)示关节间隙变窄、软骨下骨硬化和(或)囊性变、关节缘骨赘形成
满足诊断标准1和2、3、4、5中的任意2条可诊断为膝骨关节炎	

▲膝骨关节炎推荐的辅具类型

依据《中国膝骨关节炎康复治疗指南(2023版)》,建议根据患者偏好及评定结果,按需对膝骨关节炎患者佩戴康复辅具,具体推荐意见如下。①建议内侧间室力线不稳或压力增大的膝骨关节炎患者可根据偏好及评定结果定制矫形鞋垫,在物理及作业治疗师指导下科学佩戴与使用,不建议膝骨关节炎患者使用矫形鞋;②建议有膝内、外翻畸形、髌骨或胫骨力线及结构紊乱的膝骨关节炎患者根据偏好及评定结果定制膝关节矫形器,在物理及作业治疗师指导下科学佩戴与使用,以改善因生物力学原因所导致的疼痛、功能活动受限;③推荐膝骨关节炎症状影响行走、关节稳定性或疼痛程度较重的患者在物理及作业治疗师指导下科学使用助行器,助行器建议以单侧为主(同对侧均可),摆放位置应与侧身保持一定距离。

第五节 骨盆骨折护理

【概述】

骨盆是一个完整的闭合骨环,由两侧髋骨及骶骨形成,前方由耻骨联合相连接,后方由髂骨与骶骨的关节面形成骶髂关节,是连接躯干和下肢的重要结构,站和坐时都要承受负荷。

骨盆骨折(fracture of pelvis)是指骨盆壁的一处或多处连接性中断,是一种严重外伤,多由直接暴力挤压骨盆所致,占全身骨折的1%~3%,常发生于高能量损伤,发生率在躯干骨折中仅次于脊柱损伤。时常发生血流动力学不稳定,伴发内脏、泌尿系统和神经系统损伤,病死率和伤残率比较高。

本节主要考查考生病史采集、护理评估、护理诊断与评分、抗血栓袜的使用、术后并发症失血性休克的识别与应急处理及健康指导等内容。

【培训目标】

知识:掌握骨盆骨折的病史采集、专科评估、病情观察要点及健康教育知识。

技能:掌握骨盆骨折的体格检查方法、抗血栓袜使用方法、并发症深静脉血栓的识别及失血性休克的应急处理。

态度:全程语言流畅,保持对患者的尊重、同情和关爱,展现良好的个人形象及辩证性思维能力。

考站一　健康评估站

【考生指引】

▲ 考核情境

王先生，男性，57 岁，因“车祸致髋部疼痛，活动受限 1 小时”，由家人陪同送至医院，急诊平车入院，骨盆带固定良好。入院后予心电监护，T 36.9 ℃，P 92 次/分，R 17 次/分，BP 145/80 mmHg。患者痛苦面容，腹部稍有隆起，主诉腹部隐痛，尤以下腹和会阴区明显。X 片示：耻骨联合分离，左坐骨支骨折，骶骨骨折。

▲ 考生任务

1. 请采集该患者的现病史、既往史、家族史、用药史、过敏史、个人生活史、一般资料，并提出至少 3 个主要护理诊断。

2. 请进行专科体检及护理评分，包括疼痛评估（NRS 评分）、静脉血栓栓塞症风险评估（Caprini 评分）、压力性损伤风险评估（Braden 评分）、日常生活能力评估（Barthel 评分）、跌倒风险评估。

▲ 考核时间

8～10 分钟（读题 1 分钟，用物准备 1 分钟，考核 6～8 分钟）。

【考官指引】

▲ 考核目的

1. 考查考生正确采集病史、提出护理诊断的能力。

2. 考查考生正确进行专科评估、护理评分的能力。

▲ 场景与用物设置

1. 场景：病床 1 张，模拟患者 1 位，考官 2 位。

2. 用物：治疗车 1 辆，疼痛评分尺 1 把，卷尺 1 个，日常护理评估工具手册 1 本，速干手消毒液 1 瓶，考生指引 1 份，模拟患者指引 1 份，考官指引 2 份，笔 2 支，白纸数张。

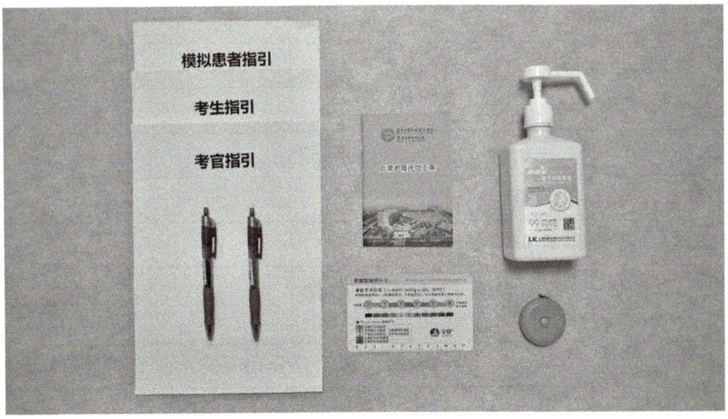

▲监考与评分注意事项

1. 请根据考核内容评分指引评分。

2. 评分项目完全做到得 2 分,部分做到或经由模拟患者提醒做到得 1 分,均未做到不得分。

3. 考核时间结束,立即停止考核,进入下一站点。

【考核内容评分指引一】

健康评估评分指引			
评分项目	完全做到 2 分	部分做到 1 分	未做到 0 分
现病史			
1. 自我介绍(姓名与职责),向患者解释沟通目的			
2. 核对患者身份(2 种及以上方式)			
3. 评估患者受伤的时间、经过和暴力大小			
4. 评估髋部疼痛具体部位及范围、疼痛的性质与程度,并进行疼痛评分			
5. 评估会阴部局部情况			
6. 评估疼痛发生时的伴随症状			
7. 评估有无使疼痛加重或缓解的因素			
8. 评估本次发病的诊治经过(询问影像资料、实验室检查结果)			
9. 评估患者有无开放性伤口			
10. 动态关注生命体征变化			
既往史、家族史、用药史、过敏史、个人生活史、一般资料			
11. 评估既往史			
12. 评估家族史			
13. 评估用药史			
14. 评估过敏史			
15. 评估手术及外伤史			
16. 评估个人生活史:烟酒嗜好、饮食、睡眠、二便(受伤后是否排尿)			
17. 评估一般资料:BMI、付费方式、社会支持等			
18. 评估心理状态			
护理诊断/问题			
19. 急性疼痛:与骨盆骨折有关(依据:痛苦面容)			
20. 躯体活动障碍:与骨盆骨折、疼痛有关			
21. 潜在并发症:失血性休克、腹膜后血肿、深静脉血栓形成			
百分比分数计算评分	得分÷42(本站总分)×100×30%(本站权重)=本站得分		

【考核内容评分指引二】

健康评估评分指引			
评分项目	完全做到 2 分	部分做到 1 分	未做到 0 分
专科评估			
1. 自我介绍(姓名与职责),向患者解释沟通目的			
2. 核对患者身份(2 种及以上方式)			
3. 监测患者生命体征			
4. 评估患者全身及会阴部皮肤情况,排除有无其他合并伤			
5. 评估患者有无腹部隆起,伤后有无排尿			
6. 评估双下肢感觉,评估有无神经损伤			
7. 评估双下肢活动			
8. 测量双下肢长度是否等长			
护理评估			
9. NRS 评分准确			
10. Braden 评分准确			
11. 跌倒风险评估准确			
12. Caprini 评分准确			
13. Barthel 评分准确			
百分比分数计算评分	得分÷26(本站总分)×100×30%(本站权重)=本站得分		

注:根据模拟患者病情,NRS 评分 5 分,Braden 评分 15 分,跌倒风险临床判定不符合,Morse 评分 15 分,Caprini 评分 6 分,Barthel 评分 50 分。

考站二　临床问题处理站

【考生指引】

▲ 考核情境

王先生,男性,57 岁,因"车祸致髋部疼痛,活动受限 1 小时",由家人陪同送至医院,急诊平车入院。T 36.9 ℃,P 92 次/分,R 17 次/分,BP 125/80 mmHg。患者痛苦面容,腹部稍有隆起,主诉腹部隐痛,尤以下腹和会阴区明显(阴囊轻度水肿)。X 片示:耻骨联合分离,左坐骨支骨折,骶骨骨折。入院后予骨盆带固定及补液抗感染、抗凝等治疗。

▲ 考生任务

1. 作为患者入院接诊护士,请安置患者。
2. 入院 6 小时后,患者主诉腹部疼痛加剧,面色苍白、出冷汗、脉搏细速,BP

85/50 mmHg，HR 110 次/分，R 28 次/分，查体腹胀，腹肌紧张。入院后予保留导尿管，尿袋引流出淡血性尿液 150 mL。患者可能发生何种并发症？请作出相应处理。

▲考核时间

8～10 分钟(读题 1 分钟，用物准备 1 分钟，考核 6～8 分钟)。

【考官指引】

▲考核目的

1. 考核考生接诊骨盆骨折患者的能力。

2. 考核考生对骨盆骨折并发症——失血性休克的应急处理能力。

▲场景与用物设置

1. 场景：病床 1 张，模拟患者 1 位，考官 2 位。

2. 用物：治疗车 1 辆，听诊器 1 个，疼痛评分尺 1 把，卷尺 1 个，心电监护仪 1 台，吸氧装置 1 套，乳酸钠林格注射液 500 mL，一次性使用输液器 1 个，输液治疗盘 1 个，采血管 3 个，软毛巾 1 条，速干手消毒液 1 瓶，考生指引 1 份，模拟患者指引 1 份，考官指引 2 份，笔 2 支，白纸数张。

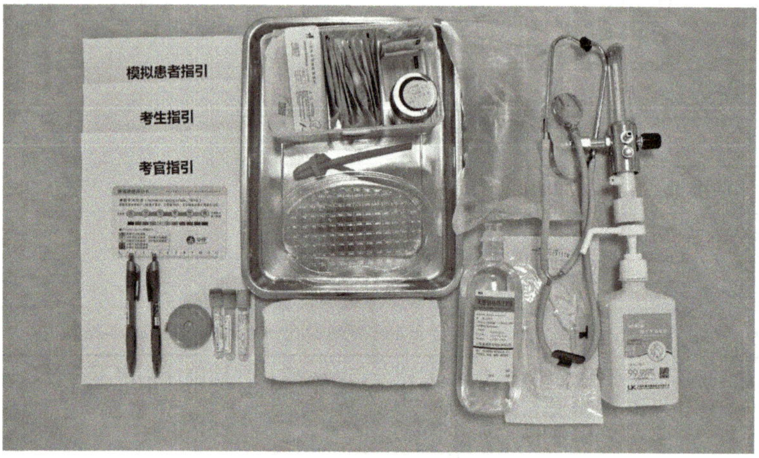

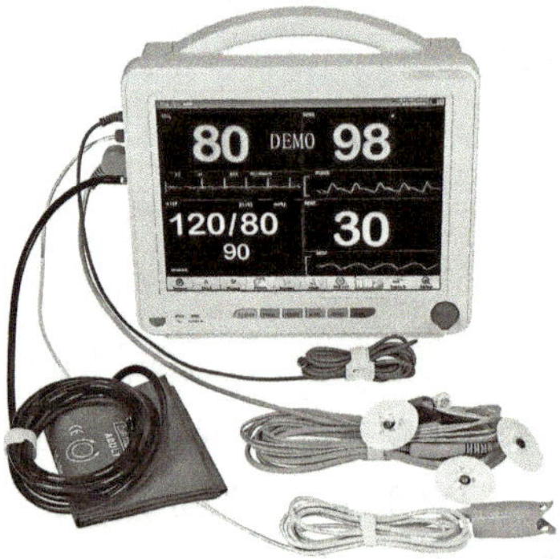

▲监考与评分注意事项

1. 请根据考核内容评分指引评分。

2. 评分项目完全做到得 2 分，部分做到或经由模拟患者提醒做到得 1 分，均未做到不得分。

3. 考核时间结束，立即停止考核，进入下一站点。

【考核内容评分指引一】

临床问题处理评分指引			
评分项目	完全做到 2 分	部分做到 1 分	未做到 0 分
病情评估及处理			
1. 核对患者身份(2 种及以上方式)			
2. 立即予心电监护,调节报警值			
3. 氧气 3 L/min 吸入			
4. 评估患者腹痛部位、程度、肠鸣音和腹膜刺激征,询问患者有无腹胀			
5. 测量腹围(判断是否合并腹膜后血肿)			
6. 询问伤后是否排尿			
7. 协助医师行保留导尿术,观察尿液色、质、量,观察有无合并尿道损伤			
8. 阴囊予软毛巾托起			
9. 协助低坡卧位翻身,查看全身皮肤状况			
10. 调整骨盆带,妥善固定(宽度上至髂骨翼,下达股骨粗隆,松紧以伸入 1 指为宜)			
健康指导			
11. 饮食饮水:指导进食优质蛋白、高维生素、高钙、高铁、粗纤维食物,鼓励多饮水			
12. 活动:指导踝泵运动、股四头肌功能锻炼,预防深静脉血栓			
13. 给予心理支持,安慰患者			
百分比分数计算评分	得分÷26(本站总分)×100×40%(本站权重)=本站得分		

【考核内容评分指引二】

临床问题处理评分指引			
评分项目	完全做到 2 分	部分做到 1 分	未做到 0 分
病情判断			
1. 患者可能发生了失血性休克(腹膜后血肿破裂出血导致)			
失血性休克的急救处理			
2. 复测生命体征			
3. 加快补液滴速;建立第 2 条静脉通道			
4. 评估患者腹部疼痛程度			
5. 进行腹部体征检查(腹部触诊+听诊);行床旁 B 超查看腹膜后血肿情况(口述)			
6. 观察患者意识状态、面唇颜色、皮肤肢端温度			

(续表)

7. 调整体位:头和躯干抬高 20°～30°,下肢抬高 15°～20°			
8. 遵医嘱采集相关实验室检查项目,如备血、血常规、血凝常规等			
9. 联系血库,准备充足血量			
10. 准确记录尿量,关注尿液色、质、量			
11. 积极做好手术止血的术前准备工作			
12. 减少搬动,避免加重出血			
13. 做好护理记录			
14. 给予患者心理安慰			
百分比分数计算评分	得分÷28(本站总分)×100×40%(本站权重)=本站得分		

考站三 复训护理站

【考生指引】

▲考核情境

王先生,男性,57 岁,因"车祸致髋部疼痛,活动受限 1 小时",由家人陪同送至医院,急诊平车入院。X 片示:耻骨联合分离,左坐骨支骨折,骶骨骨折。入院第 1 天,患者发生腹膜后血肿破裂出血,给予抗休克保守治疗,病情稳定后,完善术前检查,患者在全麻下行骨盆骨折切开复位内固定术,术毕安返病房。术后给予抗炎、抗凝、止痛等对症处理。

▲考生任务

1. 术后第 1 天,为预防深静脉血栓,请遵医嘱为患者正确穿戴抗血栓袜。
2. 术后第 10 天,患者病情平稳,拟当日出院,请对患者进行健康指导及出院宣教。

▲考核时间

8～10 分钟(读题 1 分钟,用物准备 1 分钟,考核 6～8 分钟)。

【考官指引】

▲考核目的

1. 考核考生正确穿戴抗血栓袜的能力。
2. 考核考生正确进行骨盆骨折术后健康指导的能力。

▲场景与用物设置

1. 场景:病床 1 张,模拟患者 1 位,考官 2 位。

2. 用物:治疗车 1 辆,抗血栓袜 1 双,疼痛评估尺 1 把,卷尺 1 个,出院宣教单 1 份,速干手消毒液 1 瓶,考生指引 1 份,模拟患者指引 1 份,考官指引 2 份,笔 2 支,白纸数张。

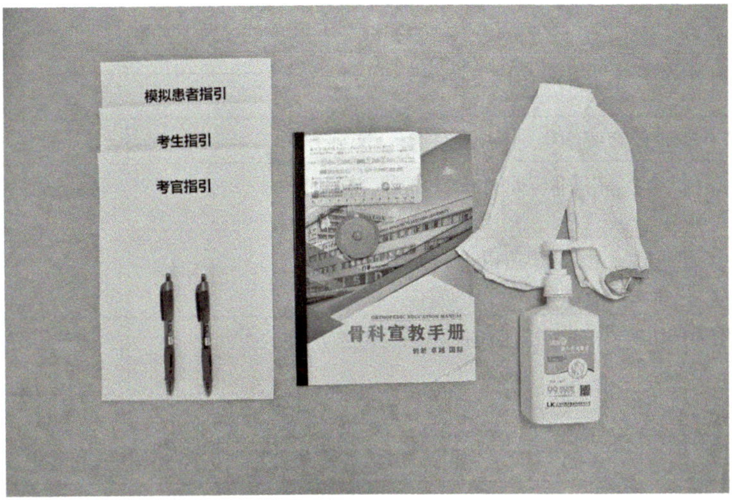

▲监考与评分注意事项

1. 请根据考核内容评分指引评分。

2. 评分项目完全做到得 2 分，部分做到或经由模拟患者提醒做到得 1 分，均未做到不得分。

3. 考核时间结束，立即停止考核，进入下一站点。

【考核内容评分指引一】

复训护理评分指引			
评分项目	完全做到 2 分	部分做到 1 分	未做到 0 分
正确穿戴抗血栓袜的方法及注意事项			
1. 核对医嘱，查看彩超结果，洗手，准备用物			
2. 核对患者身份(2 种及以上方式)			
3. 解释操作目的，取得患者配合			
4. 评估：意识状态、合作程度；腿部皮肤情况；双下肢肿胀、末梢血运等情况			
5. 测量腘窝至足后跟距离、小腿周长，选择合适型号的抗血栓压力袜并检查有无破损，弹性是否良好			
6. 携用物至床边，再次核对患者身份			
7. 协助患者平卧，脱掉或卷起裤腿，再次检查腿部及足部情况			
8. 将袜子外翻至足跟部，两手拇指撑开袜子，穿至足跟部位，并做调整			
9. 向上翻转袜筒，拇指在内、四指朝外撑开袜筒，逐步以“Z”字形向上提拉			
10. 穿着后用手抚平，检查袜身的平整性和完整性，确保位置正确			
11. 安置舒适体位			

(续表)

12. 洗手,记录			
健康教育			
13. 穿脱时注意不要让首饰或指甲刮伤抗血栓袜			
14. 指导患者穿着抗血栓袜期间,如有皮肤红肿、痛、皮疹、破溃,及时告知医护人员			
15. 穿戴过程中不要过度上拉至膝盖以上,踝部、膝部等部分有褶皱时及时抚平			
16. 每 2～3 天用 40～60 ℃水清洗,避免使用碱性皂液清洗,避免暴晒,于室内晾干			
17. 告知患者如正确维护,抗血栓袜可使用 2～3 个月			
百分比分数计算评分	得分÷34(本站总分)×100×30%(本站权重)=本站得分		

【考核内容评分指引二】

复训护理评分指引			
评分项目	完全做到 2 分	部分做到 1 分	未做到 0 分
健康教育前评估			
1. 评估患者健康教育内容需求			
2. 评估患者对伤口护理的掌握			
3. 评估患者对术后康复锻炼的掌握情况			
4. 评估患者及家属对使用抗血栓袜的掌握情况			
5. 评估患者对出院后生活方式的了解情况			
6. 评估患者对复诊知识的掌握情况			
出院指导			
7. 指导患者出院后继续加强踝泵运动、股四头肌功能锻炼			
8. 加强上肢功能锻炼			
9. 保持伤口清洁干燥,每 2～3 天换药;如有渗血、渗液,及时更换;若伤口愈合良好,术后 14 天拆线			
10. 告知患者注意观察伤口有无红、肿、热、痛等感染迹象,如有异常及时就诊			
11. 预防肺部感染,指导患者深呼吸和有效咳嗽排痰的方法			
12. 告知患者预防压力性损伤的重要性,定时改变体位,低坡位翻身			
生活方式指导			
13. 指导患者合理饮食,摄入优质蛋白、高维生素、高钙、低盐、低脂食物,多饮水,保持大便通畅			
复诊指导			

（续表）

14. 说明定期医院复诊的重要性，指导患者出院后1、3、6个月门诊复查			
15. 保持积极心态，配合康复治疗			
评估健康教育的效果			
16. 评估患者对健康指导的掌握效果（如复述）			
百分比分数计算评分	得分÷32（本站总分）×100×30%（本站权重）＝本站得分		

【模拟患者指引】

一、基本信息

王先生，57岁，身高175 cm，体重75 kg，BMI 24.49 kg/m^2，已婚，高中学历。城镇居民医保，与老伴同住。家庭和睦，经济支持良好，家中配偶及子女对其关心。

二、病史详情

现病史：患者1小时前发生车祸，导致左髋部疼痛剧烈，不能站立及行走。患者神志清，由家人陪同，急诊平车入院，骨盆带固定。现痛苦面容，腹部稍有隆起，主诉腹部隐痛，尤以下腹和会阴区明显，诊断“骨盆骨折”收治入院。

既往史：糖尿病病史5年，自服二甲双胍500 mg BID，血糖控制良好，否认冠心病、高血压病史。否认肝炎、肺结核、血友病等病史。否认外伤史、手术史、家族史及输血史。否认药物及食物过敏史。平时吸烟1包/天，否认饮酒史。

护理评估：患者骨盆外观正常，双下肢等长，无明显旋转及翻转，左侧耻骨支、骶髂关节区压痛，均触及骨擦感，轴线翻身活动受限。患者全身皮肤完整，左髋部肿胀，会阴部瘀斑，阴囊水肿。双下肢末梢血运良好，感觉正常。X线、骨盆CT＋三维重建结果示：耻骨联合分离，左坐骨支骨折，骶骨骨折。MRI示：骨盆软组织损伤。腹部彩超结果示：膀胱完好，尿道部分断裂。膀胱膨隆，小便未解。患者NRS评分5分，主诉因疼痛减少进食量，Braden评分15分，跌倒风险临床判定不符合，Morse评分15分，Caprini评分6分，Barthel评分50分。

三、治疗、护理及预后

患者入院后立即予心电监护、氧气3 L/min吸入。床位护士协助患者卧床休息，查看全身皮肤情况，调整骨盆带。患者腹部膨隆，主诉隐痛，NRS评分5分，伤后未排尿。轻度腹胀，无肛门排气，腹膜刺激征阴性，1天未排便。协助医生予保留导尿管，引流出淡血性尿液150 mL。阴囊轻度水肿。患者佩戴的骨盆带移位，护士予以整理。患者对预后担忧，寻求专业指导。

6小时后，患者突然诉腹部疼痛，NRS评分6分，查体腹胀，腹肌紧张，腹膜刺激征阳性。患者神志清，面色和口唇苍白、出冷汗、脉搏细速，BP 85/50 mmHg，HR 110次/分，R 28次/分。汇报医生，考虑发生了失血性休克（腹膜后血肿破裂出血导致）。立即调整体位：头和躯干抬高20°～30°，下肢抬高15°～20°，遵医嘱采集备血、血常规、血凝常规，联系血库，积极做好手术止血的术前准备工作。

患者3天后在全麻下行骨盆骨折切开复位内固定术，予吸氧、心电监护。伤口引流管1根，在位通畅，伤口敷料清洁干燥，会阴部青紫和瘀斑，阴囊水肿，予软毛巾抬高。为预防深静脉血栓,遵医嘱予穿戴抗血栓袜(双下肢动静脉彩超结果示血流通畅)。患者NRS评分2分,双下肢皮肤完整。

术后第10天,患者病情平稳,医嘱予出院。患者平素抽烟,护士予呼吸功能指导,预防肺部感染。患者卧床时间较长,护士予预防压力性损伤指导。护士从术后康复锻炼、抗血栓袜穿戴、出院后生活方式、复诊知识等方面进行出院宣教。

【知识链接】

▲老年脆性骨盆骨折评估与治疗流程

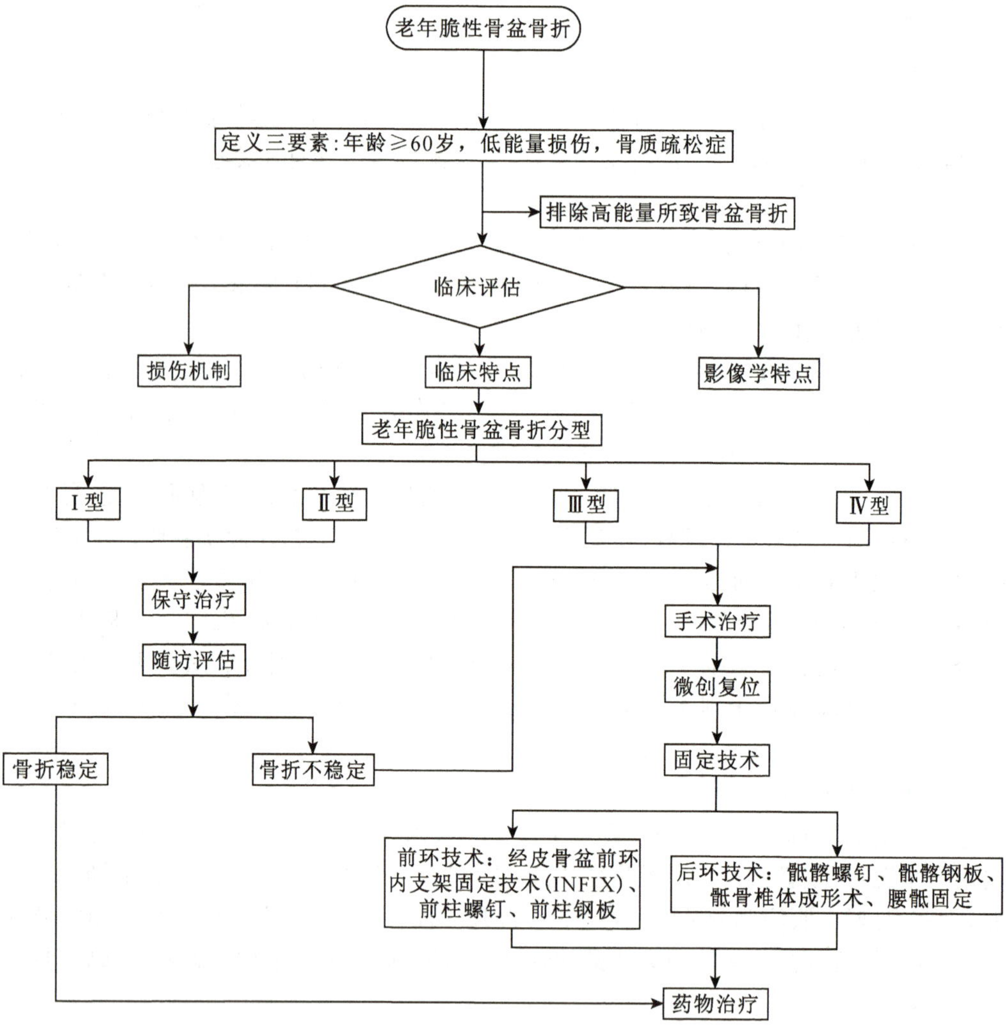

老年脆性骨盆骨折评估与治疗流程图

第六节 股骨干骨折护理

【概述】

股骨干骨折(femoral shaft fracture，FSF)是指发生在股骨小转子下 2～5 cm 至股骨髁上 5 cm 处的骨折，多由交通伤、工伤、摔伤等意外导致。股骨干骨折多见于儿童和青壮年，男性多于女性。按骨折形态，其可分为横形、斜形、螺旋形、粉碎性等类型。股骨干骨折不仅引发剧烈疼痛、肢体肿胀、畸形，还可能导致出血性休克，损伤周围神经血管。主要治疗手段包括非手术的牵引治疗、手术的内固定或外固定治疗。多数患者经及时、规范治疗后预后良好，部分复杂骨折患者可能遗留肢体短缩、关节功能障碍等问题。本节主要考查病史采集、专科评估、护理诊断与评分、骨牵引护理、术后并发症的识别与处理、功能锻炼、足底加压泵的使用及健康指导等内容。

【培训目标】

知识：掌握股骨干骨折的病史采集、专科评估、常见并发症及健康教育。

技能：掌握股骨干骨折的专科体检、骨牵引护理、脂肪栓塞的处理、足底加压泵的使用。

态度：全程语言流畅，保持对患者的尊重、同情和关爱，展现良好的个人形象及辩证性思维能力。

考站一 健康评估站

【考生指引】

▲ 考核情境

张先生，42 岁，外卖骑手，身高 175 cm，体重 80 kg，BMI 26.1 kg/m^2。因“车祸致左大腿疼痛伴活动受限 3 小时”急诊平车入院，诊断为“左股骨干骨折”。入科后测得 T 37.3 ℃，P 108 次/分，R 20 次/分，BP 105/68 mmHg。患者疼痛难忍，遵医嘱予塞来昔布胶囊 200 mg 口服，疼痛缓解不明显。

▲ 考生任务

1. 请采集患者的现病史、既往史、家族史、用药史、过敏史、个人生活史、一般资料，并提出至少 3 个主要护理诊断。

2. 请进行专科体检和护理评分，包括疼痛评估(NRS 评分)、静脉血栓栓塞症风险评估(Caprini 评分)、压力性损伤风险评估(Braden 评分)、跌倒风险评估、日常生活能力评估(Barthel 评分)。

▲ 考核时间

8～10 分钟(读题 1 分钟，用物准备 1 分钟，考核 6 分钟)。

【考官指引】

▲考核目的

1. 考查考生正确采集病史、提出护理诊断的能力。

2. 考查考生正确进行专科评估、护理评分的能力。

▲场景与用物设置

1. 场景:病床 1 张,模拟患者 1 位,考官 2 位。

2. 用物:治疗车 1 辆,卷尺 1 把,疼痛评分尺 1 把,日常护理评估工具手册 1 本,速干手消毒液 1 瓶,考生指引 1 份,模拟患者指引 1 份,考官指引 2 份,笔 2 支,白纸数张。

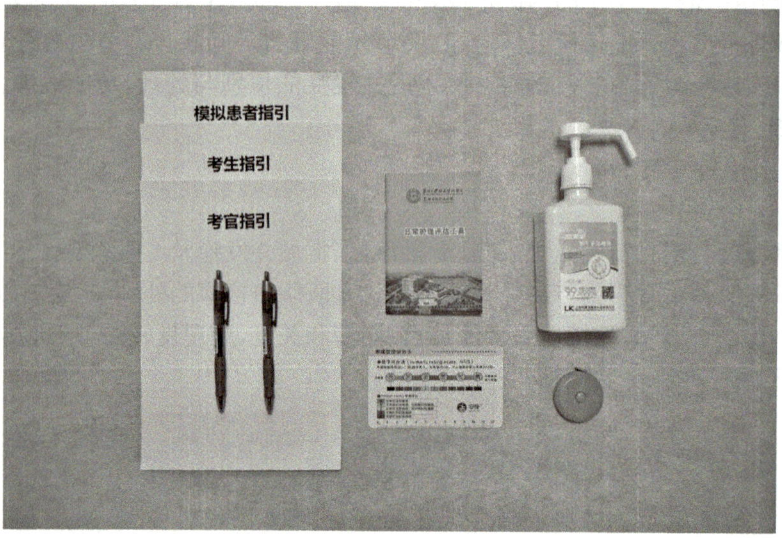

▲监考与评分注意事项

1. 请根据考核内容评分指引评分。

2. 评分项目完全做到得 2 分,部分做到或经由模拟患者提醒做到得 1 分,均未做到不得分。

3. 考核时间结束,立即停止考核,进入下一站点。

【考核内容评分指引一】

健康评估评分指引			
评分项目	完全做到 2 分	部分做到 1 分	未做到 0 分
现病史			
1. 自我介绍(姓名与职责),向患者解释沟通目的			
2. 核对患者身份(2 种及以上方式)			
3. 询问患者受伤时间、地点、原因与经过			
4. 评估受伤部位,有无其他合并伤			
5. 评估有无开放性伤口			
6. 评估治疗经过、治疗效果			

（续表）

既往史、家族史、用药史、过敏史、个人生活史、一般资料			
7. 评估既往史			
8. 评估家族史			
9. 评估用药史			
10. 评估过敏史			
11. 评估手术史、外伤史			
12. 评估个人生活史：烟酒嗜好、饮食、睡眠、二便			
13. 评估一般资料：BMI、付费方式、社会支持等			
14. 评估心理状态			
护理诊断/问题			
15. 疼痛：与骨折创伤有关（依据：患者疼痛难忍，遵医嘱予塞来昔布胶囊 200 mg 口服，疼痛缓解不明显）			
16. 焦虑：与担心疾病预后有关（依据：家中主要劳动力，经济状况欠佳，担心预后）			
17. 躯体移动障碍：与骨折、绝对卧床有关			
百分比分数计算评分	得分÷34（本站总分）×100×30%（本站权重）=本站得分		

【考核内容评分指引二】

健康评估评分指引			
评分项目	完全做到 2 分	部分做到 1 分	未做到 0 分
专科体检			
1. 自我介绍（姓名与职责），向患者解释沟通目的			
2. 核对患者身份（2 种及以上方式）			
3. 评估双下肢肌力，测量双下肢长度			
4. 评估双下肢有无短缩畸形			
5. 评估患肢肿胀程度，以及皮肤有无瘀斑、破损			
6. 评估双下肢末梢血运			
护理评分			
7. NRS 评分准确			
8. Braden 评分准确			
9. 跌倒风险评估准确			
10. Caprini 评分准确			
11. Barthel 评分准确			
百分比分数计算评分	得分÷22（本站总分）×100×30%（本站权重）=本站得分		

注：根据模拟患者病情，NRS 评分 4 分，Braden 评分 15 分，跌倒风险评估高风险，Caprini 评分 7 分，Barthel 评分 50 分。

考站二 临床问题处理站

【考生指引】

▲考核情境

张先生,42岁,身高175 cm,体重80 kg,BMI 26.1 kg/m²,因"车祸致左大腿疼痛伴活动受限3小时"来院就诊,拟诊"左股骨干骨折"收治入院。入科后遵医嘱予心电监护,氧气吸入3 L/min,开放静脉通路,予林格氏液500 mL静脉输液治疗。小便不能自解,予保留导尿管,固定妥善。

▲考生任务

1. 入科后,患肢予胫骨结节牵引。作为责任护士,请对患者进行骨牵引护理和注意事项指导。

2. 入科24小时后,患者烦躁不安,呼吸困难,心电监护示:BP 80/60 mmHg,HR 120次/分,SpO_2 92%。胸部X线显示肺纹理异常增多增粗,呈现"暴雪样"改变。作为责任护士,请判断患者可能出现了什么病情变化并作出相应处理。

▲考核时间

8~10分钟(读题1分钟,用物准备1分钟,考核6分钟)。

【考官指引】

▲考核目的

1. 考查考生对骨牵引护理的掌握程度。

2. 考查考生对股骨干骨折并发脂肪栓塞综合征的判断和应急处理能力。

▲场景与用物设置

1. 场景:病床1张,模拟患者1位,考官2位。

2. 用物:治疗车1辆,输液治疗盘1个,疼痛评分尺1个,牵引纱布1包,一次性使用输液器1个,0.9%氯化钠注射液250 mL 1袋,20 mL针筒1个,尿常规标本采集管1个,血气分析针1个,采血管2个,速干手消毒液1瓶,考生指引1份,模拟患者指引1份,考官指引2份,笔2支,白纸数张。

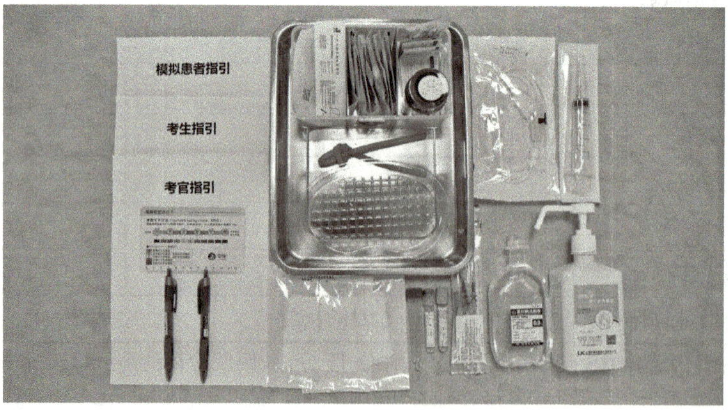

▲监考与评分注意事项

1. 请根据考核内容评分指引评分。

2. 评分项目完全做到得 2 分，部分做到或经由模拟患者提醒做到得 1 分，均未做到不得分。

3. 考核时间结束，立即停止考核，进入下一站点。

【考核内容评分指引一】

临床问题处理评分指引			
评分项目	完全做到 2 分	部分做到 1 分	未做到 0 分
皮肤护理			
1. 携用物至床边，向患者解释操作目的			
2. 核对患者身份(2 种及以上方式)			
3. 洗手，消毒牵引针孔，无菌敷料覆盖，保持牵引针孔干燥			
保持有效牵引的护理			
4. 检查牵引重锤，牵引重量不可随意增减，必要时可根据医嘱调整			
5. 检查牵引绳，保持垂直悬空，不可放置棉被、衣服等物品，以避免分散牵引重量			
6. 检查牵引架，保持牵引架固定，防止移动			
7. 检查患者体位，牵引绳及滑轮与肢体长轴成一直线			
8. 保持患肢功能位，可放置软枕，使足跟悬空防止受压			
9. 床尾抬高 15～30 cm，保持有效反牵引力			
10. 避免过度牵引：测量双下肢肢体长度，健侧与牵引侧肢体对比			
健康宣教			
11. 患者家属不可随意调节牵引弓、牵引绳、牵引重锤等物品，如有需要请告知护士协助			
12. 牵引后若肢体出现麻木、指(趾)端颜色苍白或发紫、感觉迟钝、不能运动等血运障碍时应告诉医护人员			
13. 正确且适度活动：①可在床上做力所能及的运动，如上肢运动、健侧下肢运动，练习抬臀运动；②患肢主要行股四头肌功能锻炼、踝泵运动及足趾活动，循序渐进，量力而行，以不感到疲劳为度			
14. 定期复查 X 线了解骨折对位情况，及时调整牵引重量			
百分比分数计算评分	得分÷28(本站总分)×100×40%(本站权重)=本站得分		

【考核内容评分指引二】

临床问题处理评分指引			
评分项目	完全做到 2 分	部分做到 1 分	未做到 0 分
判断病情变化			
1. 考虑患者可能发生了脂肪栓塞			
脂肪栓塞的处理			
2. 立即汇报医生			
3. 核对患者身份(2 种及以上方式)			
4. 调节氧流量 6～8 L/min 吸入			
5. 心电监护复测生命体征(包括体温),尤其是血压和血氧饱和度			
6. 迅速建立第 2 条静脉通路			
7. 遵医嘱留取尿常规			
8. 遵医嘱检查血气分析、血凝常规、血常规等			
9. 关注患者意识和安全,必要时使用约束带保护			
10. 观察患者有无呼吸困难,必要时协助气管插管、呼吸机辅助通气			
11. 关注患者的疼痛程度,做好疼痛管理			
12. 尽量减少搬动			
13. 洗手,做好记录			
百分比分数计算评分	得分÷26(本站总分)×100×40%(本站权重)=本站得分		

考站三 复训护理站

【考生指引】

▲考核情境

张先生,42 岁,外卖骑手,BMI 26.1 kg/m^2,因车祸致“左股骨干骨折”收治入院,予左侧胫骨结节牵引,完善相关检查,择期在全麻下行左股骨干骨折切开复位髓内针内固定术。术后生命体征平稳,伤口敷料干燥,伤口引流管固定妥善,在位通畅,予消炎、消肿、抗凝、止痛等治疗。

▲考生任务

1. 术后第 1 天,患肢肿胀明显,患者拒绝做任何活动。作为责任护士,请对患者进行功能锻炼和床上活动指导。

2. 术后第 3 天,拔除伤口引流管,复查双下肢彩超示双下肢血流通畅。作为责任护士,请遵医嘱进行足底加压泵 Q2H BID 治疗。

▲考核时间

8～10 分钟(读题 1 分钟,用物准备 1 分钟,考核 6 分钟)。

【考官指引】

▲考核目的

1. 考核考生正确进行股骨干骨折术后功能锻炼与健康指导的能力。

2. 考核考生正确使用足底加压泵的能力。

▲场景与用物设置

1. 场景:病床 1 张,模拟患者 1 位,考官 2 位。

2. 用物:治疗车 1 辆,疼痛评估尺 1 把,足底加压泵 1 个,健康宣教单 1 份,速干手消毒液 1 瓶,考生指引 1 份,模拟患者指引 1 份,考官指引 2 份,笔 2 支,白纸数张。

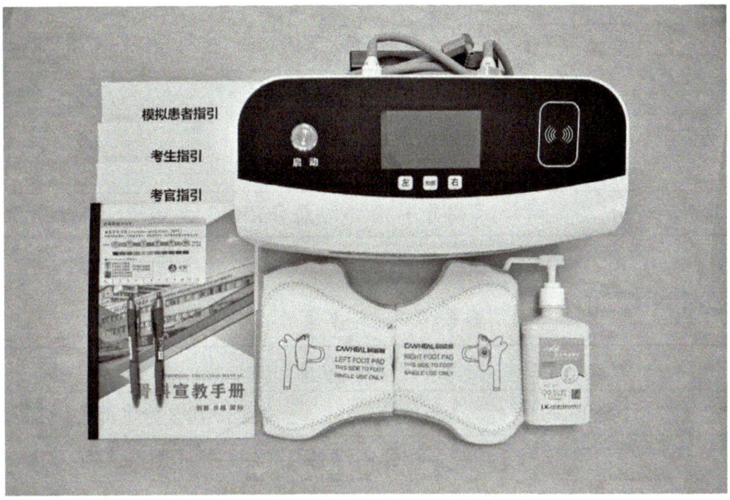

▲监考与评分注意事项

1. 请根据考核内容评分指引评分。

2. 评分项目完全做到得 2 分,部分做到或经由模拟患者提醒做到得 1 分,均未做到不得分。

3. 考核时间结束,立即停止考核,进入下一站点。

【考核内容评分指引一】

复训护理评分指引			
评分项目	完全做到 2 分	部分做到 1 分	未做到 0 分
评估拒绝活动的原因并针对性解决			
1. 核对患者身份(2 种方式)			
2. 评估患者拒绝功能锻炼和床上活动的原因:①害怕活动影响伤口;②害怕活动导致疼痛,影响预后			
3. 评估伤口敷料和患肢疼痛情况			
4. 针对性宣教,缓解患者思想误区与负担,鼓励配合功能锻炼			

（续表）

功能锻炼及床上活动指导			
5. 踝泵运动：①踝关节屈伸运动；②踝关节环绕运动，频率分别为每天 3～4 次，每次 20～30 组，可根据患者的活动耐受能力调整			
6. 股四头肌功能锻炼：绷腿锻炼，每天 3～4 次，每次 20～30 组，可根据患者的活动耐受能力调整			
7. 指导患者利用床上吊环和健侧下肢进行抬臀训练和变换体位			
8. 指导患者正确进行床上活动，鼓励其做力所能及的事情，增强术后康复的信心			
9. 关注患者心理状态，指导其主动参与术后康复，对其取得的进步给予鼓励			
10. 评估患者活动后的疼痛情况			
评价健康教育的效果			
11. 评估患者对功能锻炼及床上活动的掌握情况（患者复述、演示）			
百分比分数计算评分	得分÷22（本站总分）×100×30%（本站权重）＝本站得分		

【考核内容评分指引二】

复训护理评分指引			
评分项目	完全做到 2 分	部分做到 1 分	未做到 0 分
操作前准备			
1. 查看医嘱，查看患者双下肢彩超结果			
2. 核对患者身份（2 种及以上方式）			
3. 告知操作目的，评估患者病情及合作程度			
4. 评估双下肢皮肤、伤口及疼痛情况（NRS 评分）			
5. 选择适宜型号的足套			
6. 检查机器性能，检测加压泵的压力			
7. 评估周围环境及电源			
正确进行足底加压泵操作			
8. 将足底加压泵置于患者床尾，妥善固定			
9. 穿戴足套，松紧适宜，连接机器，打开电源，确认压力参数（使用压力宜 130 mmHg），查看气压效果			
10. 观察机器运转情况，观察患者锻炼过程中有无疼痛加重、伤口出血等			
11. 协助患者采取舒适体位			
12. 操作结束，再次评估患者的疼痛情况，伤口有无渗血、渗液			

（续表）

健康宣教			
13. 告知使用时间，Q2H BID，不可自行移除足套或随意调节装置，如有如厕或外出需求可联系护士暂时中断			
14. 不影响双下肢正常活动与翻身，注意保护连接管，避免扭曲、折叠或受压			
15. 若出现腿部疼痛、麻木、气促、呼吸困难等症状，应立即告知医护人员			
评估健康教育的效果			
16. 评估患者对健康指导的掌握效果（复述）			
百分比分数计算评分	得分÷32（本站总分）×100×30%（本站权重）＝本站得分		

【模拟患者指引】

一、基本信息

张先生，汉族，42 岁，身高 175 cm，体重 80 kg，BMI 26.1 kg/m^2，外卖骑手，城镇居民医保，已婚，为家中主要经济来源，育有一子，就读高中，整体经济状况欠佳。

二、病史详情

现病史：患者因“车祸致左大腿疼痛伴活动受限 3 小时”急诊平车入院，诊断为“左股骨干骨折”。患者疼痛难忍，痛苦面容，遵医嘱予塞来昔布胶囊 200 mg 口服，疼痛缓解不明显。

既往史：既往体健，饮食、睡眠、二便可。否认冠心病、糖尿病等其他慢性病史，否认药物、食物、皮肤过敏史，否认烟酒史，否认外伤、手术史，否认家族史。

护理评估：测 T 37.3 ℃，P 108 次/分，R 20 次/分，BP 105/68 mmHg。患肢肿胀畸形，压痛明显，左足背动脉搏动可及，左足各趾感觉、活动无明显减退。患者情绪低落，担心预后，担心经济问题。自诉非常害怕疼痛，不敢活动，希望尽快治疗，尽快恢复。护理评分：NRS 评分 4 分，Braden 评分 15 分，跌倒风险评估高风险（6 小时内使用过镇痛药物），Caprini 评分 7 分，高危（年龄、肥胖、下肢骨折），Barthel 评分 50 分。

三、治疗、护理及预后

入科后立即予心电监护，氧气吸入 3 L/min，予患肢胫骨结节牵引，足跟处垫软枕，护士进行骨牵引护理。患者第一次接触骨牵引治疗，想知道牵引后的注意事项。

入科 24 小时后，患者烦躁不安，呼吸困难，心电监护示：BP 80/60 mmHg，HR 120 次/分，SpO_2 92%。胸部 X 线显示肺纹理异常增多增粗，呈现“暴雪样”改变，考虑发生了脂肪栓塞，遵医嘱立刻开通 2 条静脉通路，予 0.9%氯化钠注射液 250 mL 静脉维持。急查血气分析、血凝常规、血常规，重点关注患者的意识、呼吸、疼痛和脉氧。

完善相关检查后，择期在全麻下行左股骨干骨折切开复位髓内针内固定术。术后生命体征平稳，伤口敷料干燥，留置负压引流管 1 根，固定妥善，在位通畅，予消炎、消肿、抗凝、止痛等治疗。

术后第 1 天，患者患肢肿胀明显，因害怕影响伤口愈合、害怕活动会导致疼痛等原因拒绝做任何功能锻炼和床上活动，依赖家属，护士进行指导和健康宣教。

术后第3天，予拔除引流管，复查双下肢彩超示双下肢血流通畅。遵医嘱予足底加压泵Q2H BID治疗并进行相关宣教。患者使用时无疼痛等不适主诉。

【知识链接】

▲股骨干骨折术后常见并发症

1. 不愈合和畸形愈合

不愈合：指骨折在12个月时仍未愈合，发生率为1%。治疗方法包括扩髓更换更大号的髓内钉，清理不愈合处形成的瘢痕组织，新鲜化骨折断端，并进行松质骨移植或置入其他促进骨愈合的刺激物。

畸形愈合：指骨折愈合后出现成角畸形，特别是在远端骨折类型中较为常见，报道有20%的成角畸形愈合。

2. 感染

感染性愈合很少见，但如果发生，通常需要取出内固定物并进行扩髓清创，可使用临时抗生素浸泡的骨水泥链珠等方法进行有效治疗。对于感染性不愈合，需评估固定的稳定性和获益，取出内固定物后可能需要进行骨移植。

3. 肌肉无力

股骨干骨折髓内钉固定前4个月，患者可能会出现髋关节和大腿无力，慢性的极度无力不常见。固定2年时，髋关节外展力量轻度无力也很常见。建议在护理期间进行积极的力量训练和功能监测。

4. 深静脉血栓

股骨干骨折患者有发生深静脉血栓的风险，发生率为40%。早期髓内钉固定有助于降低血栓的发生率。

5. 骨髓栓塞和急性呼吸窘迫综合征

髓腔内容物释放到血液内可能导致肺部功能障碍和毛细血管通透性增加，从而产生全身性结果。髓内钉固定对于肺功能有利有弊，稳定固定可以防止骨折处的移动和髓腔内容物持续进入血流，但每次的髓腔操作可能造成肺损伤。

第七节　骨肿瘤护理

【概述】

骨肿瘤(bone tumor)是指发生在骨内或起源于各种骨组织成分的肿瘤，以及由其他脏器恶性肿瘤转移到骨骼的肿瘤，包括良性、交界性和恶性骨肿瘤，患者局部出现不同程度的肿胀和疼痛，影响肢体功能，甚至导致病理性骨折。骨肿瘤分原发性和继发性两种，原发性骨肿瘤占全身肿瘤的2%～3%，以骨软骨瘤发病率最高，恶性骨肿瘤中骨肉瘤发病率最高。骨肿瘤的发生具有年龄和部位的特点，如骨肉瘤多见于儿童和青少年，骨巨细胞瘤常见于成人，而骨髓瘤多见于老年人。解剖部位对肿瘤的发生也有影响，骨肿瘤好发于长骨生长活跃的部位，即干骺端，如股骨远端、胫骨近端和肱骨近端。

本节主要考查考生病史采集、护理评估、护理诊断与评分、术后并发症(幻肢痛)的识别与处理、截肢术后体位护理及健康指导等内容。

【培训目标】

知识：掌握骨肿瘤的病史采集、临床表现、专科评估、病情观察要点及健康教育知识。

技能：掌握骨肿瘤的体格检查方法、截肢术后体位护理与拐杖使用方法，以及发生幻肢痛的处理方法。

态度：全程语言流畅，保持对患者的尊重、同情和关爱，展现良好的个人形象及辩证性思维能力。

考站一 健康评估站

【考生指引】

▲ 考核情境

王同学，男，16岁，初中生，身高178 cm，体重75 kg，因2个月前无明显诱因出现右膝关节疼痛、肿胀，逐渐加重，在外院行推拿、热敷等局部物理治疗未见明显好转，近期疼痛加重，肿胀明显，夜间不能入睡，家长搀扶入院就诊。入院后测生命体征：T 37.0 ℃，P 88次/分，R 18次/分，BP 120/75 mmHg。X线检查示：右胫骨近端骨质呈浸润性破坏，有溶骨现象，可见明显骨膜(Codman)三角。肺部X线未见明显阴影，肺部纹理清晰。心电图检查示：窦性心律，心电图正常。

▲ 考生任务

1. 请采集该患者的现病史、既往史、家族史、用药史、过敏史、个人生活史、一般资料，并提出至少3个主要护理诊断。

2. 请进行专科体检及护理评分，包括疼痛评估(NRS评分)、静脉血栓栓塞症风险评估(Caprini评分)、压力性损伤风险评估(Braden评分)、日常生活能力评估(Barthel评分)、跌倒风险评估。

▲ 考核时间

8～10分钟(读题1分钟，用物准备1分钟，考核6～8分钟)。

【考官指引】

▲ 考核目的

1. 考查考生正确采集病史、提出护理诊断的能力。

2. 考查考生正确进行专科评估、护理评分的能力。

▲ 场景与用物设置

1. 场景：病床1张，模拟患者1位，考官2位。

2. 用物：治疗车1辆，卷尺1把，疼痛评分尺1把，关节角度尺1把，日常护理评估工具手册1本，速干手消毒液1瓶，考生指引1份，模拟患者指引1份，考官指引2份，笔2支，白纸数张。

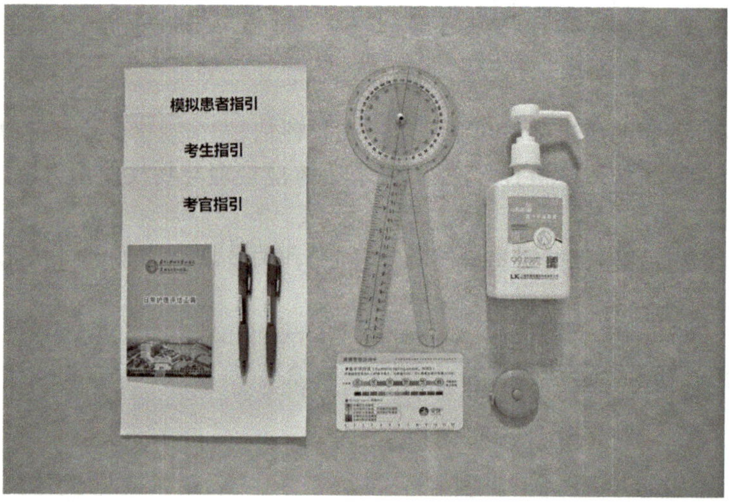

▲监考与评分注意事项

1. 请根据考核内容评分指引评分。

2. 评分项目完全做到得 2 分,部分做到或经由模拟患者提醒做到得 1 分,均未做到不得分。

3. 考核时间结束,立即停止考核,进入下一站点。

【考核内容评分指引一】

健康评估评分指引			
评分项目	完全做到 2 分	部分做到 1 分	未做到 0 分
现病史			
1. 自我介绍(姓名与职责),向患者解释沟通目的			
2. 核对患者身份(2 种及以上方式)			
3. 评估患者生活环境和习惯,有无发生肿瘤相关因素			
4. 评估右膝疼痛的性质与程度,进行疼痛评分			
5. 评估疼痛出现的时间与诱因、发生时的伴随症状			
6. 评估有无加重或缓解疼痛、肿胀、活动受限的因素			
7. 评估右膝活动受限的时间与程度			
8. 评估肢体有无肿胀、肿块、浅静脉怒张			
9. 评估有无消瘦、体重下降、营养不良、贫血等			
10. 评估本病的诊治经过(药物、物理、手术治疗)及治疗效果			
既往史、家族史、用药史、过敏史、个人生活史、一般资料			
11. 评估既往史,有无其他部位肿瘤			
12. 评估家族史			
13. 评估用药史			
14. 评估过敏史			

（续表）

15. 评估有无外伤史及骨折史			
16. 评估个人生活史：烟酒嗜好、饮食、睡眠、二便			
17. 评估一般资料：BMI、付费方式、社会支持等			
18. 评估心理状态：患者及家属对疾病的接受程度，能否承受截肢后肢体外观的变化等			
护理诊断/问题			
19. 焦虑：与担心肢体功能丧失和预后不良有关（依据：患者为学生，年龄小）			
20. 疼痛：与肿瘤浸润压迫周围组织有关（依据：近期疼痛加重，夜间为甚）			
21. 躯体移动障碍：与疼痛、关节功能受限有关（依据：家长搀扶入院）			
百分比分数计算评分	得分÷42（本站总分）×100×30%（本站权重）＝本站得分		

【考核内容评分指引二】

健康评估评分指引			
评分项目	完全做到 2 分	部分做到 1 分	未做到 0 分
专科评估			
1. 自我介绍（姓名与职责），向患者解释沟通目的			
2. 核对患者身份（2 种及以上方式）			
3. 评估右膝局部有无肿胀、肿块、浅表静脉怒张			
4. 评估肢体有无畸形，关节活动是否受限			
5. 评估有无因肿瘤压迫或转移引起的局部体征			
6. 评估患肢末梢血运			
7. 评估步态，有无跛行			
8. 评估有无其他部位牵涉痛、放射痛、活动受限			
9. 评估有无消瘦、食欲下降、低热等症状			
护理评估			
10. NRS 评分准确			
11. Braden 评分准确			
12. 跌倒风险评估准确			
13. Caprini 评分准确			
14. Barthel 评分准确			
百分比分数计算评分	得分÷28（本站总分）×100×30%（本站权重）＝本站得分		

注：根据模拟患者病情，NRS 评分 5 分，Braden 评分 22 分，跌倒风险评估高风险，Caprini 评分 2 分，Barthel 评分 90 分。

考站二 临床问题处理站

【考生指引】

▲考核情境

王同学，男，16岁，初中生，身高178 cm，体重75 kg，因2个月前无明显诱因出现右膝关节疼痛、肿胀，逐渐加重，在外院行推拿、热敷等局部物理治疗未见明显好转，家长搀扶入院就诊。入院后行相关检查及穿刺病理活检，病理结果示右胫骨近端骨肉瘤。遵医嘱已进行4周期化疗，经评估后完善术前各项检查及术前评估，在全麻下行右小腿截肢术+胫前、胫后神经血管探查离断+筋膜组织瓣成形术，术后安返病房，生命体征平稳，伤口引流管1根通畅，引流出暗红色液体，残肢伤口敷料干燥。

▲考生任务

1. 患者术毕返回病房，请对患者进行体位安置、病情观察(预防残端出血)与健康指导。

2. 患者术后主诉截肢处疼痛难忍，无法面对截肢的现实，心情低落，请做出相应处理及心理指导。

▲考核时间

8～10分钟(读题1分钟，用物准备1分钟，考核6～8分钟)。

【考官指引】

▲考核目的

1. 考核考生对骨恶性肿瘤行截肢术后病情观察(预防残端出血)、体位护理及健康指导的能力。

2. 考核考生对骨恶性肿瘤行截肢术后发生幻肢痛的处理能力。

▲场景与用物设置

1. 场景：病床1张，模拟患者1位，考官2位。

2. 用物：治疗车1辆，疼痛评分尺1把，止血带1根，软枕1个，速干手消毒液1瓶，日常护理评估工具手册1本，考生指引1份，模拟患者指引1份，考官指引2份，笔2支，白纸数张。

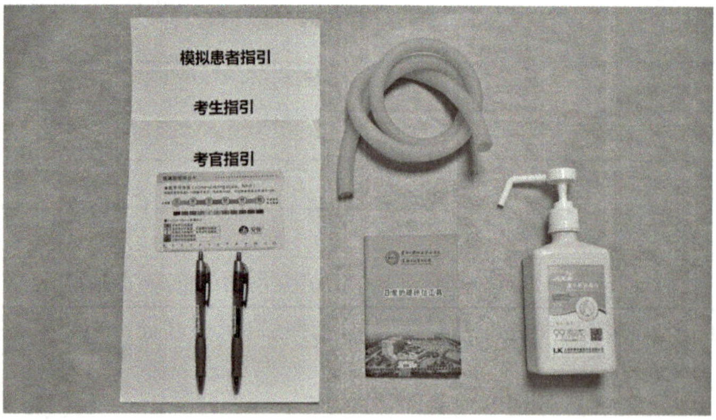

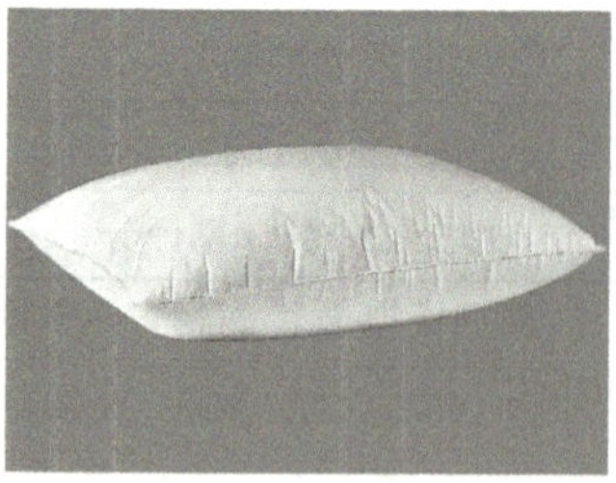

▲监考与评分注意事项

1. 请根据考核内容评分指引评分。
2. 评分项目完全做到得 2 分，部分做到或经由模拟患者提醒做到得 1 分，均未做到不得分。
3. 考核时间结束，立即停止考核，进入下一站点。

【考核内容评分指引一】

临床问题处理评分指引			
评分项目	完全做到 2 分	部分做到 1 分	未做到 0 分
病情观察、体位护理			
1. 核对患者身份(2 种及以上方式)			
2. 观察患者神志、意识			
3. 查看心电监护的测量记录，复测生命体征，调节报警值			
4. 评估患者有无麻醉反应(恶心、呕吐、头晕等)			
5. 评估伤口疼痛情况，进行疼痛评分			
6. 密切观察残肢端创面情况：注意有无伤口渗血、肿胀、皮肤坏死等情况			
7. 观察引流管是否固定妥善、通畅，以及引流液的色、质、量			
8. 体位护理：保持膝关节伸直位，术后 24～48 小时予软枕抬高患肢，避免关节屈曲，预防肢体肿胀			
9. 床旁备止血带			
健康指导			
10. 加强体位宣教，保持膝关节伸直抬高位，腘窝处勿垫毛巾等物品，以免影响患肢的血液循环			
11. 保护残端伤口，避免碰撞摩擦引起出血			
12. 告知患者术后可能发生幻肢痛，及时告知医护人员，并配合用药			
13. 活动：指导抬臀训练等			
14. 指导合理饮食，以优质蛋白、高维生素、高钙饮食为主，促进伤口愈合			
百分比分数计算评分	得分÷28(本站总分)×100×40%(本站权重)＝本站得分		

【考核内容评分指引二】

临床问题处理评分指引			
评分项目	完全做到 2 分	部分做到 1 分	未做到 0 分
幻肢痛的处理			
1. 核对患者身份(2 种及以上方式)			
2. 评估疼痛程度，遵医嘱使用镇痛药物、助眠药，进行疼痛评分			

（续表）

3. 引导患者正视残肢，接受截肢现实			
4. 指导患者术后 6～8 周伤口愈合后，可尝试佩戴临时义肢，减少自我缺失感			
5. 轻叩残端，进行残端按摩，教会家属方法			
6. 告知家属家庭支持的重要性，鼓励共同参与疼痛管理			
健康教育			
7. 告知患者发生幻肢痛的原因，鼓励积极面对			
8. 指导患者转移注意力，做喜爱的事情，减少对残端的关注度			
9. 告知患者疼痛加重，可遵医嘱配合经皮神经电刺激等物理治疗或截肢残端神经阻滞术、脊髓神经镇痛术等手术治疗			
百分比分数计算评分	得分÷18(本站总分)×100×40%(本站权重)＝本站得分		

考站三 复训护理站

【考生指引】

▲考核情境

王同学，男，16 岁，初中生，身高 178 cm，体重 75 kg，因 2 个月前无明显诱因出现右膝关节疼痛、肿胀，逐渐加重，在外院行推拿、热敷等局部物理治疗未见明显好转，家长搀扶入院就诊。入院后行相关检查及穿刺病理活检，病理结果示右胫骨近端骨肉瘤。遵医嘱已进行 4 周期化疗，经评估后完善术前各项检查及术前评估，在全麻下行右小腿截肢术＋胫前、胫后神经血管探查离断＋筋膜组织瓣成形术，术后安返病房。遵医嘱使用抗炎、镇痛等药物治疗。

▲考生任务

1. 术后第 5 天，患者可床旁活动，请指导患者正确拄拐杖下床。
2. 术后第 7 天，患者伤口愈合良好，情绪稳定，遵医嘱出院，予出院宣教。

▲考核时间

8～10 分钟(读题 1 分钟，用物准备 1 分钟，考核 6～8 分钟)。

【考官指引】

▲考核目的

1. 考核考生正确指导使用拐杖的能力。
2. 考核考生正确进行骨恶性肿瘤截肢术后出院宣教的能力。

▲场景与用物设置

1. 场景：病床 1 张，模拟患者 1 位，考官 2 位。

2. 用物：治疗车 1 辆，拐杖 1 副，疼痛评估尺 1 把，卷尺 1 个，出院宣教单 1 份，速干手消毒液 1 瓶，考生指引 1 份，模拟患者指引 1 份，考官指引 2 份，笔 2 支，白纸数张。

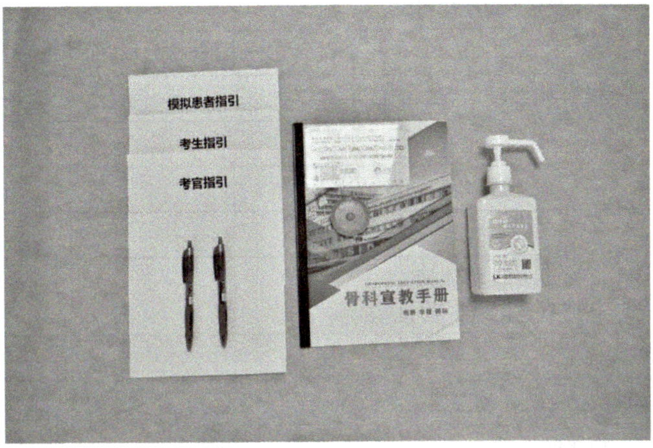

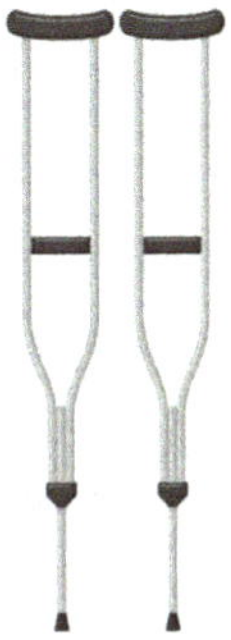

▲监考与评分注意事项

1. 请根据考核内容评分指引评分。

2. 评分项目完全做到得 2 分，部分做到或经由模拟患者提醒做到得 1 分，均未做到不得分。

3. 考核时间结束，立即停止考核，进入下一站点。

【考核内容评分指引一】

复训护理评分指引			
评分项目	完全做到 2 分	部分做到 1 分	未做到 0 分
正确使用拐杖的方法及注意事项			
1. 核对患者身份（2 种及以上方式）			
2. 解释操作目的，取得患者配合			
3. 评估患肢伤口敷料、疼痛程度			
4. 评估周围环境，地面无水迹、障碍物等，确保患者安全			
5. 询问患者身高，调节腋杖高度（身高减去 41 cm、测量腋窝至足跟的距离再加上 5 cm，两种方法均可）			
6. 检查拐杖的稳固性，确保各部件连接紧密，无松动			
7. 协助患者取坐位，关注有无头晕等不适			
8. 协助患者持拐杖站立，站立时支脚垫放置于脚尖前 10 cm，再向外 10 cm，拐杖顶端与腋窝处留 5～10 cm			
9. 指导患者使用拐杖时正确使用三点步态法（两侧拐杖→患肢→健肢）			
健康教育			
10. 指导患者穿防滑鞋、适当长度的裤子，预防跌倒			
11. 告知患者如感到不适或疲劳，应及时休息，避免强行行走			
百分比分数计算评分	得分÷22（本站总分）×100×30%（本站权重）＝本站得分		

【考核内容评分指引二】

复训护理评分指引			
评分项目	完全做到 2 分	部分做到 1 分	未做到 0 分
骨恶性肿瘤截肢术后功能锻炼指导			
1. 核对患者身份(2 种及以上方式)			
2. 评估患者健康教育内容需求			
3. 评估患肢肿胀及疼痛程度			
4. 评估患者对康复锻炼的掌握情况(如股四头肌功能锻炼、直腿抬高、髋内收、髋外展、髋后伸、膝伸直、膝屈曲等)			
5. 评估患者对拐杖使用的掌握情况			
出院宣教健康指导			
6. 继续加强功能锻炼,特别是膝伸直、膝屈曲运动			
7. 保持伤口敷料清洁干燥,每 2～3 天换药;如有渗血、渗液,及时更换;根据伤口情况,2 周后拆线			
8. 穿宽松衣裤,减少摩擦			
9. 术后 4～6 周若残肢无水肿、脂肪堆积,建议安装义肢			
10. 告知患者预防跌倒的相关知识			
11. 指导合理饮食,摄入优质蛋白、高维生素、高钙、低盐、低脂食物,多饮水,保持大便通畅			
12. 说明定期医院复诊的重要性,指导患者出院后 1、3、6 个月门诊复查,出现异常情况如局部肿胀、疼痛等应及时就诊			
13. 告知患者保持积极心态,配合康复治疗			
14. 告知家属家庭支持的重要性,关爱患者			
评估健康教育的效果			
15. 评估患者对健康指导的掌握效果(如复述)			
百分比分数计算评分	得分÷30(本站总分)×100×30%(本站权重)=本站得分		

【模拟患者指引】

一、基本信息

王同学,男,16 岁,身高 178 cm,体重 75 kg,BMI 23.67 kg/m^2,未婚,初中在读。

二、病例介绍

现病史:患者主诉右膝关节疼痛、肿胀 2 个月。自述 2 个月前无明显诱因出现右膝关节疼痛、肿胀,逐渐加重,在外院行推拿、热敷等局部物理治疗未见明显好转,近期疼痛加重,肿胀明显,尤以夜间为甚,影响睡眠,家长搀扶入院就诊。X 线检查示:右胫骨近端骨质呈浸润性破坏,有溶骨现象,可见明显骨膜(Codman)三角。门诊以“右膝骨肿瘤”收治入院。

既往史:平素体健,否认肝炎、结核等传染病史,否认高血压、心脏病等病史,否认输血史、药物过敏史及其他手术史,否认家族史,否认跌倒史。

护理评估：T 37.0 ℃，P 88 次/分，R 18 次/分，BP 120/75 mmHg。患者入院 NRS 评分 5 分，Braden 评分 22 分(偶尔步行)，跌倒风险评估高风险(右膝关节疼痛、搀扶入院)，Caprini 评分 2 分(恶性肿瘤)，Barthel 评分 90 分。专科检查示右膝部弥漫性包块，边界不清，压痛明显，局部皮温高，右膝关节屈曲，不能伸直。患者家庭支持好，由母亲陪伴入院。现情绪低落，对疾病相关知识了解欠缺，对住院环境感到陌生，对自身病情及手术预后感到焦虑、担忧。

三、治疗、护理及预后

患者入院后行相关检查及穿刺病理活检，病理结果示右胫骨近端骨肉瘤。遵医嘱已进行 4 周期化疗，经评估后完善术前各项检查及术前评估，在全麻下行右小腿截肢术＋胫前、胫后神经血管探查离断＋筋膜组织瓣成形术，术后安返病房，心电监护，氧气 3 L/min 吸入，生命体征平稳，伤口引流管 1 根通畅，引出暗红色液体，左手浅静脉留置针在位、通畅，林格氏液 500 mL 静脉滴注中。

术后患者经常主诉截肢处疼痛难忍，无法面对截肢的现实，心情低落，想知道幻肢痛的原因和解决方法。遵医嘱使用抗炎、镇痛等药物治疗，给予心理护理加强患者信心，指导残肢功能训练、指导拄拐床旁活动训练。

术后第 5 天，患者可床旁活动，患肢疼痛缓解，NRS 评分 2 分，伤口敷料干燥，护士指导患者正确拄拐杖下床。

术后第 7 天，患者伤口愈合良好，情绪稳定，遵医嘱出院，护士对患者进行股四头肌功能锻炼、直腿抬高、髋内收、髋外展、髋后伸、膝伸直、膝屈曲功能锻炼指导，患者对出院后膝伸直、膝屈曲掌握欠佳。护士从伤口、疼痛、功能锻炼、注意事项等方面给予出院宣教。

【知识链接】

▲ 中国骨肿瘤大手术加速康复围手术期管理专家共识

为推动加速康复外科理念在骨肿瘤外科的应用，促进骨肿瘤大手术患者术后康复、改善患者预后，中华医学会骨科分会骨肿瘤学组组织国内 20 余位专家反复讨论，根据现有的临床经验和公开发表的相关文献，借鉴相关外科的共识，遵循循证医学原则，总结形成了本共识，供广大骨肿瘤外科医护人员在临床工作中参考和应用。该共识主要涵盖了以下内容：① 心理教育和干预；② 营养状况评估和管理；③ 预防性抗菌药物使用；④ 麻醉管理；⑤ 围手术期血液管理；⑥ 围手术期疼痛管理；⑦ 预防静脉血栓栓塞症；⑧ 手术切口及引流管管理；⑨ 术后康复锻炼。

第四章
胸心血管外科护理

第一节　食管癌护理

【概述】

食管癌(esophageal carcinoma)是指从下咽到食管与胃接合部之间食管上皮来源的癌，是一种常见的上消化道恶性肿瘤。对于早期食管癌患者，手术是首选的治疗方式。手术治疗后易出现吻合口瘘、乳糜胸、出血、感染等并发症，严重时危及生命，术后加强饮食护理、呼吸道护理等是预防术后并发症、促进患者快速康复的关键。本节主要考查病史采集、护理评估、护理诊断与护理评分、误吸与吻合口瘘的突发处理、术后饮食护理及健康指导等内容。

【培训目标】

知识：掌握食管癌的病史采集、专科评估、病情观察要点及健康教育知识。

技能：掌握食管癌的体格检查方法、术后饮食护理方法，以及发生误吸、吻合口瘘的处理流程。

态度：全程语言流畅，保持对患者的尊重、同情和关爱，展现良好的个人形象及辩证性思维能力。

考站一　健康评估站

【考生指引】

▲考核情境

肖先生，60岁，农民，身高165 cm，体重45 kg，因“进行性吞咽哽噎感1月余”来院就诊，门诊拟“食管癌”入院。患者1个月前自觉进食后胸骨后疼痛，有轻微哽噎感，无饮水呛咳，未予重视。现症状较前明显加重，且伴胸骨后烧灼感，体重下降。辅助检查：食管镜检查示食管中下段4 cm长的局限性管壁僵硬，食管镜活检报告示鳞癌Ⅱ期。测T 36.5 ℃，P 70次/分，R 16次/分，BP 128/75 mmHg。患者得知疾病情况，焦虑不安。

▲ 考生任务

1. 请采集该患者的现病史、既往史、家族史、用药史、过敏史、个人生活史、一般资料，并提出至少 3 个主要护理诊断。

2. 请进行专科体检及护理评分，包括压力性损伤风险评估（Braden 评分）、日常生活能力评估（Barthel 评分）、静脉血栓栓塞症风险评估（Caprini 评分）、疼痛评估（NRS 评分）、营养风险筛查评估（NRS 2002 评分）、跌倒风险评估、洼田饮水试验。

▲ 考核时间

8～10 分钟（读题 1 分钟，用物准备 1 分钟，考核 6～8 分钟）。

【考官指引】

▲ 考核目的

1. 考查考生正确采集病史、提出护理诊断的能力。

2. 考查考生正确进行专科评估、护理评分的能力。

▲ 场景与用物设置

1. 场景：病床 1 张，模拟患者 1 位，考官 2 位。

2. 用物：治疗车 1 辆，疼痛评分尺 1 把，一次性水杯内装温开水 30 mL，日常护理评估工具手册 1 本，听诊器 1 个，速干手消毒液 1 瓶，考生指引 1 份，模拟患者指引 1 份，考官指引 2 份，笔 2 支，白纸数张。

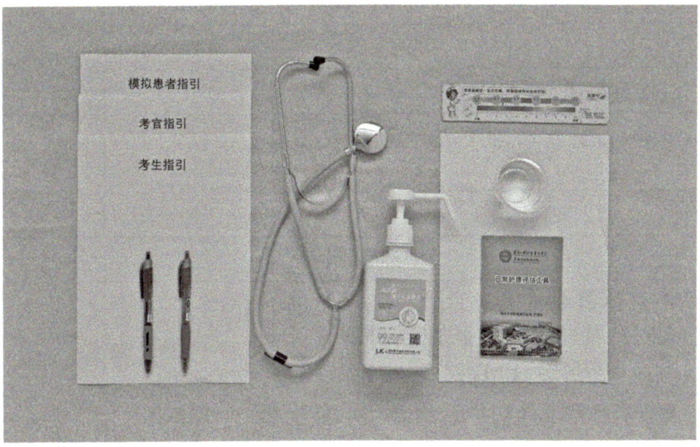

▲ 监考与评分注意事项

1. 请根据考核内容评分指引评分。

2. 评分项目完全做到得 2 分，部分做到或经由模拟患者提醒做到得 1 分，均未做到不得分。

3. 考核时间结束，立即停止考核，进入下一站点。

【考核内容评分指引一】

健康评估评分指引			
评分项目	完全做到 2 分	部分做到 1 分	未做到 0 分
现病史			
1. 自我介绍（姓名与职责），向患者解释沟通目的			

(续表)

2. 核对患者身份(2 种及以上方式)			
3. 评估本次就医的主要原因			
4. 评估患者进食梗阻出现的时间、诱因与缓解方式			
5. 评估患者进食疼痛的具体部位及性质、时间、频率			
6. 询问患者饮食习惯			
7. 询问有无吸烟、长期饮烈性酒等习惯			
8. 评估患者现在的饮食情况			
9. 评估患者有无吞咽困难			
10. 评估患者有无声音嘶哑			
11. 询问患者进食进水后有无呛咳			
12. 评估患者有无消瘦、贫血等全身表现			
13. 检查患者全身皮肤情况			
既往史、家族史、用药史、过敏史、个人生活史、一般资料			
14. 评估患者既往史(高血压、糖尿病、冠心病及跌倒史、传染病史)			
15. 评估家族史(高血压、糖尿病、冠心病、食管癌等)			
16. 评估服药史(镇痛、降压、降糖药等)			
17. 评估过敏史			
18. 评估手术史及外伤史			
19. 评估个人生活史:作息规律、睡眠、二便			
20. 评估一般资料:职业、付费方式、联系地址与电话、社会支持、BMI			
21. 评估心理状态			
护理诊断/问题			
22. 营养失调:与低于机体需要量及进食减少或不能进食、消耗增加等有关(依据:症状较前明显加重,伴胸骨后烧灼感,消瘦;NRS 2002 评分 4 分,BMI 16.5 kg/m^2)			
23. 疼痛:与进食后胸骨后疼痛有关(依据:患者 1 个月前自觉进食后胸骨后疼痛)			
24. 知识缺乏:缺乏疾病相关知识(依据:患者缺乏疾病相关知识)			
百分比分数计算评分	得分÷48(本站总分)×100×30%(本站权重)=本站得分		

【考核内容评分指引二】

健康评估评分指引			
评分项目	完全做到 2 分	部分做到 1 分	未做到 0 分
专科体检			
1. 自我介绍(姓名与职责),向患者解释沟通目的			

（续表）

2. 核对患者身份(2 种及以上方式)			
3. 询问患者咳嗽、咳痰情况，近期有无咯血			
4. 询问患者进食后有无胸骨后烧灼感或疼痛			
5. 询问患者有无进食后反流情况			
6. 询问患者有无骨骼疼痛			
7. 询问疼痛部位是否有局部压痛			
8. 视诊颈胸部外形，有无颈部或者锁骨上淋巴结肿大			
9. 视诊皮肤黏膜有无黄疸			
10. 听诊有无腹部振水音			
11. 叩诊腹部有无移动性浊音			
12. 叩诊肝脏、胆囊界限			
13. 触诊腹壁紧张度、有无压痛与反跳痛			
14. 询问患者体重下降程度，BMI 16.53 kg/m^2(知晓计算方式，直接告知计算结果)			
15. 提出需要进一步检查的项目：洼田饮水试验、胸腹部CT、心电图、抽血、消化道内镜、食管造影、腹部 B 超、PET-CT(提到三项即得分)			
护理评估			
16. 协助患者进行洼田饮水试验。方法：患者端坐位，喝下 30 mL 温开水，观察所需的时间和呛咳情况。洼田饮水试验评估准确			
17. NRS 评分准确			
18. Braden 评分准确			
19. 跌倒风险评估准确			
20. Caprini 评分准确			
21. Barthel 评分准确			
22. NRS 2002 评分准确			
百分比分数计算评分	得分÷44(本站总分)×100×30%(本站权重)=本站得分		

注：根据模拟患者病情，洼田饮水试验 1 级，NRS 评分 2 分，Braden 评分 21 分，跌倒风险评估中风险，Caprini 评分 3 分，Barthel 评分 100 分，NRS 2002 评分 4 分。

考站二 临床问题处理站

【考生指引】

▲ 考核情境

肖先生，60 岁，诊断为“食管癌”收治入院。术前进行性吞咽困难，伴胸骨后烧灼感，消瘦。完善相关术前检查,在全麻下行食管癌根治+淋巴结清扫术,安返病房,术后带回右颈内CVC、胸腔引流管、纵隔引流管、腹腔引流管、胃肠减压管、鼻十二指肠营养管、导尿管各1根,带回硬膜外镇痛泵1台,伤口敷料干燥。予0.9%氯化钠注射液100 mL+头孢唑林钠2 g静脉输注治疗。患者神志清,心电监护、鼻导管吸氧中,T 36.9 ℃,P 88次/分,R 14次/分,BP 132/78 mmHg。

▲考生任务

1. 术后第1天,遵医嘱经鼻十二指肠营养管行早期肠内营养50 mL/h。患者突然躁动,出现呼吸困难、面色发绀,呛咳反射严重,有营养液呕出。请判断患者发生了哪种情况,并给予紧急处理措施。

2. 术后第7天,已拔除腹腔引流管、导尿管。进食清流质饮食,晨饮水30 mL,11点诉心慌、胸闷、胸痛、呼吸费力,查体显示:患者烦躁不安,大汗淋漓,胸部伤口处疼痛,T 39.5 ℃,HR 120次/分,SpO_2 89%。请判断患者发生了哪种情况,并给予紧急处理。

▲考核时间

8~10分钟(读题1分钟,用物准备1分钟,考核6~8分钟)。

【考官指引】

▲考核目的

1. 考核考生对食管癌术后发生误吸的应急处理能力。

2. 考核考生对食管癌术后发生吻合口瘘的应急处理能力。

▲场景与用物设置

1. 场景:病床1张,模拟患者1位,考官2位。

2. 用物:治疗车1辆,疼痛评分尺1把,治疗盘1个,卷尺1个,弯盘1个,胃肠减压盘1个,耳温枪1个,灌注器1个,听诊器1个,速干手消毒液1瓶,考生指引1份,模拟患者指引1份,考官指引2份,笔2支,白纸数张。

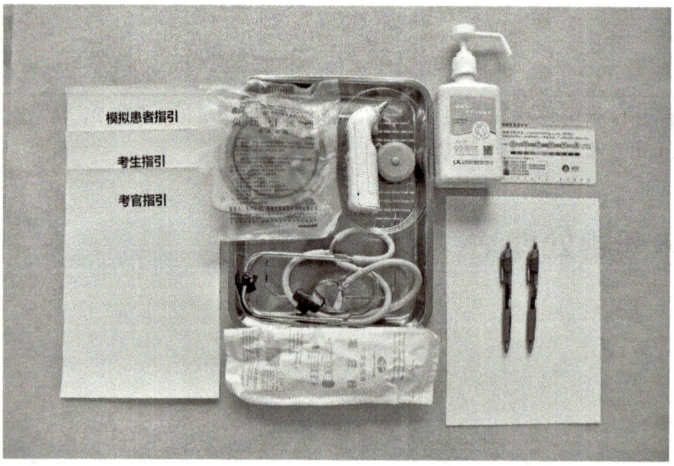

▲监考与评分注意事项

1. 请根据考核内容评分指引评分。

2. 评分项目完全做到得 2 分，部分做到或经由模拟患者提醒做到得 1 分，均未做到不得分。

3. 考核时间结束，立即停止考核，进入下一站点。

【考核内容评分指引一】

临床问题处理评分指引			
评分项目	完全做到 2 分	部分做到 1 分	未做到 0 分
误吸的处理			
1. 评估患者的意识、口鼻呕出物颜色，判断患者发生误吸			
2. 观察患者生命体征，血氧饱和度有无下降			
3. 立即停止肠内营养泵，采取俯卧位，头偏向一侧			
4. 立即汇报医生，安慰患者			
5. 拍患者背部，尽可能使吸入物排出			
6. 清理口鼻腔分泌物，根据患者情况进行口鼻腔吸引，吸净分泌物及营养液			
7. 观察患者生命体征，判断有无血氧饱和度下降和缺氧症状，调高氧流量至 6～8 L/min，根据患者情况行高流量吸氧、气管插管或气管切开			
8. 判断胃管、鼻十二指肠营养管在位情况			
9. 确认胃管在位：灌注器回抽胃管后接胃肠减压盘			
10. 观察引流是否通畅，引流液性状、颜色、量			
11. 听诊双肺呼吸音，判断有无湿啰音			
12. 评估患者有无腹胀			
13. 听诊肠鸣音有无异常			
14. 调整鼻饲速度，做好交接班			
15. 安置患者体位（头高位，头偏向一侧），确保环境安全（吸引器及简易呼吸球囊完好备用状态）			
预防误吸的宣教			
16. 告知患者鼻饲期间床头抬高角度保持在 30°～45°			
17. 鼓励患者行有效咳嗽，协助患者翻身拍背，促进异物的排出			
18. 告知患者采取防误吸体位：头高位，头偏向一侧			
百分比分数计算评分	得分÷36（本站总分）×100×40%（本站权重）＝本站得分		

【考核内容评分指引二】

临床问题处理评分指引			
评分项目	完全做到 2 分	部分做到 1 分	未做到 0 分
吻合口瘘的处理			
1. 判断患者发生吻合口瘘			

(续表)

2. 嘱患者立即禁食			
3. 测量生命体征,汇报医生			
4. 胃肠减压管予接负压盘,并检查通畅性			
5. 胃肠减压期间应维持适当的负压,避免压力过大损伤胃黏膜			
6. 观察胃肠减压引流液的色、质、量、性状,经常挤捏引流管以防阻塞			
7. 观察伤口敷料及胸腔闭式引流液的色、质、量、性状			
8. 进行疼痛评估,遵医嘱用药			
9. 遵医嘱予抗感染治疗及营养支持			
10. 观察生命体征,若出现病情变化,汇报医生			
吻合口瘘的健康宣教			
11. 告知患者活动时幅度勿过大,勿剧烈咳嗽,避免吻合口张力太大			
12. 告知患者深呼吸,观察是否有胸闷、胸痛等不适症状			
13. 患者血压平稳后予低半卧位(床头抬高>30°)			
14. 鼓励患者自行床上翻身、增加床上运动;根据患者活动耐受情况可适当在搀扶下下床,并进行床边活动			
15. 患者活动量选择:可在病区走廊内适当活动,以不引起疲乏为宜			
16. 注意事项:①活动前确保导管妥善固定;②活动时注意保持胸腔闭式引流瓶开口低于膝盖,以防引流液逆流;③防止打翻水封瓶			
百分比分数计算评分	得分÷32(本站总分)×100×40%(本站权重)=本站得分		

考站三 复训护理站

【考生指引】

▲考核情境

肖先生,60岁,初中学历,农民,诊断为“食管癌”收住入院。完善相关术前检查,在全麻下行食管癌根治+淋巴结清扫术,术后予补液抗炎、止痛、营养支持等药物对症治疗,现术后康复中。

▲考生任务

1. 术后第2天,遵医嘱经鼻十二指肠营养管以50 mL/h滴注肠内营养液200 mL后,患者诉腹胀明显,肠内营养耐受性评分2分,请判断该患者目前的情况并进行相应处理。

2. 术后第18天,拟次日出院,医嘱予:头孢克洛缓释片375 mg BID口服,氨酚曲马多片 37.5 mg TID 口服，奥美拉唑肠溶胶囊 20 mg QD 口服，患者主诉对出院后的相关知识尚不熟悉，请对患者进行健康指导。

▲ 考核时间

8～10 分钟（读题 1 分钟，用物准备 1 分钟，考核 6～8 分钟）。

【考官指引】

▲ 考核目的

1. 考核考生正确进行食管癌术后鼻饲肠内营养腹胀的护理能力。
2. 考核考生正确进行食管癌术后出院健康指导的能力。

▲ 场景与用物设置

1. 场景：病床 1 张，模拟患者 1 位，考官 2 位。

2. 用物：治疗车 1 辆，听诊器 1 个，卷尺 1 个，秒表 1 块，日常护理评估工具手册 1 本，出院健康宣教单 1 份，速干手消毒液 1 瓶，考生指引 1 份，模拟患者指引 1 份，考官指引 2 份，笔 2 支，白纸数张。

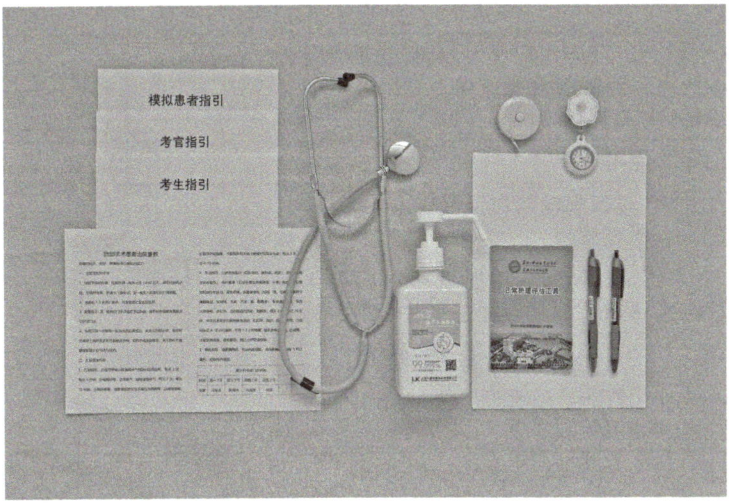

▲ 监考与评分注意事项

1. 请根据考核内容评分指引评分。
2. 评分项目完全做到得 2 分，部分做到或经由模拟患者提醒做到得 1 分，均未做到不得分。
3. 考核时间结束，立即停止考核，进入下一站点。

【考核内容评分指引一】

复训护理评分指引			
评分项目	完全做到 2 分	部分做到 1 分	未做到 0 分
宣教前评估			
1. 判断患者发生了肠内营养不耐受			
2. 自我介绍（姓名与职责），向患者解释沟通目的			
3. 核对患者身份（2 种及以上方式）			

(续表)

4. 询问患者腹胀程度,有无伴随恶心、呕吐、腹泻			
5. 触诊患者腹胀程度及范围			
6. 叩诊腹部是否呈鼓音			
7. 听诊肠鸣音是否正常(减弱,2～3 次/分)			
8. 检查鼻十二指肠营养管管路外露刻度是否移位(导管未移位)			
9. 进行肠内营养耐受性评分(2 分,主诉腹痛/腹胀感觉明显)			
10. 检查鼻饲泵的运行情况			
提高胃肠道耐受性			
11. 根据患者病情,选择合适的输注方式:持续经泵输注			
12. 鼻饲泵输注时应循序渐进,开始时采用低浓度、低剂量、低速度,根据个体耐受情况逐渐增加			
13. 采用肠内营养专用输注泵控制输注速度			
14. 输注时保持营养液温度接近体温,室温较低时可使用恒温加热器			
15. 防止营养液污染,营养液应现配现用,配制过程中应避免污染;配制的肠内营养制剂常温保存不宜超过 4 小时,暂不用时置于 4 ℃冰箱保存,24 小时内用完			
16. 每日更换输注管或专用泵管			
17. 伴有低蛋白血症者,遵医嘱输注白蛋白或血浆等,以减轻肠黏膜组织水肿导致的腹泻			
18. 开始速度约 20～25 mL/h,每天增加 25 mL/h,直到达到喂养目标,最高达 180 mL/h 的输注速率也可耐受			
健康教育			
19. 告知患者鼻饲期间无特殊禁忌床头抬高 30°～45°,取半卧位有助于防止营养液反流和误吸			
20. 告知患者喂养结束后宜保持半卧位 30～60 分钟			
21. 告知患者:护士会每 4～8 小时用 20～30 mL 温开水对肠内营养管进行脉冲式冲管			
22. 告知患者如有腹胀等不适,可使用促胃肠动力药物治疗,对药物治疗后症状不缓解的患者,降低营养输注速度或暂停			
23. 告知患者禁食期间均需要行鼻饲流质,补充营养			
24. 告知患者鼻饲管不可自行拔除,固定如有潮湿、松动要及时呼叫医护人员			
25. 告知患者缓解腹胀的方法,如顺时针按摩腹部			
26. 鼓励患者下床活动增加肠蠕动,促进消化			
评价健康教育的效果			
27. 评估患者对缓解肠内营养不耐受健康教育的掌握情况			
百分比分数计算评分	得分÷54(本站总分)×100×30%(本站权重)=本站得分		

【考核内容评分指引二】

复训护理评分指引			
评分项目	完全做到 2 分	部分做到 1 分	未做到 0 分
健康教育前评估			
1. 自我介绍(姓名与职责),向患者解释沟通目的			
2. 核对患者身份(2 种及以上方式)			
3. 评估患者需求			
4. 评估患者对食管癌病因的了解情况(喜欢进食腌制品、过硬、过烫等食物)			
5. 评估患者对术后饮食的了解情况			
6. 评估患者对术后用药及心理调节措施的掌握情况			
7. 评估患者对复诊知识的掌握情况			
饮食指导			
8. 告知患者少量多餐,以高蛋白、高热量饮食为主,补充铁剂与足量维生素			
9. 告知患者少食盐腌和烟熏的食品,避免过冷、过烫、过辣及煎炸食物			
10. 术后 10～30 天进半流质饮食,开始 100～150 mL/次,每天 6～8 次,无不适后,逐步增加进食量			
11. 术后 30 天后进软食,逐步过渡到普通饮食			
12. 告知患者进食后取坐位或高半卧位 30 分钟			
13. 告知患者观察进食后有无反流、腹胀等不适			
用药指导			
14. 告知患者服药的时间、方式、剂量,说明药物副作用			
15. 告知患者观察服药后胃肠道反应			
16. 告知患者观察服用抑酸药后效果:质子泵抑制剂可引起头晕,用药初期应嘱患者避免开车或做注意力必须高度集中的事			
生活方式指导			
17. 保持大小便通畅,每日饮水量约 1 500～2 000 mL			
18. 休息:夜间保证 8 小时充足睡眠,午间 1 小时睡眠,避免重体力劳动			
19. 戒烟戒酒,预防上呼吸道感染			
20. 告知患者注意防寒保暖,避免着凉			
21. 告知患者调整心态,保持心情愉快			
22. 自我监测:定期测量体重			
其他康复指导			
23. 告知患者术侧肩关节锻炼,根据体力适当活动,劳逸结合,避免过度劳累			
24. 保持伤口敷料干燥,每 3～5 天至伤口门诊换药,直至拆线			

(续表)

25. 说明定期医院复诊的重要性,告知患者出院按医嘱门诊复查,定期检查生化、血常规等			
评价健康教育的效果			
26. 评估患者对出院健康指导内容的掌握情况			
百分比分数计算评分	得分÷52(本站总分)×100×30%(本站权重)=本站得分		

【模拟患者指引】

一、基本信息

肖先生,60岁,农民,初中学历,身高165 cm,体重45 kg,BMI 16.53 kg/m^2,本地农村医保,经济状况及家庭支持良好。

二、病史详情

现病史:因"进行性吞咽哽噎感1月余"步行来院就诊。患者1个月前自觉进食后有轻微哽噎感,无饮水呛咳,进食后无反流,未予重视。现症状较前明显加重,进食后伴胸骨后烧灼感,无骨骼疼痛、无压痛,目前NRS评分2分,体形消瘦。外院辅助检查:食管镜检查示食管中下段4 cm长的局限性管壁僵硬,食管镜活检报告鳞癌Ⅱ期。平时生活尚规律,抽烟30余年,20支/天,不饮酒,喜食滚烫食物,进食速度快。门诊拟"食管癌"收治入院。

既往史:高血压病史20余年,口服氨氯地平片5 mg QD,氯沙坦钾片50 mg QD,血压控制平稳。否认冠心病、糖尿病等病史。否认肝炎、肺结核、血友病等病史。否认药物及食物过敏史,否认跌倒史、家族疾病史、手术史、外伤史。半流质饮食,睡眠、二便可,作息规律。

护理评估:T 36.5 ℃,P 70次/分,R 16次/分,BP 128/75 mmHg。患者神志清,精神可,对答清晰,生活能自理。气管居中,颈部淋巴结无肿大,颈胸部外形正常,无黄疸,听诊腹部无振水音,叩诊腹部无移动性浊音,叩诊双肺呈清音、肝脏胆囊界限清,触诊腹部无肌紧张、反跳痛,听诊双肺无湿啰音、肠鸣音正常,无腹胀。患者无恶心、呕吐、腹痛、腹泻,无咳嗽咳痰、咯血,近1个月体重轻微下降。护理评分:洼田饮水试验评估结果为1级(能顺利地1次将水咽下),NRS评分2分(患者1月前自觉进食后胸骨后疼痛),Braden评分21分(营养摄取能力可能不足),跌倒风险评估中风险(高血压病史,使用2种降血压药物),Caprini评分3分(年龄1分,恶性肿瘤2分),Barthel评分100分,NRS 2002评分4分(肿瘤1分,BMI 16.53 kg/m^2<18.5 kg/m^2 3分)。患者得知疾病情况,焦虑不安。

三、治疗、护理及预后

入院后完善相关检查,在全麻下行食管癌根治+淋巴结清扫术,安返病房,术后带回右颈内CVC、胸腔引流管、纵隔引流管、腹腔引流管、胃肠减压管、鼻十二指肠营养管、导尿管各1根,带回硬膜外镇痛泵1台,伤口敷料干燥。

术后第1天,遵医嘱经鼻十二指肠营养管行早期肠内营养50 mL/h。患者突然躁动,呛咳反射严重,有营养液呕出。判断患者发生了误吸,责任护士给予误吸的护理措施及预防误吸的宣教。

术后第2天,患者床边已备吸痰装置1套、简易呼吸球囊1套,鼻饲泵入肠内营养液,判断患者发生了肠内营养不耐受,责任护士给予提高胃肠道耐受性的护理措施及健康教育。

术后第7天,进食清流质饮食,晨饮水30 mL,11点诉心慌、胸闷、胸痛、呼吸费力,查体显示：患者烦躁不安，大汗淋漓，胸部伤口处疼痛。T 39.5 ℃，HR 120 次/分，SpO_2 89%。判断患者发生了吻合口瘘，责任护士给予吻合口瘘的紧急处理及健康宣教。

术后第 18 天，拟次日出院，医嘱予：头孢克洛缓释片 375 mg BID 口服，氨酚曲马多片 37.5 mg TID 口服，奥美拉唑肠溶胶囊 20 mg QD 口服，患者主诉对出院后的伤口护理、居家饮食、药物使用、功能锻炼及复诊要求掌握欠佳，希望责任护士再次给予详细指导。

【知识链接】

▲ 食管癌围手术期营养支持管理原则

(1)《中国可切除食管癌围手术期诊疗实践指南(2023 版)》推荐以满足日常生理营养需要为目标，根据能否经口进食推荐多途径的营养支持管理，当正常饮食无法满足患者的能量需求时，无论其营养状态如何都推荐在术前使用口服营养补充(ONS)。术前需营养支持的患者推荐营养支持时间为 7～14 天。若预计围手术期超过 5 天无法经口进食，或经口进食低于 50%推荐摄入量超过 7 天，也应尽快开展围手术期营养治疗(首选肠内途径，包括口服营养补充和管饲营养)。若仅靠经口和肠内营养(EN)无法满足能量及营养需求(<50%热卡需求)超过 7 天，推荐联合使用肠内营养与肠外营养(PN)。若患者需要营养治疗但存在肠内营养禁忌(如肠梗阻)，推荐尽早开展肠外营养。

(2) 推荐上消化道重建条件允许前提下，优先选择肠内营养途径的各种营养治疗模式。食管癌患者的营养风险贯穿病程始终，甚至可延续到术后数年之久。只要在上消化道重建条件允许的前提下，推荐优先选择肠内营养途径的任何营养支持治疗模式，具体视医疗团队经验情况而定。仅当肠内营养途径无法满足代谢需要时，推荐肠外营养途径予以补充。

(3) 推荐术后 24～48 小时内即可给予肠内营养，小肠吸收功能在术后几小时内即可恢复。肠内营养需要循序渐进，逐渐增加速度和总量。待肠内营养满足需求后，即可停止静脉营养。必须警惕反流误吸可能、密切监测所有胃肠功能受损患者的肠内营养耐受性。

第二节　肺癌护理

【概述】

肺癌(lung cancer)是源于支气管黏膜上皮或肺泡上皮的恶性肿瘤，也称支气管肺癌(bronchopulmonary carcinoma)，近年来居全世界和我国恶性肿瘤发病率和死亡率前列。手术切除是肺癌的首选治疗方法，有效的护理干预能减少术后并发症的发生，加快患者的肺康复。本节主要考查病史采集、护理评估、护理诊断与护理评分、呼吸功能锻炼、术后突发情况识别与处理及健康指导等内容。

【培训目标】

知识：掌握肺癌的病史采集、专科评估、病情观察及健康教育。

技能：掌握肺癌的问诊检查方法，以及术后发生出血、肺不张的处理流程。

态度：全程语言流畅，保持对患者的尊重、同情和关爱，展现良好的个人形象及辩证性思维能力。

考站一　健康评估站

【考生指引】

▲ 考核情境

蔡先生，71岁，已婚，退休，身高170 cm，体重60 kg。因"咳嗽伴左侧胸痛6月余"来院就诊，胸部CT示左肺上叶占位，门诊拟"左肺占位"收住入院。患者主诉6个月前无明显诱因下出现刺激性咳嗽，咳少量白黏痰伴左侧胸痛，剧烈活动时感到胸闷。介绍入院相关知识，测T 36.6 ℃，P 87次/分，R 16次/分，BP 125/75 mmHg。患者现十分焦虑，希望尽快了解病情，进行治疗。

▲ 考生任务

1. 请采集该患者的现病史、既往史、家族史、用药史、过敏史、个人生活史、一般资料，并提出至少3个主要护理诊断。

2. 请进行专科体检及护理评分，包括压力性损伤风险评估(Braden评分)、日常生活能力评估(Barthel评分)、静脉血栓栓塞症风险评估(Caprini评分)、疼痛评估(NRS评分)、跌倒风险评估。

▲ 考核时间

8～10分钟(读题1分钟，用物准备1分钟，考核6～8分钟)。

【考官指引】

▲ 考核目的

1. 考查考生正确采集病史、提出护理诊断的能力。
2. 考查考生正确进行专科评估、护理评分的能力。

▲ 场景与用物设置

1. 场景：病床1张，模拟患者1位，考官2位。

2. 用物：治疗车1辆，听诊器1个，疼痛评分尺1把，日常护理评估工具手册1本，速干手消毒液1瓶，考生指引1份，模拟患者指引1份，考官指引2份，笔2支，白纸数张。

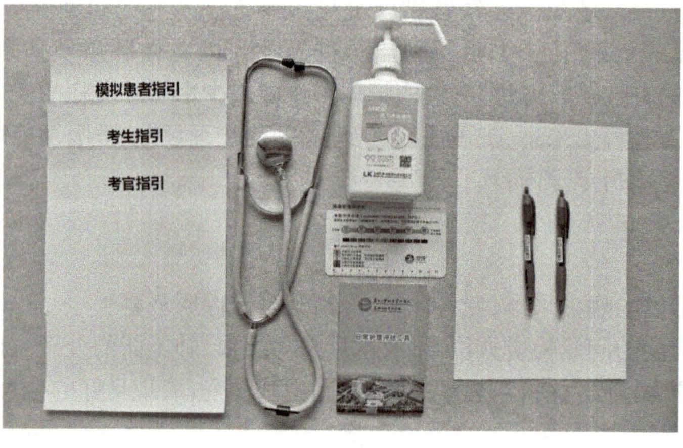

▲监考与评分注意事项

1. 请根据考核内容评分指引表中的评分标准进行评分。

2. 评分项目完全做到得 2 分，部分做到或经由模拟患者提醒做到得 1 分，均未做到不得分。

3. 考核时间结束时，务必请考生停止本站考核，进入下一站考核，不可拖延时间。

【考核内容评分指引一】

健康评估评分指引			
评分项目	完全做到 2 分	部分做到 1 分	未做到 0 分
现病史			
1. 自我介绍(姓名与职责)，向患者解释沟通目的			
2. 核对患者身份(2 种及以上方式)			
3. 评估患者咳嗽的性质及诱因			
4. 评估患者咳痰的性状、量，有无伴随症状			
5. 评估患侧疼痛的性质与程度，并进行疼痛评分			
6. 评估患者有无呼吸急促、胸痛、胸闷			
7. 评估饮食习惯(饮食喜好、近期有无体重下降)			
8. 评估睡眠情况(睡眠时间，有无间断)			
9. 评估二便情况			
10. 询问或测量体重、身高并记录			
11. 计算 BMI(20.76 kg/m^2)			
既往史、家族史、用药史、过敏史、个人生活史、一般资料			
12. 评估患者既往史(高血压、糖尿病、冠心病及跌倒史、手术史、外伤史、传染病史)			
13. 评估家族史(高血压、糖尿病、冠心病、肺癌等)			
14. 评估用药史(止咳、镇痛、降压、降糖药等)			
15. 评估过敏史			
16. 评估个人生活史：饮食习惯、活动			
17. 评估有无吸烟史和被动吸烟史、吸烟的时间和数量			
18. 评估有无饮酒史，每日饮酒量			
19. 询问职业、学历			
20. 评估一般资料：付费方式、联系地址与电话、社会支持等			
21. 评估心理状态：有无恐惧或焦虑			
22. 提出进一步检查的项目：肺功能、胸部 CT、心电图、抽血、核磁共振、腹部 B 超、PET-CT(提到三项即得分)			
护理诊断/问题			
23. 气体交换受损：与肺组织病变、呼吸道分泌物潴留、肺换气功能降低因素有关(依据：患者剧烈活动时感到胸闷)			

(续表)

24. 疼痛：与胸膜组织牵拉有关(依据：咳嗽时伴左侧胸痛)			
25. 知识缺乏：缺乏疾病相关知识			
百分比分数计算评分	得分÷50(本站总分)×100×30%(本站权重)=本站得分		

【考核内容评分指引二】

健康评估评分指引			
评分项目	完全做到2分	部分做到1分	未做到0分
专科体检			
1. 自我介绍(姓名与职责)，向患者解释沟通目的			
2. 核对患者身份(2种及以上方式)			
3. 评估有无咳嗽、咳嗽的性质及频率			
4. 肺部听诊：呼吸音、痰鸣音、干/湿啰音			
5. 评估有无咳痰			
6. 评估痰液的性状、量、气味，有无带血或伴咯血，咯血的量和次数			
7. 评估疼痛的部位和性质，并进行疼痛评分			
8. 评估有无声音嘶哑			
9. 有无压迫或侵犯上腔静脉表现：面部、颈部、上肢和上胸部静脉怒张，皮下组织水肿			
10. 评估有无压迫或侵犯胸膜及胸壁的表现：持续的剧烈胸痛和胸腔积液			
11. 触诊有无肝区疼痛及范围			
12. 评估四肢活动度			
13. 评估有无呼吸困难			
14. 评估有无贫血、低蛋白血症、进行性体重下降			
15. 提出需要进一步检查的项目：肺功能、胸部CT、心电图、抽血、核磁共振、腹部B超、PET-CT(提到三项即得分)			
护理评估			
16. NRS评分准确			
17. Braden评分准确			
18. 跌倒风险评估准确			
19. Caprini评分准确			
20. Barthel评分准确			
百分比分数计算评分	得分÷40(本站总分)×100×30%(本站权重)=本站得分		

注：根据模拟患者病情，NRS评分2分，Braden评分23分，跌倒风险临床判定不符合，Morse评分15分，Caprini评分2分，Barthel评分100分。

考站二　临床问题处理站

【考生指引】

▲ 考核情境

蔡先生，71 岁，诊断为“左肺占位”收治入院。术前完善检查，患者入院第 4 天在全麻胸腔镜下行左上肺叶切除术＋纵隔淋巴结清扫术。现术毕返房，带回胸腔排气管、胸腔排液管、导尿管各 1 根，各导管均妥善固定。予 0.9%氯化钠注射液 100 mL＋头孢唑林钠 2 g 静脉补液治疗中。

▲ 考生任务

1. 患者术后 1 小时引流液量 400 mL，呈血性，T 36.8 ℃，P 109 次/分，R 38 次/分，BP 99/65 mmHg，SpO_2 94%。请判断患者术后发生了什么紧急情况，并作出相应的急救处理。

2. 术后第 3 天，患者雾化后自感胸闷，呼吸不畅，咳痰无力，测 SpO_2 92%，请给予相应的处理。

▲ 考核时间

8～10 分钟(读题 1 分钟，用物准备 1 分钟，考核 6～8 分钟)。

【考官指引】

▲ 考核目的

1. 考核考生对胸腔闭式引流术后出血的处理能力。

2. 考核考生对肺癌术后肺不张的处理能力。

▲ 场景与用物设置

1. 场景：病床 1 张，模拟患者 1 位(心电监护、吸氧，右手消炎药静脉输液治疗中，胸腔排气管 1 根)，考官 2 位。

2. 用物：治疗车 1 辆，疼痛评分尺 1 把，瞳孔笔 1 支，振动排痰仪 1 台，治疗盘 1 个，听诊器 1 个，速干手消毒液 1 瓶，考生指引 1 份，模拟患者指引 1 份，考官指引 2 份，笔 2 支，白纸数张。

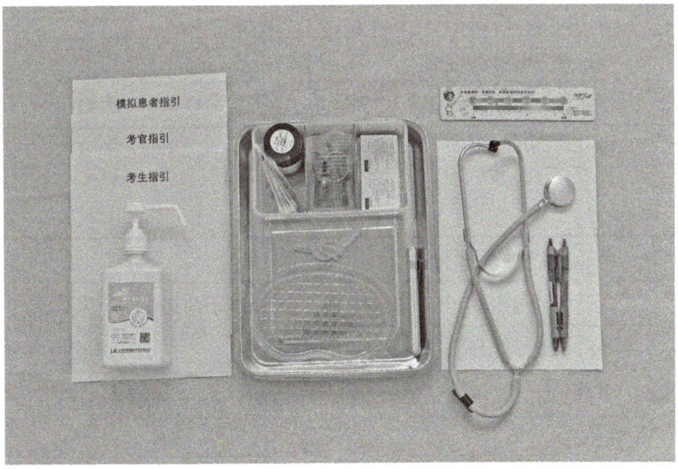

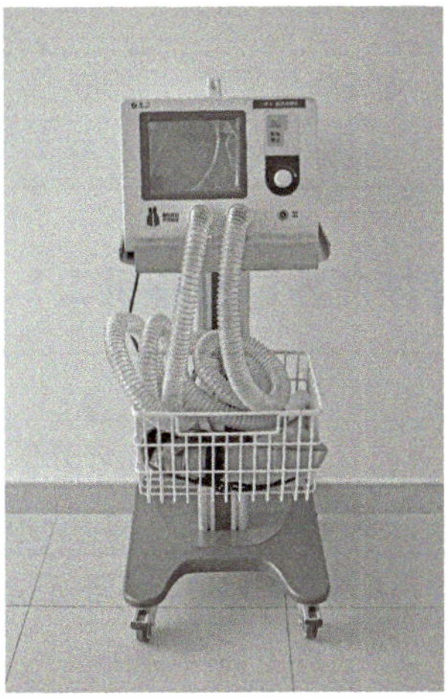

▲ 监考与评分注意事项

1. 请根据考核内容评分指引评分。

2. 评分项目完全做到得 2 分，部分做到或经由模拟患者提醒做到得 1 分，均未做到不得分。

3. 考核时间结束，立即停止考核，进入下一站点。

【考核内容评分指引一】

临床问题处理评分指引			
评分项目	完全做到 2 分	部分做到 1 分	未做到 0 分
出血急救处理			
1. 观察引流液的色、质、量，摸引流管是否温热，如温热，判断患者发生活动性出血			
2. 立即汇报医生			
3. 调高氧流量			
4. 开通静脉通路，调快补液速度			
5. 遵医嘱使用止血、扩容药			
6. 急查血标本(血常规、血凝、血栓弹力图、血气)			
7. 协助进行床边 X 片、超声			
8. 采集备血，做好输血准备			
9. 做好再次手术的准备：禁食禁水			
出血处理后观察			
10. 观察患者神志、瞳孔			
11. 查看心电监护的测量记录，复测生命体征，调节报警值			
12. 检查伤口敷料、引流管深度情况			
13. 监测引流液情况(引流液颜色、性状、量)，保持引流管通畅			
14. 观察尿量，皮肤温湿度			
15. 安慰患者			
16. 做好病情观察、交接班			
百分比分数计算评分	得分÷32(本站总分)×100×40%(本站权重)=本站得分		

【考核内容评分指引二】

临床问题处理评分指引			
评分项目	完全做到 2 分	部分做到 1 分	未做到 0 分
护理措施			
1. 判断患者为术后肺不张所致的 SpO_2 下降			
2. 询问患者主诉，取半卧位			

（续表）

3. 测量患者生命体征（SpO_2 92%），汇报医生			
4. 提高氧流量 6～8 L/min（或加用氧气雾化面罩吸氧）			
5. 评估患者咳嗽、咳痰能力，必要时行紧急吸痰			
6. 听诊患者肺部情况（左上肺未闻及呼吸音）			
7. 协助拍摄床边胸片（提示：左上肺肺不张）			
8. 协助进行胸肺物理治疗（翻身、拍背、深呼吸）			
9. 拍背过程中观察患者氧合指数、疼痛，如有异常立即停止，并做好抢救准备			
10. 鼓励患者咳嗽和深呼吸，以利胸腔内气体和液体排出，促进肺复张			
11. 遵医嘱使用振动排痰仪			
12. 判断痰液颜色、性状、量、黏稠度等			
13. 加强呼吸道湿化			
14. 评估给氧方式是否合适，必要时改用高流量吸氧或有创通气			
15. 遵医嘱急查血：血常规、生化、电解质、血凝、胸痛检验			
16. 遵医嘱使用止咳化痰药、平喘药，观察用药后患者反应			
17. 必要时行纤支镜吸痰			
18. 鼓励患者早期下床活动，做好防跌倒宣教			
19. 观察生命体征、氧合指数改善情况			
20. 复查胸片、血气情况			
百分比分数计算评分	得分÷40（本站总分）×100×40%（本站权重）＝本站得分		

考站三　复训护理站

【考生指引】

▲ 考核情境

蔡先生，71 岁，因“咳嗽伴左侧胸痛 6 月余”，门诊拟“左肺占位”收住入院，入院第 4 天在全麻胸腔镜下行左上肺叶切除术＋纵隔淋巴结清扫术。术后予补液抗炎、止痛、化痰等药物对症治疗，现术后康复中。

▲ 考生任务

1. 术后第 1 天，床边宣教，患者不知晓如何进行呼吸功能锻炼，指导患者正确进行呼吸功能锻炼。

2. 术后第 6 天，拟次日出院，患者主诉不了解出院后的注意事项，请对患者进行出院健康指导。

▲ **考核时间**

8～10 分钟(读题 1 分钟,用物准备 1 分钟,考核 6～8 分钟)。

【考官指引】

▲ **考核目的**

1. 考核考生正确指导呼吸功能锻炼的能力。

2. 考核考生正确进行肺部分切除术后患者健康教育的能力。

▲ **场景与用物设置**

1. 场景:病床 1 张,模拟患者 1 位,考官 2 位。

2. 用物:治疗车 1 辆,疼痛评分尺 1 把,健康宣教单 1 份,速干手消毒液 1 瓶,考生指引 1 份,模拟患者指引 1 份,考官指引 2 份,笔 2 支,白纸数张。

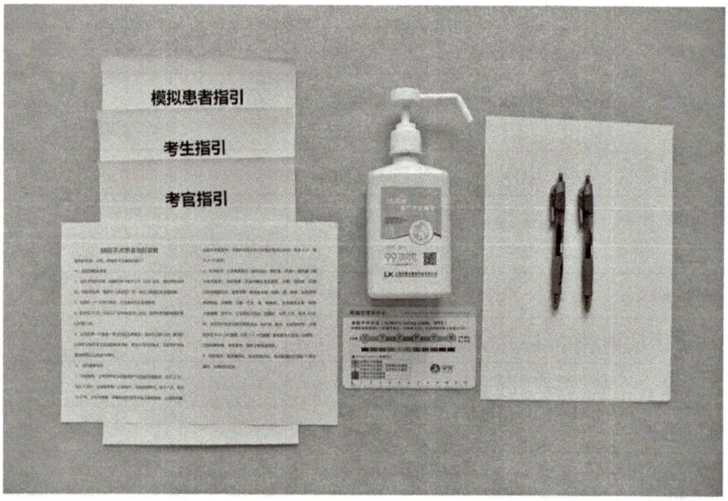

▲ **监考与评分注意事项**

1. 请根据考核内容评分指引评分。

2. 评分项目完全做到得 2 分,部分做到或经由模拟患者提醒做到得 1 分,均未做到不得分。

3. 考核时间结束,立即停止考核,进入下一站点。

【考核内容评分指引一】

复训护理评分指引			
评分项目	完全做到 2 分	部分做到 1 分	未做到 0 分
操作前评估			
1. 自我介绍,解释沟通的目的			
2. 核对患者信息			
3. 评估患者病情及合作程度			
4. 评估伤口敷料情况和疼痛程度(NRS 评分准确)			

（续表）

5. 评估患者对呼吸功能的掌握情况			
呼吸功能锻炼的目的			
6. 讲解配合要点及目的			
7. 根据患者病情、配合度选择合适的锻炼方法			
8. 腹式呼吸：改善肺通气功能，减轻术后胸式呼吸疼痛			
9. 深呼吸：增加肺活量，充分扩张胸腔，缓解术后呼吸困难症状			
10. 有效咳嗽：清理呼吸道分泌物，保持通畅，促进肺复张，预防肺炎和肺不张			
11. 呼吸训练器：强化呼吸肌，降低术后并发症，增加肺通气量，提升咳嗽能力			
呼吸功能锻炼的方法			
12. 协助患者取坐位或半卧位，关注有无头晕、疼痛等不适			
13. 腹式呼吸：左右手分别放在胸前和腹部，吸气时用鼻吸入，尽量将腹部挺出，呼气时收缩腹部用口呼出，深吸缓呼，胸廓保持最小活动幅度。呼吸频率：7～8 次/分；锻炼频率：10～20 分钟/次，2 次/天			
14. 缩唇呼吸：闭嘴用鼻深吸气 3～5 秒，将腹部隆起，屏气 2～3 秒，经嘴呈口哨状缓慢呼气 4～6 秒，腹部收缩，吸呼时间比 1∶1.5～2。频率：10～20 分钟/次，2 次/天			
15. 有效咳嗽：双手抱胸，一手按压伤口，腹式呼吸深吸气后屏气 1～2 秒，声门紧闭，张口声门打开，同时腹部收缩用力咳嗽，使痰液冲出。频率：6～10 分钟/次，10～20 次/天			
16. 呼吸训练器：指导患者口含咬嘴，用鼻缓慢深吸气至极限，然后用嘴缓慢用力匀速呼气。吸气与呼气时间：呼气时间约为 1∶4，要有意识延长呼气时间。呼气 3 次后间隔 5 次正常呼吸，每次连续使用 15 分钟左右，每天 3～5 次			
呼吸功能锻炼的注意事项			
17. 告知患者雾化之后或伤口不痛时进行有效咳嗽锻炼			
18. 伤口疼痛或胸闷时可行深呼吸调整呼吸节律			
19. 告知患者术后早期下床活动，穿防滑鞋，预防跌倒，促进肺复张			
20. 告知患者如感到不适或疲劳，应及时休息，避免强行锻炼			
评价健康教育的效果			
21. 评估患者对呼吸功能锻炼的掌握情况			
百分比分数计算评分	得分÷42（本站总分）×100×30%（本站权重）＝本站得分		

【考核内容评分指引二】

复训护理评分指引			
评分项目	完全做到 2 分	部分做到 1 分	未做到 0 分
健康教育前评估			
1. 自我介绍,向患者解释沟通目的			
2. 核对患者身份(2 种及以上方式)			
3. 评估患者需求			
4. 评估患者对呼吸功能锻炼的掌握情况(深呼吸和有效咳嗽、咳痰)			
5. 评估患者对肢体功能锻炼的掌握情况			
6. 评估患者对出院后生活方式及营养支持的了解情况			
7. 评估患者对复诊知识的了解情况			
生活方式指导			
8. 告知患者加强营养:①进食营养丰富食物,如新鲜的蔬菜水果及瘦肉、鸡蛋等优质蛋白;②少食多餐,避免暴饮暴食;③忌食辛辣刺激、生冷、油腻食物			
9. 多饮水,保持大小便通畅,每日饮水量约 1 500~2 000 mL			
10. 休息:夜间保证 8~10 小时充足睡眠,午间 1~2 小时睡眠,避免重体力劳动			
11. 戒烟戒酒,预防上呼吸道感染			
12. 告知患者注意防寒保暖,避免着凉			
13. 告知患者调整心态,保持心情愉快			
14. 自我监测:定期测量肺活量、肺功能			
伤口护理指导			
15. 注意个人卫生,保持伤口干爽,勿在伤口处涂抹药膏或药水			
16. 保持伤口敷料清洁干燥,每 3~5 天换药;如有渗血、渗液,及时至门诊换药			
17. 观察伤口红、肿、热、痛,如有异常及时就诊			
用药指导			
18. 遵医嘱用药,告知药物作用,用药方法			
19. 告知患者坚持准确服药,并观察用药后反应			
康复训练指导			
20. 使用呼吸训练器或吹气球,每天 3 次,每次 5 分钟			
21. 缩唇呼吸:以鼻吸气,缩唇缓慢呼气,每天 2 次,每次 10 分钟			
22. 有效咳嗽:指导其咳嗽、咳痰时,用双手按压患侧胸壁,以减轻疼痛			
23. 肢体功能锻炼:术侧肢体每天做上举摸对侧耳朵运动,每天 3 次,每次 8~10 分钟			

（续表）

24. 告知患者适当活动：选择合适运动，如散步，每天 2 次，每次 30 分钟，半年内不宜参加剧烈的体育活动，如打球、跑步、抬举重物等			
25. 总体原则：循序渐进，根据个人恢复和自我活动耐受力适当调整，避免过度劳累			
复诊指导			
26. 遵医嘱定期复查			
27. 如有咳嗽、咳痰等症状及胸闷、胸痛等不适，及时就诊			
评估健康教育的效果			
28. 为患者提供肺部术后健康教育内容的相关载体：宣传单、宣传册、视频或记录单等			
29. 评估患者对出院健康指导的掌握情况			
百分比分数计算评分	得分÷58（本站总分）×100×30%（本站权重）=本站得分		

【模拟患者指引】

一、基本信息

蔡先生，71 岁，汉族，已婚，身高 170 cm，体重 60 kg，BMI 20.76 kg/m^2，初中学历，退休，本地城镇居民医保，经济状况及家庭支持良好。

二、病史详情

现病史：患者因“咳嗽伴左侧胸痛 6 月余”来院就诊，胸部 CT 示左肺上叶占位，门诊拟“左肺占位”收住入院。患者主诉 6 个月前无明显诱因出现刺激性咳嗽，咳少量白黏痰，痰液无气味，伴左侧胸痛，无呼吸困难等不适。肺部听诊有痰鸣音，未出现咯血症状。患者无压迫或侵犯上腔静脉表现，无压迫或侵犯胸膜及胸壁的表现，触诊时无肝区疼痛。患者近期体重无下降，无贫血、低蛋白血症症状，四肢活动度良好。

既往史：高血压病史 10 年余，口服苯磺酸氨氯地平片 5 mg QD，自述血压控制不详，否认冠心病、糖尿病史，否认肝炎、肺结核等病史，否认输血史，否认药物及食物过敏史，无跌倒史。预防接种史不详。

护理评估：T 36.6 ℃，P 87 次/分，R 16 次/分，BP 125/75 mmHg。患者神志清，精神可，生活能自理。饮食、睡眠、二便可，无烟酒嗜好。夜间及更换体位时易咳嗽，为刺激性咳嗽，咳嗽时胸痛，为隐痛，无牵涉痛及放射痛。护理评分：NRS 评分 2 分（咳嗽伴左侧胸痛），Braden 评分 23 分，跌倒风险评估不符合，Morse 评分 15 分（既往有高血压病史），Caprini 评分 2 分（年龄 71 岁），Barthel 评分 100 分。未服止痛药，休息后好转。患者现十分焦虑，希望尽快了解病情，进行治疗。

三、治疗、护理及预后

入院后完善相关检查，第 4 天在全麻胸腔镜下行左上肺叶切除术＋纵隔淋巴结清扫术，术中病理示左肺上叶浸润性腺癌。术毕返房，带回胸腔排气管 1 根，咳嗽时水柱波动 2～5 cm，有少量气泡逸出，伤口周围有少量皮下气肿，胸腔排液管 1 根，静脉镇痛泵 1 台，带回导尿管 1 根，各导管均妥善固定。带回右前臂留置针 1 枚，予 0.9%氯化钠注射液 100 mL＋头孢唑林钠 2 g 静脉输液治疗。

术后1小时引流液量400 mL,呈血性,T 36.8 ℃,P 109次/分,R 38次/分,BP 99/65 mmHg,SpO_2 94%。患者神志清,双侧瞳孔等大等圆,对光反射存在,伤口敷料干燥,引流管在位通畅,引流管温热,无脱出,尿量少,皮肤湿冷。判断患者发生了活动性出血,责任护士给予出血的急救处理及处理后的观察。

术后第1天,床边宣教,患者不知晓如何进行呼吸功能锻炼。责任护士给予呼吸功能锻炼的目的、方法和注意事项的宣教。

术后第3天,患者雾化后自感胸闷,呼吸不畅,咳痰无力,测 SpO_2 92%。听诊患者肺部未闻及呼吸音,床边胸片提示左上肺肺不张。使用振动排痰仪后,患者咳出白色黏痰一口。判断患者出现肺不张,责任护士给予促进肺复张的护理措施。

术后第6天,拟次日出院,患者伤口敷料干燥,NRS评分0分。主诉不了解出院后的注意事项,对出院后生活方式及营养支持不了解。责任护士对患者进行出院宣教,包括健康教育前评估、生活方式指导、伤口护理指导、用药指导、康复训练指导和复诊指导。

【知识链接】

▲留置胸腔闭式引流期间病情观察与护理

1. 至少每4小时观察患者的生命体征、血氧饱和度,听诊呼吸音,观察呼吸节律、频率和幅度。

2. 每日检查置管部位有无渗血、渗液、皮肤过敏,以及伤口敷料有无松脱、污染等。

3. 了解不同疾病引流物的特点,观察引流液的颜色、性状、量、速度、气体逸出情况及水封瓶内水柱波动情况,根据患者病情及医嘱调整观察频率。发生下列情况时,应通知医师处理:

(1) 引流装置中出现大量鲜红血液、引流液浑浊或有沉淀、脓栓;

(2) 术后患者引流量>200 mL/h;

(3) 乳糜胸患者引流量>200 mL/d;

(4) 引流装置内大量气体突然逸出、气体逸出突然停止或气体持续逸出。

4. 应根据病情需要,鼓励患者咳嗽、深呼吸、变换体位和早期活动。

5. 一侧全肺切除术后患者,应遵医嘱全夹闭或半夹闭胸腔引流管,并定时开放引流;气管明显向健侧移位者,在排除肺不张后,应遵医嘱缓慢放出适量的气体或液体,每次放液量宜少于100 mL。

▲引流装置维护

1. 保持引流瓶直立,放置低于患者胸壁引流口平面60~100 cm。

2. 保持管路密闭、通畅,避免牵拉、打折、盘曲、受压。发生下列情况时应及时处理:

(1) 引流管堵塞时,应查找堵塞原因,协助医师挤压或用无菌生理盐水冲洗管路;不能疏通时,应配合医师拔除或更换引流管。

(2) 引流管脱出时,应嘱患者屏气,勿剧烈咳嗽,立即用无菌敷料覆盖切口,并用胶带将敷料的三边封好,剩下一边提供单向阀功能,以保证胸膜腔内的气体逸出。

(3) 引流装置连接处断开时,应立即在患者近心端夹闭或反折引流管,消毒接口后重新连接恢复引流,必要时更换引流装置。

3. 不应夹闭有气体逸出的胸腔引流管。

▲不同疾病或手术胸腔闭式引流物特点

参照中华护理学会团体标准,胸腔闭式引流物的判断标准如下。

胸腔闭式引流物的判断标准

类别	引流物特点
气胸	置管后引流初期会自发冒出气泡,随着胸腔内压力下降,仅在患者咳嗽时会排出气泡。气胸逐渐愈合,停止冒泡,然后出现液面波动现象
胸心外科术后	引流液早期呈血性,之后血色逐渐变淡至成为淡黄色渗液,引流量也会逐渐减少
乳糜胸	引流液呈白色或乳白色
真菌感染、黑色素瘤、胰胸膜瘘	引流液呈黑色
食管胸膜瘘	引流液呈绿色/棕色,高黏度,有酸味

第三节 主动脉夹层护理

【概述】

主动脉夹层(aortic dissection,AD)是主动脉夹层动脉瘤的简称,指主动脉壁内膜与部分中层裂开,血液在主动脉压力作用下进入裂开间隙,形成血肿并主要向远端延伸扩大。该病隐匿、凶险,诊断率较低,易发生主动脉夹层破裂,死亡率极高。临床上常用 Stanford 分型:Stanford A 型主动脉夹层一经确诊,原则上按急诊手术治疗;Stanford B 型主动脉夹层应在药物控制血压、心律稳定后,限期行血管腔内修复术。本节主要考查主动脉夹层的病史采集、护理评估、急救处理、主动脉夹层术后常见并发症护理及健康指导等内容。

【培训目标】

知识:掌握主动脉夹层的护理评估、急救处理、病情观察及健康教育。

技能:掌握主动脉夹层的围手术期护理技术。

态度:全程语言流畅,保持对患者的尊重、同情和关爱,展现良好的个人形象及辩证性思维能力。

考站一 健康评估站

【考生指引】

▲考核情境

王女士,汉族,53 岁,初中学历,职员,因“突发胸痛半天”由下级医院转入本院就诊,外院 CT 示主动脉夹层(A 型)。急诊拟“主动脉夹层”平车收治入院。患者诉胸背部撕裂样疼痛、胃部不适。T 36.5 ℃,P 125 次/分,R 25 次/分,BP 152/90 mmHg,四肢血压无差异,患者现予尼卡地平 20 mg+0.9%氯化钠注射液 50 mL 以 5 mL/h 静脉泵入,予艾司洛尔 200 mg+0.9% 氯化钠注射液 50 mL 以 3 mL/h 静脉泵入。患者现疼痛难忍,希望尽快缓解疼痛。

▲考生任务

1. 请对该患者进行入院评估,包括疼痛评估(NRS 评分)、静脉血栓栓塞症风险评估(Caprini 评分)、压力性损伤风险评估(Braden 评分)、日常生活能力评估(Barthel 评分)、心功能分级评估(NYHA 分级)、跌倒风险评估。

2. 针对患者病情进行专科处理和术前处理。

▲考核时间

8～10 分钟(读题 1 分钟,用物准备 1 分钟,考核 6～8 分钟)。

【考官指引】

▲考核目的

1. 考查考生对主动脉夹层患者的入院评估。

2. 考查考生能否结合患者特点,规范地完成专科处理与术前处理。

▲场景与用物设置

1. 场景:病床 1 张,模拟患者 1 位,考官 2 位。

2. 用物:治疗车 1 辆,疼痛评分尺 1 把,听诊器 1 个,瞳孔笔 1 支,心电监护仪 1 台,测量下肢血压袖带 1 个,日常护理评估工具手册 1 本,速干手消毒液 1 瓶,考生指引 1 份,模拟患者指引 1 份,考官指引 2 份,笔 2 支,白纸数张。

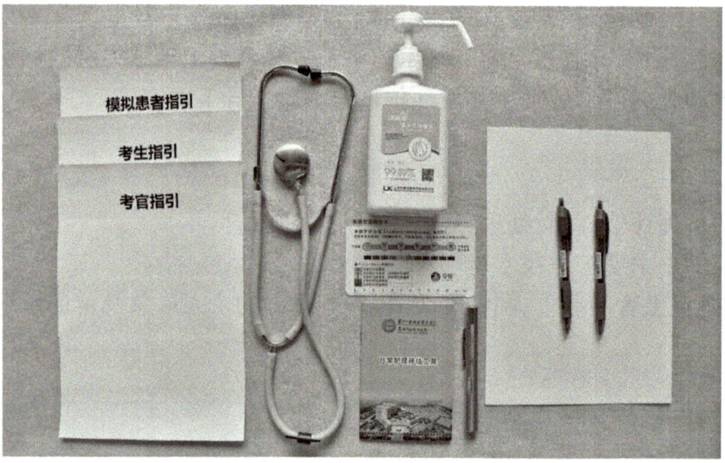

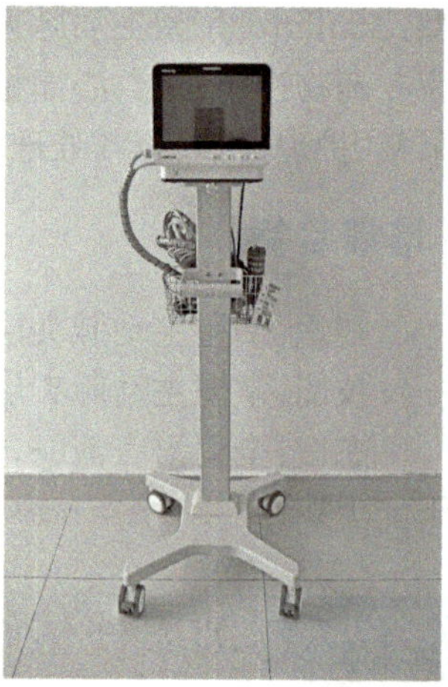

▲监考与评分注意事项

1. 请根据考核内容评分指引进行评分。

2. 评分项目完全做到得 2 分,部分做到或经由模拟患者提醒做到得 1 分,均未做到不得分。

3. 考核时间结束时,立即停止考核,进入下一考核站点。

【考核内容评分指引一】

健康评估评分指引			
评分项目	完全做到 2 分	部分做到 1 分	未做到 0 分
评估现病史			
1. 自我介绍(姓名与职责),向患者解释沟通目的			

（续表）

2. 核对患者身份（2 种及以上方式）			
3. 评估患者的神志			
4. 评估患者疼痛的具体部位及范围			
5. 评估患者疼痛诱发因素			
6. 评估胸部疼痛的性质与程度，进行疼痛评分（评分准确）			
7. 评估胸部疼痛持续时间			
8. 评估患者疼痛时的伴随症状（肢体运动情况，有无腹痛、腹胀或肢体麻木等不适）			
9. 评估有无导致疼痛加重或缓解的因素			
10. 正确测量四肢血压：患者取平卧位，分别测量左、右上臂肱动脉处和左、右踝部足背动脉或胫后动脉处			
11. 测四肢动脉搏动（桡动脉、足背动脉）			
12. 评估四肢皮肤颜色和温度			
13. 评估目前身体有无其他不适			
14. 评估患者日常活动耐力：心功能分级评估准确			
既往史、家族史、用药史、过敏史、个人生活史、一般资料			
15. 评估既往史（高血压、出凝血系统异常、心血管病相关疾病，以及糖尿病、甲亢、贫血、风湿热、系统性红斑狼疮等）			
16. 评估家族史：直系亲属中有无与遗传相关的心血管病，如原发性高血压、马方综合征、特纳综合征等			
17. 评估既往检查结果、治疗经过及效果，是否遵从药物治疗（如药物种类、剂量和用法）和非药物治疗（饮食、运动等），有无服用抗凝药史			
18. 评估过敏史			
19. 评估有无手术及外伤史、输血史			
20. 评估个人生活史：作息、睡眠、二便、吸烟、饮酒			
21. 评估性格特征，是否情绪激动、精神紧张等			
22. 评估一般资料：职业、付费方式、居住地址与电话、社会支持等			
护理评估			
23. NRS 评分准确			
24. Braden 评分准确			
25. 跌倒风险评估准确			
26. Caprini 评分准确			
27. Barthel 评分准确			
百分比分数计算评分	得分÷54（本站总分）×100×30%（本站权重）＝本站得分		

注：根据模拟患者病情，NRS 评分 8 分，Braden 评分 23 分，跌倒风险临床判定不符合，Morse 评分 15 分，Caprini 评分 1 分，Barthel 评分 55 分。

【考核内容评分指引二】

健康评估评分指引			
评分项目	完全做到 2 分	部分做到 1 分	未做到 0 分
专科评估			
1. 自我介绍(姓名与职责),向患者解释沟通目的			
2. 核对患者身份(2 种及以上方式)			
3. 测量四肢动脉搏动			
4. 正确测量四肢血压:患者取平卧位,分别测量左、右上臂肱动脉处和左、右踝部足背动脉或胫后动脉处			
5. 评估患者神志、瞳孔			
6. 评估面容与表情、身高、体重、营养状况			
7. 评估胸部疼痛的性质与程度,进行疼痛评分(评分准确)			
8. 视诊:鼻翼有无扇动、心前区有无隆起、心尖搏动位置;皮肤、黏膜颜色有无发绀;身体低垂部位有无水肿;颈静脉是否充盈或怒张			
9. 听诊:心律是否整齐、有无杂音,双肺呼吸音,肠鸣音			
10. 触诊:胸壁有无震颤、腹部是否柔软、四肢动脉搏动(桡动脉、足背动脉)、肌力、皮温、湿度及感觉;肝颈静脉反流征			
11. 评估患者心肺功能状况:心功能分级评估准确			
12. 汇报医生,提出可进一步检查:心电图、床旁心脏超声、大血管造影(CTA)			
13. 需继续完善的检查:血、尿、粪常规,血凝常规、血型、肝肾功能、胸痛组套、血气分析等			
术前护理			
14. 集中护理操作,减少环境刺激			
15. 告知患者绝对卧床休息;避免情绪激动;减少腹内压增高的因素,如咳嗽、打喷嚏、便秘等			
16. 病情观察:观察患者神志、肢体活动、尿量、生命体征的变化			
17. 疼痛管理:评估疼痛的位置、性质、持续时间、诱因,遵医嘱服用止痛药			
18. 控制血压:遵医嘱予尼卡地平 20 mg+0.9%氯化钠注射液 50 mL,以 5 mL/h(根据患者血压变化动态调整速度)静脉泵入,血压维持在收缩压 100～120 mmHg,控制动脉血压下降幅度不超过基础值的 30%			
19. 控制心率:遵医嘱予艾司洛尔 200 mg+0.9%氯化钠注射液 50 mL,以 3 mL/h(根据患者心率变化动态调整速度)静脉泵入,心率控制在 60～80 次/分			
20. 预防感染:戒烟、术前预防性应用抗生素			
21. 心理护理:向患者及家属介绍疾病和手术相关知识,理解患者的异常心理反应并耐心解答患者及家属的问题,以缓解其对手术的恐惧和焦虑			

（续表）

22. 关注有无主动脉夹层破裂的先兆，及时汇报医生，做好抢救准备			
百分比分数计算评分	得分÷44（本站总分）×100×30%（本站权重）=本站得分		

考站二　临床问题处理站

【考生指引】

▲考核情境

王女士，53 岁，诊断为"主动脉夹层（A 型）"收治入院。入院后完善相关检查，在全麻体外循环下行升主动脉人工血管置换术＋象鼻支架植入术，手术顺利，术后当日转入心脏外科重症监护病房观察。

▲考生任务

1. 患者术后转入心脏外科重症监护病房，请对患者进行病情观察。

2. 患者查血钾 3.7 mmol/L，医嘱予补液治疗并输注大量血制品，生命体征示：HR 55 次/分，R 25 次/分，BP 98/60 mmHg，尿量 20 mL/h。床边监护仪示：PR 间期延长，T 波高尖，P 波低平、时限延长，QT 间期缩短。行床边心电图：

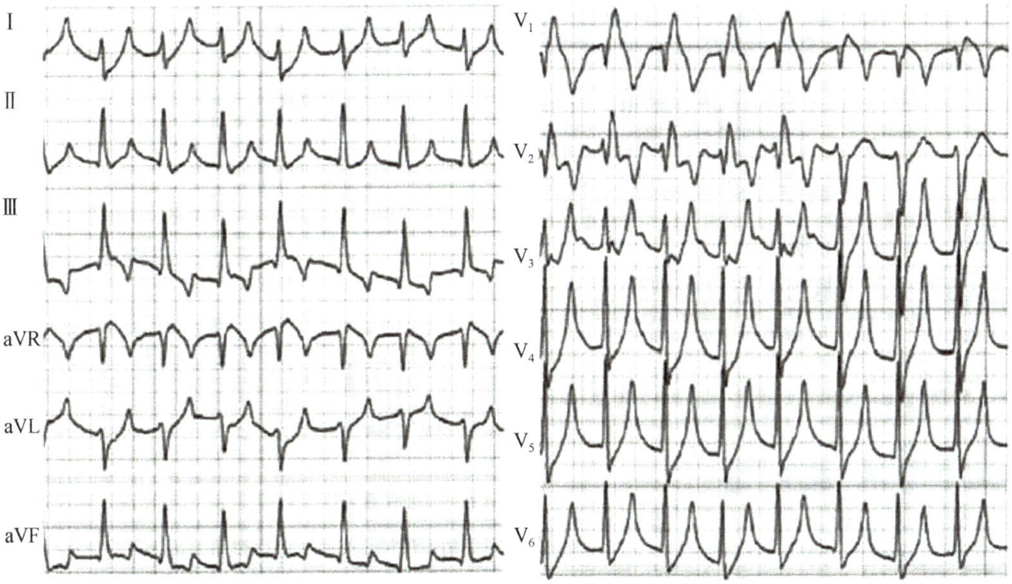

请根据患者心电图，判断患者出现何种病情变化，给予相应处置。

3. 患者术后 9 小时皮肤苍白，四肢湿冷，尿量 90 mL。心电监护示：窦性心律，HR 112 次/分，R 16 次/分，BP 78/44 mmHg，中心静脉压（CVP）12 cmH_2O，SpO_2 94%。请分析患者出现何种病情变化，并作出相应处置。

▲考核时间

8～10 分钟(读题 1 分钟,用物准备 1 分钟,考核 6～8 分钟)。

【考官指引】

▲考核目的

1. 考核考生对主动脉夹层术后病情观察的能力。
2. 考核考生能否正确识别高钾血症及其相关处理能力。
3. 考核考生对主动脉夹层术后发生低心排综合征的应急识别及处理能力。

▲场景与用物设置

1. 场景:病床 1 张,模拟患者 1 位,考官 2 位。

2. 用物:治疗车 1 辆,速干手消毒液 1 瓶,疼痛评分尺 1 把,瞳孔笔 1 支,静脉输液盘 1 个,动脉采血针 1 个,10 mL、20 mL、50 mL 针筒各 1 个,一次性使用连接管 1 个,输液器 1 个,5%葡萄糖注射液 100 mL 1 袋,10%葡萄糖酸钙注射液 1 g 1 支,10%葡萄糖注射液 500 mL 1 袋,50%葡萄糖注射液 20 mL 5 支,普通胰岛素 400 U 1 支,呋塞米注射液 20 mg 1 支,考生指引 1 份,模拟患者指引 1 份,考官指引 2 份,笔 2 支,白纸数张。

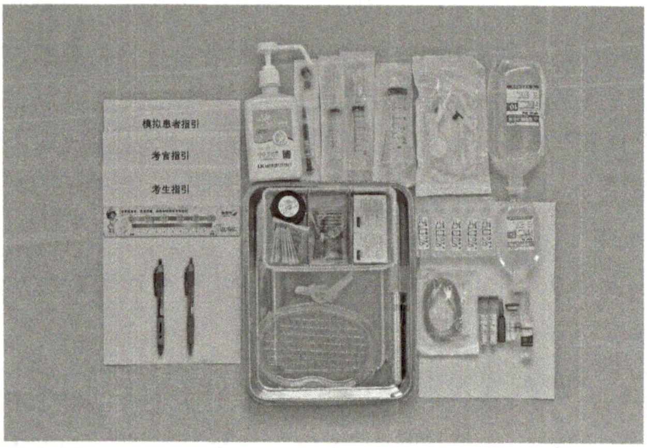

▲监考与评分注意事项

1. 请根据考核内容评分指引进行评分。

2. 评分项目完全做到得 2 分,部分做到或经由模拟患者提醒做到得 1 分,均未做到不得分。

3. 考核时间结束时,立即停止考核,进入下一考核站点。

【考核内容评分指引一】

临床问题处理评分指引			
评分项目	完全做到 2 分	部分做到 1 分	未做到 0 分
生命体征观察			
1. 观察患者神志、瞳孔情况			
2. 评估患者疼痛情况(评分准确)			
3. 观察患者尿量,准确记录			

（续表）

4. 查看血压的测量记录，复测血压			
5. 严格控制血压、心率，设置监护仪报警值，维持目标血压收缩压在 100～120 mmHg，平均动脉压＞60 mmHg			
6. 监测四肢血压，若与患者之前血压差距过大，汇报医生查找原因			
7. 遵医嘱静脉持续泵入血管扩张药，根据血压调节药物泵入速度			
8. 观察四肢动脉搏动情况			
9. 观察四肢皮肤温度、色泽情况			
10. 观察心率的变化，控制在 60～80 次/分，注意有无心律失常和心肌缺血表现			
11. 观察伤口有无渗血、渗液等吻合口出血的情况			
12. 观察引流液色、质、量的变化，有无血凝块			
13. 定期监测患者血清电解质、血气分析，及时纠正水、电解质、酸碱平衡			
并发症的护理			
14. 评估患者深低温停循环时间			
15. 评估患者术中脑保护情况			
16. 评估患者的思维能力，如能否正常交流、记忆力等			
17. 评估患者睡眠情况			
18. 术后早期采取肺保护性通气策略，保持适当的呼吸末正压（3～12 cmH_2O）			
19. 加强体位管理，采取 30°～45°半卧位，2 小时翻身一次，及时清理呼吸道分泌物，防止呼吸道感染			
20. 评估患者四肢活动、肌力情况			
21. 对神志不清者，遵医嘱予营养神经和脱水药物			
22. 保证充分供氧，防止脑部缺血缺氧			
23. 术后加强监测尿比重、尿素氮和血清肌酐等指标的变化；疑为肾功能不全者，限制水和钠的摄入，控制高钾食物的摄入，并停止使用肾毒性药物；若证实为急性肾衰竭，应遵医嘱做透析治疗			
百分比分数计算评分	得分÷46（本站总分）×100×40%（本站权重）＝本站得分		

【考核内容评分指引二】

临床问题处理评分指引			
评分项目	完全做到 2 分	部分做到 1 分	未做到 0 分
高钾血症的识别			
1. 观察患者神志、瞳孔情况			

(续表)

2. 查看心电监护,识别异常心电图			
3. 观察患者尿量,准确记录			
4. 初步判断为高钾血症,汇报医生			
5. 提出需要进一步做血气分析,了解血钾情况			
6. 协助患者取半卧位,采血肢体下垫治疗巾			
7. 评估桡动脉搏动位置与强度			
8. 选择穿刺部位,正确进行艾伦试验(Allen Test)			
9. 正确采集动脉血气(口述)			
10. 根据动脉血气分析,汇报血钾数值(6.4 mmol/L),确认为高钾血症			
高钾血症的处理			
11. 暂停含钾液体输入			
12. 与医生沟通,避免大量输注库存血			
13. 遵医嘱予10%葡萄糖酸钙注射液10 mL+5%葡萄糖注射液10 mL稀释后缓慢静脉推注,于5～10分钟推注完,可重复给药			
14. 遵医嘱予普通胰岛素10 U加入50%葡萄糖注射液50 mL中静脉泵入			
15. 遵医嘱予速尿20 mg静脉推注,记录24小时内每小时的尿量,关注尿量的变化			
16. 关注血钾浓度是否继续升高或降低,1～3小时复查血钾浓度			
17. 关注血气分析、电解质、肾功能的变化			
百分比分数计算评分	得分÷34(本站总分)×100×40%(本站权重)=本站得分		

【考核内容评分指引三】

临床问题处理评分指引			
评分项目	完全做到2分	部分做到1分	未做到0分
病情变化的判断			
1. 复测另一侧肢体无创血压(80/52 mmHg),确认血压数据真实			
2. 检查静脉通路是否通畅、微量泵是否正常工作			
3. 评估患者CVP数据准确性,行CVP校零,确认数值准确(12 cmH_2O)			
4. 观察引流液的色、质、量,摸引流管是否温热,如温热,说明引流液为活动性出血(引流通畅,无血凝块,1小时内引流液50 mL,敷料干燥)			

（续表）

5. 评估患者尿量情况，尿量 90 mL/9 h（少尿）			
6. 评估患者 SpO_2 是否正常			
7. 评估患者皮肤苍白、肢体湿冷情况（末梢凉，发绀）			
8. 监测心排血量（CO）、心排指数（CI）等数值的变化			
9. 调整体位，行被动直腿抬高试验，观察有无容量反应性（CVP 示 16 cmH_2O，血压无变化）			
紧急处理			
10. 联系影像科行床边心脏超声，确定发生低心排综合征			
11. 遵医嘱给予代血浆胶体输注，补充血容量，控制补液速度			
12. 遵医嘱应用正性肌力药物和血管活性药物，以恢复心脏和其他重要器官供血			
13. 调高氧浓度，纠正低氧血症			
14. 准备止血扩容药			
15. 观察神志、皮肤温湿度			
16. 留取标本（血凝常规、活化凝血时间、血常规、肌钙蛋白、血气分析等）			
17. 观察尿量			
18. 通知血库备血			
19. 观察用药效果			
20. 做好进一步治疗的准备工作[漂浮导管置入、主动脉内球囊反搏（IABP）、体外膜肺氧合（ECMO）、连续性肾脏替代治疗（CRRT）]			
21. 密切观察生命体征			
22. 心理安慰，安抚患者			
百分比分数计算评分	得分÷44（本站总分）×100×40%（本站权重）=本站得分		

考站三　复训护理站

【考生指引】

▲ 考核情境

王女士，53 岁，初中学历，职员，诊断为“主动脉夹层（A 型）”收治入院。完善相关检查后，已在全麻下行升主动脉人工血管置换术+象鼻支架植入术，现伤口敷料干燥。术后第 30 天，患者病情平稳，予次日出院。出院带药：琥珀酸美托洛尔缓释片 95 mg QD，苯磺酸氨氯地平片 5 mg QD，螺内酯片 20 mg BID。

▲考生任务

1. 患者既往有高血压病史，术前不规律服药，请对该患者进行自我血压管理的宣教。

2. 患者不清楚出院后的注意事项，请对该患者进行出院健康宣教。

▲考核时间

8～10 分钟(读题 1 分钟，用物准备 1 分钟，考核 6～8 分钟)。

【考官指引】

▲考核目的

1. 考核考生正确进行高血压健康宣教的能力。

2. 考核考生正确进行主动脉夹层术后及出院后健康指导的能力。

▲场景与用物设置

1. 场景：病床 1 张，模拟患者 1 位，考官 2 位。

2. 用物：治疗车 1 辆，速干手消毒液 1 瓶，出院健康宣教单 1 份，血压计 1 个、考生指引 1 份，模拟患者指引 1 份，考官指引 2 份，笔 2 支，白纸数张。

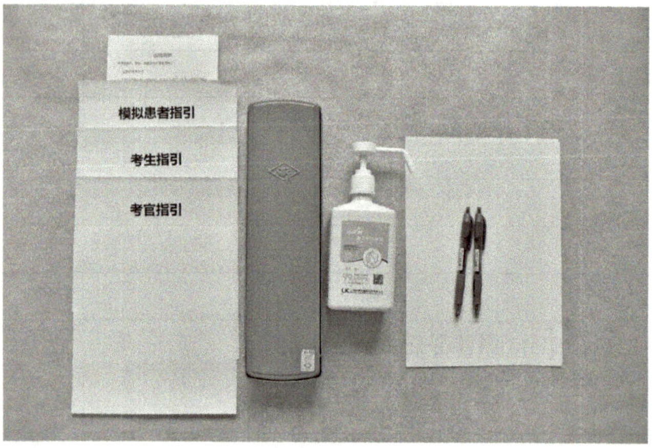

▲监考与评分注意事项

1. 请根据考核内容评分指引评分。

2. 评分项目完全做到得 2 分，部分做到或经由模拟患者提醒做到得 1 分，均未做到不得分。

3. 考核时间结束时，立即停止考核，进入下一考核站点。

【考核内容评分指引一】

复训护理评分指引			
评分项目	完全做到 2 分	部分做到 1 分	未做到 0 分
健康教育前评估			
1. 评估患者病情及合作程度			
2. 评估患者对高血压危害的了解情况			
3. 评估患者对高血压药物的了解情况			
4. 评估患者服药期间自我观察要点的掌握情况			

（续表）

自我血压管理宣教			
5. 向患者解释高血压的危害，避免主动脉夹层动脉瘤复发			
6. 告知患者及家属血压测量方法，即“四定”：定时间、定体位、定肢体、定仪器			
7. 告知患者血压如果自测较高，需要对比监测另一侧肢体血压，差距较大时需要及时去医院就诊			
8. 测血压之前半小时内勿情绪激动、勿剧烈活动，如爬楼等运动			
9. 监测血压期间，保持大便通畅，勿用力排大便			
10. 向患者介绍降压药的药物名称、剂量、用法：琥珀酸美托洛尔缓释片 95 mg QD 口服，苯磺酸氨氯地平片 5 mg QD 口服			
11. 告知患者按时、按量、连续服药			
12. 告知患者不可随意增减药物			
13. 告知患者外出时务必随时携带降压药物和硝酸甘油类药物，以备应急；硝酸甘油类药物需要玻璃瓶避光保存，避免高温，半年需要更换一次			
14. 琥珀酸美托洛尔缓释片可降低心率、控制血压，需监测脉搏，如低于 60 次/分，则暂停服药并就医			
15. 告知患者低盐、低脂饮食，勿食腌制品、动物内脏等			
16. 告知患者出院后 1、3、6 个月定期复查，期间如有头晕等不适，及时就诊			
17. 告知患者急救医疗体系，如出现严重并发症，及时呼救			
评价健康教育的效果			
18. 评估患者对自我血压管理宣教内容的掌握情况			
百分比分数计算评分	得分÷36（本站总分）×100×30%（本站权重）＝本站得分		

【考核内容评分指引二】

复训护理评分指引			
评分项目	完全做到 2 分	部分做到 1 分	未做到 0 分
健康教育前评估			
1. 评估患者健康教育内容需求			
2. 评估患者对自身疾病的了解情况			
3. 评估患者对术后注意事项的了解情况			
4. 评估患者对复诊知识的了解情况			
生活方式指导			
5. 告知患者养成良好的生活习惯，早睡早起，戒烟、限酒，不熬夜			

（续表）

6. 告知患者合理均衡饮食，进食低盐、低脂和优质蛋白质食物，多吃蔬菜、水果；少食多餐，切忌暴饮暴食			
7. 告知患者日常活动宜缓慢，根据院内制订的康复计划进行家庭康复，循序渐进			
8. 告知患者控制体重，术后按照个体耐受程度逐渐增加运动量，监测心率，避免劳累			
9. 告知患者保持情绪稳定，避免大喜大悲			
10. 告知患者保持大便通畅，勿用力排大便			
11. 胸骨保护：术后3个月应避免做牵拉胸骨的动作，如举重、抱重物等；每天进行上肢水平上抬动作，避免肩部僵硬			
12. 告知患者注意天气变化，防寒保暖，避免呼吸道感染			
13. 告知患者勿在人多、寒冷或湿热的地方活动，以免加重心脏负担			
用药指导			
14. 向患者介绍居家用药目的和药物名称、剂量、用法：琥珀酸美托洛尔缓释片95 mg QD口服，苯磺酸氨氯地平片5 mg QD口服，螺内酯片20 mg BID口服			
15. 告知患者需遵医嘱服用降压药，严禁漏服、乱服			
16. 告知患者服用琥珀酸美托洛尔缓释片降低心率、控制血压，需监测脉搏，如低于60次/分，则暂停服药并就医			
17. 告知患者服用苯磺酸氨氯地平片的不良反应为头痛、水肿、心悸等，女性患者会有嗜睡等			
18. 告知患者螺内酯片为利尿剂，服药后小便会增多，应尽量在白天服药，以防频繁排尿而影响夜间休息，不良反应为高钾血症、低血压、肾功能异常			
自我监测及急救指导			
19. 告知患者需自测脉搏、血压			
20. 告知患者及家属学会血压测量方法，即“四定”：定时间、定体位、定肢体、定仪器			
21. 告知患者每天称体重(晨起排尿后、早餐前、固定体重秤、同样衣着)，若3天内体重增加2 kg以上，应增加利尿剂用量或就医			
22. 告知患者外出时务必随身携带降压药物和硝酸甘油类药物，以备急用			
复诊指导			
23. 告知患者如出现异常情况，需及时就医。异常情况包括胸痛、心律失常、发热、浮肿、呼吸急促、心慌、咳泡沫血痰、无原因恶心呕吐、偏瘫或下肢疼痛、发凉、苍白或突然晕厥甚至昏迷			
24. 告知患者按医嘱定期复查，于出院后1、3、6个月定期复查			
25. 告知患者定期检测肝功能的变化与指标，如有少尿、水肿、尿液浑浊等症状要及时就医			

（续表）

26. 告知患者出院后按期行心电图、X 线胸片、超声心动图检查，出现发热、胸闷或心悸、呼吸困难、发绀和水肿等表现时随时就诊			
评价健康教育的效果			
27. 评估患者对术后出院健康指导内容的掌握情况			
百分比分数计算评分	得分÷54（本站总分）×100×30%（本站权重）＝本站得分		

【模拟患者指引】

一、基本信息

王女士，汉族，53 岁，初中学历，职员，城市居民医保，经济状况及家庭支持良好。

二、病史详情

现病史：因“突发胸痛半天”由下级医院转入我院就诊。患者自诉于 3 年前开始出现头昏症状，昏胀感明显，当时测血压 160/90 mmHg，之前无发热、盗汗，无夜尿，无浮肿，且未诉头痛、呕吐，无胸闷、胸痛，无心悸、气促，无晕厥、黑蒙，多在活动后或休息不好时头昏明显，为阵发性，休息或血压下降后症状稍改善，血压最高达到 180/111 mmHg，未予重视，上述症状反复发作。就诊前 1 天夜间休息时，患者突发胸背部疼痛，伴濒死感、胸闷，意识清楚，无恶心、呕吐，无四肢麻木等不适，四肢肌力 5 级，当即到当地二级医院就诊，当地医院 CT 示主动脉夹层（A 型）。现胸背部剧烈疼痛，刀割样，逐渐加重，急诊拟“主动脉夹层（A 型）”收治入院。视诊：鼻翼无扇动、心前区无隆起、心尖搏动位置在正常范围内，皮肤黏膜颜色无发绀，身体低垂部位无水肿，颈静脉怒张征阴性。听诊：心律齐、无杂音，双肺呼吸音、肠鸣音正常。触诊：胸壁无震颤、腹部柔软、肝颈静脉反流征阴性。

既往史：高血压病史 8 年，未规律服用降压药，未监测血压。患者否认糖尿病、冠心病等慢性病史，否认药物、食物、皮肤过敏史，否认烟酒史，否认外伤、手术史，否认家族疾病史，否认输血史，未服用抗凝药。

护理评估：T 36.5 ℃，P 125 次/分，R 25 次/分，BP 152/90 mmHg，四肢血压无差异。四肢皮肤颜色、皮温均正常，双侧桡动脉和双侧足背动脉可。患者神志清，精神萎靡，性格易激怒，言语交流好，身体疼痛卷曲不能平卧，现胸背部剧烈疼痛。护理评分：NRS 评分 8 分（患者诉胸背部撕裂样疼痛、胃部不适），Braden 评分 23 分，跌倒风险评估不符合，Morse 评分 15 分，Caprini 评分 1 分（年龄 53 岁），Barthel 评分 55 分（进食、洗澡、修饰、穿衣、如厕、床椅转移、平地行走需要部分帮助，上下楼梯需要极大帮助）。

三、治疗、护理及预后

入院后完善相关检查，在全麻体外循环下行升主动脉人工血管置换术＋象鼻支架植入术，手术顺利，术后转入心脏外科重症监护病房，回房后血钾 3.7 mmol/L，医嘱予补液治疗并输注大量血制品。责任护士做好病情观察，给予生命体征的观察及并发症的护理。

术后患者生命体征示：HR 55 次/分，R 25 次/分，BP 98/60 mmHg，尿量 20 mL/h，床边监护仪示：PR 间期延长，T 波高尖，P 波低平、时限延长，QT 间期缩短。行床边心电图，初步判断发生高钾血症。查血气分析：血钾 6.4 mmol/L。责任护士给予高钾血症的处理。

术后 9 小时，患者皮肤苍白，四肢湿冷，尿量 90 mL。心电监护示：窦性心律，HR 112 次/分，

R 16 次/分,BP 78/44 mmHg,CVP 12 cmH_2O,SpO_2 94%。行被动直腿抬高试验后 CVP 示 16 cmH_2O,血压无变化。判断患者发生低心排综合征,责任护士给予紧急处理措施。

术后第 30 天,拟次日出院,医嘱予出院带药:琥珀酸美托洛尔缓释片 95 mg QD 口服,苯磺酸氨氯地平片 5 mg QD 口服,螺内酯片 20 mg BID 口服。患者既往有高血压病史,术前不规律服药,责任护士对患者进行自我血压管理的宣教。患者表示不清楚出院后注意事项,责任护士对患者进行出院宣教,包括健康教育前评估、生活方式指导、用药指导、自我监测急救指导、复诊指导。

【知识链接】

▲主动脉夹层 De Bakey 分型

主动脉夹层 De Bakey 分型

分型	累及范围
De Bakey Ⅰ型	内膜破口在升主动脉,主动脉夹层的范围可以延伸至腹主动脉,此型最为常见
De Bakey Ⅱ型	内膜破口在升主动脉,扩展范围局限于升主动脉或主动脉弓,常见于马方综合征
De Bakey Ⅲ型	内膜破口在主动脉峡部左锁骨下动脉处,扩展范围累及降主动脉和(或)延伸至腹主动脉末端

▲主动脉夹层 Stanford 分型

主动脉夹层 Stanford 分型

分型	累及范围
Stanford A 型	病变累及升主动脉,夹层远端可以终止于不同部位,又称近端型,约占全部病例的 2/3
Stanford B 型	病变始于降主动脉,又称远端型,约占全部病例的 1/3

第四节　二尖瓣狭窄护理

【概述】

二尖瓣狭窄(mitral stenosis,MS)指二尖瓣瓣膜受损、瓣膜结构和功能异常所导致的瓣口狭窄,可致左心房血流受阻。女性发病率高于男性,如在儿童或青少年期患风湿热,20 岁后才出现临床症状。无症状或心功能Ⅰ级的患者以内科治疗为主,有症状且心功能Ⅱ级的患者均应手术治疗。本节主要考查病史采集、护理评估、专科评估、急救技术、术后病情观察及健康指导等内容。

【培训目标】

知识:掌握二尖瓣狭窄的病史采集、专科评估、病情观察及健康教育。

技能:掌握二尖瓣狭窄的围手术期护理技术。

态度:全程语言流畅,保持对患者的尊重、同情和关爱,展现良好的个人形象及辩证性思维能力。

考站一　健康评估站

【考生指引】

▲ 考核情境

黄女士，汉族，46岁，因“近5天来休息时出现频发的呼吸困难，夜间端坐呼吸不能减轻症状，频发咯血，严重心慌”，超声心动图检查提示重度二尖瓣狭窄，门诊拟“重度二尖瓣狭窄”收住入院。协助患者办理好住院后，患者主诉呼吸困难，可见面色苍白、口唇轻度发绀、呼吸急促。

▲ 考生任务

1. 请采集患者的现病史、既往史、家族史、用药史、过敏史、个人生活史、一般资料，并进行护理评分，包括压力性损伤风险评估（Braden 评分）、日常生活能力评估（Barthel 评分）、静脉血栓栓塞症风险评估（Caprini 评分）、疼痛评估（NRS 评分）、心功能分级评估（NYHA 分级）、跌倒风险评估。

2. 请进行专科评估，并提出至少2个主要护理问题。

▲ 考核时间

8～10分钟（读题1分钟，用物准备1分钟，考核6～8分钟）。

【考官指引】

▲ 考核目的

1. 考核考生正确采集病史、进行护理评分的能力。

2. 考核考生进行专科评估和提出护理诊断的能力。

▲ 场景与用物设置

1. 场景：病床1张，模拟患者1位，考官2位。

2. 用物：治疗车1辆，疼痛评分尺1把，听诊器1个，日常护理评估工具手册1本，速干手消毒液1瓶，考生指引1份，模拟患者指引1份，考官指引2份，笔2支，白纸数张。

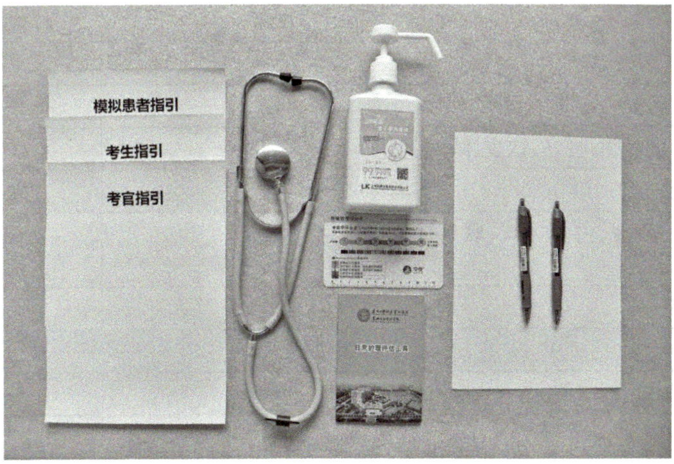

▲监考与评分注意事项

1. 请根据考核内容评分指引评分。
2. 评分项目完全做到得2分,部分做到或经由模拟患者提醒做到得1分,均未做到不得分。
3. 考核时间结束,立即停止考核,进入下一站点。

【考核内容评分指引一】

健康评估评分指引			
评分项目	完全做到2分	部分做到1分	未做到0分
现病史			
1. 自我介绍(姓名与职责),向患者解释沟通目的			
2. 核对患者身份(2种及以上方式)			
3. 评估胸闷出现的时间与诱因			
4. 评估胸闷发生时的伴随症状(有无心悸、乏力、气促等),如有伴随症状,需继续评估伴随症状			
5. 评估患者有无咳嗽、咳痰及痰液的性状			
6. 评估患者有无咯血(如有,评估咯血的次数、量及颜色)			
7. 评估胸闷的持续时长、对日常生活的影响程度及自我缓解的方法			
8. 评估患者有无端坐呼吸			
9. 评估患者有无夜间阵发性呼吸困难			
10. 评估患者有无心悸、头晕、乏力等心排量不足的表现			
11. 评估患者有无二尖瓣面容,面颊和口唇轻度发绀			
12. 评估本病的诊疗经过,采取的措施及效果(有无用药、手术及效果)			
13. 评估患者心功能分级,评估准确			
14. 评估心电图、X线、心超检查结果			
既往史、家族史、用药史、过敏史、个人生活史、一般资料			
15. 评估既往史(高血压、糖尿病、风湿病)			
16. 评估家族史			
17. 评估用药史			
18. 评估过敏史			
19. 评估手术及外伤史			
20. 评估个人生活史:烟酒嗜好、饮食、睡眠、二便			
21. 评估居住环境			
22. 评估一般资料:职业、付费方式、联系地址与电话、社会支持、BMI等			
23. 评估心理状态			
护理评分			
24. NRS评分准确			
25. Braden评分准确			

（续表）

26. 跌倒风险评估准确			
27. Caprini 评分准确			
28. Barthel 评分准确			
百分比分数计算评分	得分÷56(本站总分)×100×30%(本站权重)=本站得分		

注：根据模拟患者病情，NRS 评分 0 分，Braden 评分 22 分，跌倒风险临床判定不符合，Morse 评分 0 分，Caprini 评分 1 分，Barthel 评分 50 分。

【考核内容评分指引二】

健康评估评分指引			
评分项目	完全做到 2 分	部分做到 1 分	未做到 0 分
专科体检			
1. 自我介绍(姓名与职责)，向患者解释沟通目的			
2. 评估患者神志是否异常，有无意识障碍			
3. 测量生命体征			
4. 评估口唇、甲床及皮肤颜色，有无贫血、发绀、二尖瓣面容			
5. 观察颈静脉充盈水平，评估有无颈静脉怒张			
6. 评估有无下肢水肿及水肿程度			
7. 视诊：患者胸廓外形是否对称，有无桶状胸等			
8. 听诊：呼吸音、心率、心律、心音、杂音、心包摩擦音(舒张期雷鸣样杂音，肺动脉瓣区第二心音亢进)			
9. 触诊：患者心尖搏动的位置(左胸较隆起，心尖搏动弥散，并可触及舒张期震颤)			
护理诊断/问题			
10. 心输出量下降：与心脏瓣膜病变引起血流动力学改变有关(依据：近 5 天来休息时出现频发的呼吸困难)			
11. 气体交换受损：与肺淤血、心功能不全有关(依据：夜间端坐呼吸不能减轻症状)			
12. 知识缺乏：缺乏疾病相关知识			
13. 潜在并发症：出血、栓塞			
百分比分数计算评分	得分÷26(本站总分)×100×30%(本站权重)=本站得分		

考站二　临床问题处理站

【考生指引】

▲考核情境

黄女士，46 岁，诊断为“重度二尖瓣狭窄”收治入院。入院后患者主诉呼吸困难，可见面色苍白、口唇中度发绀、呼吸急促，烦躁不安，皮肤湿冷。完善相关检查，在全麻体外循环下行二尖瓣置换术，术毕安返病房，保留导尿管、伤口引流管各1根，在位通畅，予抗炎、止血、营养等对症治疗。

▲考生任务

1. 请判断患者入院时发生何种病情变化，并进行急救处理。

2. 术后5小时，患者引流液每小时150 mL，遵医嘱应用止血药后1小时引流液为10 mL，患者烦躁不安，颈静脉怒张，心音遥远，心电监护示：HR 115次/分，R 16次/分，BP 85/58 mmHg，CVP 20 cmH_2O，SpO_2 98%。根据患者的病情，判断患者出现了何种并发症，并做好相应紧急处理。

3. 术后第5天，患者进餐后突发胸闷，端坐呼吸，咳嗽频繁、喘息样呼吸。判断患者发生了什么情况，并给予相应紧急处理。

▲考核时间

8～10分钟(读题1分钟，用物准备1分钟，考核6～8分钟)。

【考官指引】

▲考核目的

1. 考核考生对二尖瓣狭窄引发休克的处理能力。
2. 考核考生对二尖瓣狭窄术后并发症心脏压塞的识别及处理能力。
3. 考核考生对急性左心衰的识别及处理能力。

▲场景与用物设置

1. 场景：病床1张，模拟患者1位，考官2位。

2. 用物：治疗车1辆，速干手消毒液1瓶，治疗盘1个，瞳孔笔1支，置管包1个，心包穿刺包1个，管道标识若干，固定胶布1卷，考生指引1份，模拟患者指引1份，考官指引2份，笔2支，白纸数张。

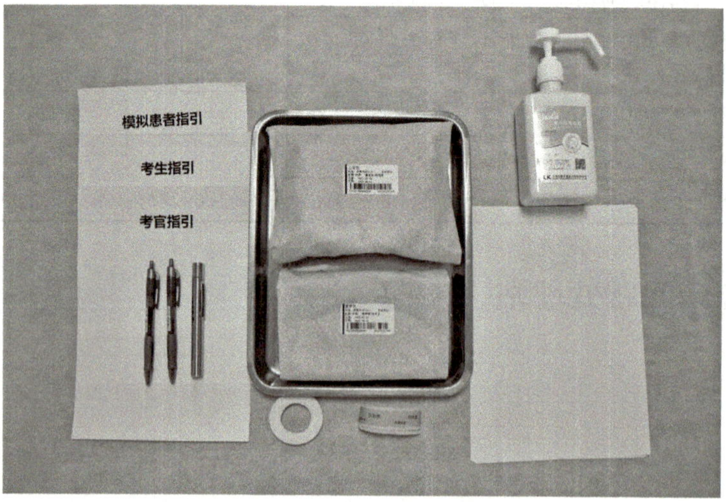

▲监考与评分注意事项

1. 请根据考核内容评分指引评分。

2. 评分项目完全做到得 2 分，部分做到或经由模拟患者提醒做到得 1 分，均未做到不得分。
3. 考核时间结束，立即停止考核，进入下一站点。

【考核内容评分指引一】

临床问题处理评分指引			
评分项目	完全做到 2 分	部分做到 1 分	未做到 0 分
评估休克征象			
1. 评估患者有无意识障碍，有无烦躁不安、恐惧、精神紧张(患者烦躁不安)			
2. 测量生命体征，血压低(收缩压＜90 mmHg)，观察患者有无心率、呼吸增快(呼吸急促)			
3. 观察患者有无皮肤苍白、肢端湿冷等周围血管灌注不足症状(肢体湿冷、发绀)，评估患者口唇和甲床发绀情况			
4. 观察患者尿量(尿量＜30 mL/h)			
急救处理			
5. 判断患者发生心源性休克，立即汇报医生			
6. 吸氧，改善缺氧状态，必要时可进行高流量吸氧			
7. 协助患者取中凹卧位，下肢抬高 20°			
8. 予心电监护持续监测生命体征			
9. 开放外周静脉通路 2 路，观察外周静脉穿刺情况，非必要不用外周静脉注入血管活性药物			
10. 协助医生行深静脉置管，以便于使用血管活性药物			
11. 遵医嘱使用去甲肾上腺素、多巴胺等强心药物			
12. 留置导尿，关注尿量			
13. 关注患者皮肤苍白、肢端湿冷等周围血管灌注不足症状进展情况			
14. 采集动脉血标本，进行血气分析，测定乳酸情况，遵医嘱使用药物纠正酸碱平衡			
15. 联系影像科行床边心超检查			
16. 必要时立即行急诊手术治疗			
17. 心理护理，安抚患者			
百分比分数计算评分	得分÷34(本站总分)×100×40%(本站权重)＝本站得分		

【考核内容评分指引二】

临床问题处理评分指引			
评分项目	完全做到 2 分	部分做到 1 分	未做到 0 分
评估患者病情			
1. 评估患者有无胸闷、胸痛、烦躁、面色苍白、大汗、进行性血压下降、表情淡漠等心脏压塞表现(患者烦躁)			

(续表)

2. 评估患者引流液情况,挤压引流管是否有血凝块流出(挤捏有血凝块)			
3. 评估有无贝克三联征:①静脉压升高(CVP≥25 cmH_2O,颈静脉怒张);②心音遥远,心搏微弱;③动脉压降低			
4. 评估 CVP 数值是否准确			
5. 立即汇报医生			
急救处理			
6. 判断患者可能发生急性心脏压塞			
7. 协助患者抬高床头,取休克体位			
8. 联系影像科行床边心超检查,确定心包压塞			
9. 保持呼吸道通畅,调节呼吸机参数,给予高浓度吸氧			
10. 升压:遵医嘱予多巴胺 180 mg+0.9%氯化钠注射液至 50 mL,以大于 10 mL/h 速度泵入;同时停用降压药物			
11. 快速加压补液扩容			
12. 遵医嘱应用镇痛药物,听取患者主诉			
13. 急查血常规、出凝血等血指标,了解患者出血情况			
14. 准备心包穿刺用物,备好急救药品及物品			
15. 告知患者心包穿刺的目的、配合方法及注意事项			
16. 根据穿刺点选择合适卧位			
17. 配合医生进行心包穿刺			
18. 穿刺过程中观察患者生命体征及各项指标变化,如有不适立即停止穿刺,予以对症处理			
19. 妥善固定穿刺导管,持续引流,解除压迫			
20. 记录穿刺导管引流出液体的色、质、量			
21. 必要时配合医生行床旁紧急剖胸探查术(联系麻醉科、手术室,准备呼吸机、吸痰用物)			
22. 协助患者取舒适体位,安慰患者			
百分比分数计算评分	得分÷44(本站总分)×100×40%(本站权重)=本站得分		

【考核内容评分指引三】

临床问题处理评分指引			
评分项目	完全做到 2 分	部分做到 1 分	未做到 0 分
紧急处理			
1. 判断患者发生急性左心衰			
2. 立即呼叫其他医护人员拿抢救车和简易呼吸气囊			
3. 安置体位,协助患者取端坐位,拉起床栏安全防护			
4. 更换吸氧面罩,调节氧流量 6~8 L/min			
5. 予持续心电监护,测量生命体征			

（续表）

6. 建立静脉通路，减慢补液速度			
遵医嘱用药			
7. 遵医嘱使用镇痛药			
8. 遵医嘱使用利尿剂，必要时留置导尿管，评估每小时出入量，关注尿量、电解质和肾功能指标			
9. 遵医嘱使用正性肌力药，关注心律和心率、电解质的变化、有无中毒症状，如恶心、呕吐、头痛、眩晕、黄绿视、心律失常			
10. 遵医嘱使用支气管扩张剂，评估呼吸困难有无改善			
11. 遵医嘱使用血管扩张药，关注血压变化，预防低血压发生；计算血管活性药物静脉泵入的速度：泵速(mL/h)＝ $\frac{\text{医嘱剂量}[\mu g/(kg \cdot min)] \times \text{患者体重}(kg) \times 60(min)}{\text{药物浓度} \div \text{药物总剂量}(\mu g/mL)}$			
观察用药后反应			
12. 评估患者神志			
13. 评估患者面色苍白、皮肤湿冷是否恢复或减轻			
14. 评估患者外周水肿情况及面色			
15. 出入量管理，保持每天出入量平衡约 500 mL，严重肺水肿者水负平衡为 1 000～2 000 mL/d，甚至可达 3 000～5 000 mL/d，以减少水钠潴留			
16. 观察穿刺点情况，保护血管，有无静脉炎			
17. 饮食宣教：低盐、低脂，清淡、易消化、高维生素的流质或半流质；进食速度应缓慢，不可一次过饱，避免加重心衰，少食多餐，避免进食刺激性食物			
18. 保持大便通畅，必要时给予缓泻剂，3 天无排便可给予开塞露，排便过程中家属或医务人员就近看护			
19. 活动宣教：合理安排休息和活动，避免重体力劳动			
20. 病情平稳后，给予其他辅助检查，如心电图、血气分析、电解质、肾功能等			
21. 做好机械辅助的准备：机械通气、IABP、左室辅助、ECMO 等			
百分比分数计算评分	得分÷42(本站总分)×100×40%(本站权重)＝本站得分		

考站三　复训护理站

【考生指引】

▲考核情境

黄女士，46 岁，小学学历，农民，诊断为“重度二尖瓣狭窄”收治入院。完善相关检查后，在全麻低温体外循环下行二尖瓣置换术。现为术后第 10 天，患者病情平稳，拟次日出院，医生开立出院带药医嘱，华法林 3 mg QD 口服。

▲ **考生任务**

1. 患者手术置换的是机械瓣膜，需要终身服用华法林，请对患者进行用药指导。
2. 患者拟次日出院，请对患者进行出院指导。

▲ **考核时间**

8～10 分钟(读题 1 分钟，用物准备 1 分钟，考核 6～8 分钟)。

【考官指引】

▲ **考核目的**

1. 考核考生正确进行瓣膜置换术后服用华法林的用药指导能力。
2. 考核考生正确进行生活方式、功能锻炼、自我监测、复诊指导等出院健康宣教的能力。

▲ **场景与用物设置**

1. 场景：病床 1 张，模拟患者 1 位，考官 2 位。

2. 用物：治疗车 1 辆，速干手消毒液 1 瓶，出院健康宣教单 1 份，考生指引 1 份，模拟患者指引 1 份，考官指引 2 份，笔 2 支，白纸数张。

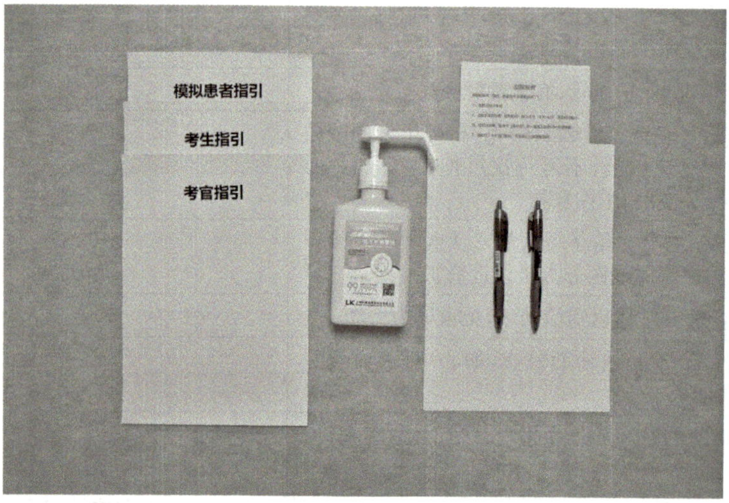

▲ **监考与评分注意事项**

1. 请根据考核内容评分指引评分。
2. 评分项目完全做到得 2 分，部分做到或经由模拟患者提醒做到得 1 分，均未做到不得分。
3. 考核时间结束，立即停止考核，进入下一站点。

【考核内容评分指引一】

复训护理评分指引			
评分项目	完全做到 2 分	部分做到 1 分	未做到 0 分
健康教育前评估			
1. 评估患者病情及合作程度			

（续表）

2. 评估患者对抗凝药物的了解情况			
3. 评估患者服药期间自我观察要点掌握情况			
用药指导			
4. 向患者讲解华法林的用药目的：抗凝和预防血栓形成			
5. 告知华法林服药时间：人工瓣膜置换术后首选华法林抗凝，机械瓣置换术后必须终身服用抗凝药，生物瓣置换术后抗凝 3～6 个月			
6. 告知患者按时、按量、连续服药：每天最好固定在下午或晚上的同一时间服药（可减少漏服风险，且便于当日查血后调药）；一天 1 次			
7. 告知患者不可随意增减药物，随意减药会造成瓣膜无法正常工作，随意加药会引起身体各部分出血的危险			
8. 告知患者华法林增减量为 1/4 片，定期抽血化验凝血功能，遵医嘱调药			
9. 告知患者如果发现漏服，想起时应该尽快补服，或者距上次服药时间 4 小时内补服；但服药时间已经接近下一次服药时间，或者距上次服药时间超过 4 小时则不要补服，千万不要一次服用双倍的剂量			
10. 出血的观察与护理：①告知患者用药期间观察是否出现牙龈、口腔黏膜、鼻腔出血，皮肤青紫、瘀斑、出血和血尿等抗凝过量表现；②女性患者注意观察月经量的多少，如有异常及时复查国际标准化比值（INR），通知医生减少抗凝药剂量，慎用维生素 K 治疗			
11. 栓塞的观察与护理：①告知患者用药期间观察是否出现下肢厥冷、疼痛、皮肤苍白等抗凝药不足的表现；②有无口角歪斜、面部瘫痪、四肢肢体障碍等脑梗的症状			
12. 告知患者生活中减弱华法林抗凝作用的因素：①服药期间摄入富含维生素 K 的食物，如菠菜、猪肝、白菜、菜花、豌豆及胡萝卜等；②输入新鲜的血液制品；③服用维生素 K、安眠药、雌激素、利福平、口服避孕药等药物			
13. 告知患者生活中增强华法林抗凝作用的因素：①长期使用广谱抗生素、西咪替丁、类固醇、奎尼丁、抗血小板药物、阿司匹林、吲哚美辛和双嘧达莫等；②肝功能损害；③合成凝血酶不足，胆道病变；④酒精			
14. 告知患者如需进行手术或检查（如拔牙或胃镜、纤维支气管镜、妇科检查等），请告知医生自己在服用抗凝药			
15. 告知患者用药期间勿抠鼻，用软毛刷刷牙			
INR 复查指导			
16. 告知患者定期复查凝血酶原时间（PT）和国际标准化比值（INR），PT 要求在 18～28 秒，INR 治疗目标值为 1.8～2.5，根据结果遵医嘱调整用药			
17. 如需调整剂量：新剂量口服华法林 2～3 天后开始每日或隔日监测			

(续表)

18. 如果稳定,第2～3个月可2周查1次			
19. 第4～6个月可4周查1次INR值,直到INR达到治疗目标值(1.8～2.5)并维持至少2天,此后可1个月监测1次			
20. 若每次复查的凝血指标在要求的范围之内,则药物剂量无须变动,以后的复查时间一般为1周、2周、4周、2个月,最长不要超过2个月			
抗凝指导			
21. 告知患者抗凝不足处理:INR＜1.8增加量,3天内复查			
22. 告知患者抗凝过量处理:①2.5＜INR≤3.0,减少量,3天内复查;②3.0＜INR≤4.5,无出血并发症,停服华法林,1～2天后复查INR;③INR＞4.5,停用华法林,到医院就诊;④严重出血,无论INR水平如何,停用华法林,到医院就诊			
23. 鼓励患者询问有疑问的内容,及时给予解答,并将宣教单给予患者			
评价健康教育的效果			
24. 评估患者对服用抗凝药物的掌握情况(如复述)			
百分比分数计算评分	得分÷48(本站总分)×100×30%(本站权重)=本站得分		

【考核内容评分指引二】

复训护理评分指引			
评分项目	完全做到2分	部分做到1分	未做到0分
健康教育前评估			
1. 评估患者健康教育内容需求			
2. 评估患者心功能情况			
3. 评估患者对术后注意事项的了解情况			
4. 评估患者对复诊知识的了解情况			
生活方式指导			
5. 告知患者需养成良好的生活习惯,戒烟限酒			
6. 告知患者平时保持充足的睡眠,不熬夜			
7. 告知患者注意防寒保暖,避免感冒、呼吸道感染			
8. 告知患者合理均衡饮食,进食低盐、低脂和优质蛋白质饮食,如鱼、虾、瘦肉、蛋等;同时补充富含维生素的水果蔬菜,其中要注意少食西瓜等含水、含糖量高的水果。			
9. 告知患者避免暴饮暴食,少食多餐,控制摄水量。每日4～5餐,每餐6～7分饱。术后早期仍需控制水分摄入,心功能差的患者需长期坚持			

（续表）

10. 告知患者保持心情愉悦			
11. 告知患者保持大便通畅			
功能锻炼指导			
12. 告知患者术后需休息 3～6 个月，禁止重体力劳动			
13. 告知患者根据个体化运动处方循序渐进地进行运动锻炼，监测心率，避免劳累			
14. 告知患者活动时注意有无呼吸困难、胸闷等			
15. 告知患者活动后夜间如有阵发性呼吸困难，端坐呼吸，应及时就诊			
16. 告知患者进行适当的户内外活动，逐渐增加工作量			
17. 告知患者活动以不引起胸闷、气急为宜			
18. 告知患者活动中自我监测缺氧的症状			
19. 告知患者术后 3 个月内应避免做牵拉胸骨的动作，如举重、抱重物等。每天进行上肢水平上抬练习，避免肩部僵硬			
自我监测及急救指导			
20. 告知患者如出现异常情况（发热、浮肿、呼吸急促、心慌、无原因的恶心呕吐或突然晕厥、昏迷等），需及时就医。如无不适，按医嘱定期复查			
21. 告知患者自测脉搏、血压			
复诊指导			
22. 告知患者按时服药，服药期间如有不适及时来院复诊			
23. 告知患者出院后 1、3 个月和半年时来院复诊			
评价健康教育的效果			
24. 评估患者对术后出院健康指导内容的掌握情况			
百分比分数计算评分	得分÷48（本站总分）×100×30%（本站权重）＝本站得分		

【模拟患者指引】

一、基本信息

黄女士，汉族，46 岁，身高 155 cm，体重 60 kg，小学学历，农民，农村居民医保，经济状况及家庭支持良好。

二、病史详情

现病史：因“近 5 天来休息时出现频发的呼吸困难，夜间端坐呼吸不能减轻症状，频发咯血，严重心慌”，在医院行超声心动图检查提示重度二尖瓣狭窄，门诊拟“重度二尖瓣狭窄”收治入院。患者主诉呼吸困难，胸闷，可见面色苍白、口唇轻度发绀、呼吸急促、咳白色黏痰，休息后未缓解，呈二尖瓣面容。

既往史：患者 10 年前患感冒，在剧烈体力活动时感到呼吸困难、心慌，到当地医院就诊，诊断为“风湿性心脏病”，遵医嘱服用抗风湿药物后有所好转。否认高血压、糖尿病等慢性病史,否认药物、食物、皮肤过敏史,否认烟酒史,否认外伤及手术史,否认家族史。

护理评估:T 36.8 ℃,P 76 次/分,R 22 次/分,BP 128/80 mmHg。患者神志清、精神萎靡,言语交流好,饮食尚可,二便正常。患者日常生活活动中度依赖,无疼痛等不适。护理评分:NRS 评分 0 分,Braden 评分 22 分(偶尔步行 3 分),跌倒风险评估不符合,Morse 评分 0 分,Caprini 评分 1 分(年龄 46 岁 1 分),Barthel 评分 50 分(进食 5 分、穿衣 5 分、控制大便 10 分、控制小便 10 分、如厕 5 分、床椅转移 10 分、平地行走 5 分)。

三、治疗、护理及预后

患者入院当天发生心源性休克,责任护士给予积极抗休克治疗措施,并完善相关检查,在全麻体外循环下行二尖瓣置换术,术毕安返病房,保留导尿管、伤口引流管各 1 根,在位通畅,予抗炎、止血、营养等对症治疗。

术后 5 小时,患者引流液每小时 150 mL,遵医嘱应用止血药后 1 小时引流液为 10 mL,心电监护示:HR 115 次/分,R 16 次/分,BP 85/58 mmHg,CVP 20 cmH_2O,SpO_2 98%。判断患者发生心脏压塞,汇报医生,责任护士给予紧急处理措施,协助医生予行床边心包置管。

术后第 5 天,患者进餐后突发胸闷,端坐呼吸,咳嗽频繁、喘息样呼吸,判断患者发生急性左心衰,责任护士汇报医生并给予紧急处理,做好用药护理,观察用药后反应。

术后第 10 天,拟次日出院,患者手术置换的是机械瓣膜,需要终身服药,医生开立出院带药:华法林 3 mg QD 口服。责任护士对患者进行抗凝药物宣教,包括健康教育前评估、用药指导、INR 复查指导。患者未完全掌握出院相关知识,责任护士进行详细出院指导,包括健康教育前评估、生活方式指导、功能锻炼指导、自我监测及急救指导、复诊指导。

【知识链接】

▲二尖瓣狭窄程度

二尖瓣狭窄程度

评价指标	轻度	中度	重度
二尖瓣瓣口平均跨瓣压差/mmHg	<5	5~10	>10
肺动脉收缩压/mmHg	<30	30~50	>50
瓣口面积/cm^2	>1.5	1.0~1.5	<1.0

▲风湿性二尖瓣狭窄病程演进分期

风湿性二尖瓣狭窄病程演进分期

分期	定义	血流动力学的影响	症状
A	二尖瓣狭窄风险期	无	无
B	二尖瓣狭窄进展期	轻至中度的左心房扩大,肺动脉压正常	无
C	无症状的严重二尖瓣狭窄	左心房重度增大,肺动脉收缩压>50 mmHg	无
D	有症状的严重二尖瓣狭窄	左心房重度增大,肺动脉收缩压>50 mmHg	运动耐量下降,活动后胸闷

第五章 泌尿外科护理

第一节 肾癌护理

【概述】

肾癌(renal carcinoma)又称肾细胞癌,常指起源于肾实质泌尿小管上皮系统的恶性肿瘤,约占肾恶性肿瘤的 80%～90%,其中最为常见的病理类型是透明细胞癌。据统计,全球肾细胞癌的发病率居恶性肿瘤第 14 位,低于泌尿系统的前列腺癌及膀胱癌。目前主要治疗手段为肾脏肿瘤切除术或者根治性肾切除术(radical nephrectomy,RN)。本节主要考查肾癌患者的病史采集、护理评估与诊断、病情变化的观察、术后并发症的识别与处理及健康指导等内容。

【培训目标】

知识:掌握肾癌的病史采集、专科评估、病情观察要点及健康教育知识。

技能:掌握肾癌的体格检查方法、肾部分切除术后健康宣教,以及术后出血的应急处理。

态度:全程语言流畅,保持对患者的尊重、同情和关爱,展现良好的个人形象及辩证性思维能力。

考站一 健康评估站

【考生指引】

▲ 考核情境

李某,男,75 岁,因"体检发现左肾占位性病变"门诊步行入院,诊断为"左肾占位"收治入院。患者主诉偶尔感觉左侧腰痛,测 T 36.7 ℃,P 89 次/分,R 16 次/分,BP 128/65 mmHg,身高 175 cm,体重 64 kg。患者及家属希望尽快了解病情,尽快治疗。

▲ 考生任务

1. 请采集该患者的现病史、既往史、家族史、用药史、过敏史、个人生活史、一般资料，并提出主要护理诊断。

2. 请进行专科体检及护理评分，包括疼痛评估(NRS 评分)、静脉血栓栓塞症风险评估(Caprini 评分)、压力性损伤风险评估(Braden 评分)、日常生活能力评估(Barthel 评分)、跌倒风险评估。

▲ 考核时间

8～10 分钟(读题 1 分钟，用物准备 1 分钟，考核 6～8 分钟)。

【考官指引】

▲ 考核目的

1. 考查考生正确采集病史、提出护理诊断的能力。
2. 考查考生正确进行专科评估、护理评分的能力。

▲ 场景与用物设置

1. 场景：病床 1 张，模拟患者 1 位，考官 2 位。

2. 用物：治疗车 1 辆，疼痛评分尺 1 把，日常护理评估工具手册 1 本，速干手消毒液 1 瓶，考生指引 1 份，模拟患者指引 1 份，考官指引 2 份，笔 2 支，白纸数张。

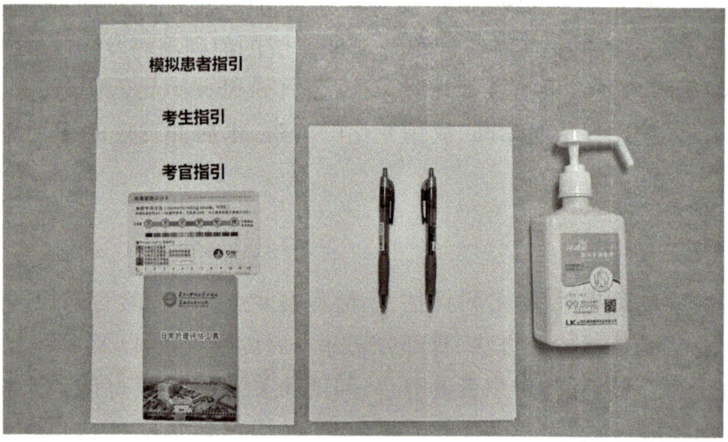

▲ 监考与评分注意事项

1. 请根据考核内容评分指引评分。
2. 评分项目完全做到得 2 分，部分做到或经由模拟患者提醒做到得 1 分，均未做到不得分。
3. 考核时间结束，立即停止考核，进入下一站点。

【考核内容评分指引一】

健康评估评分指引			
评分项目	完全做到 2 分	部分做到 1 分	未做到 0 分
现病史			
1. 自我介绍(姓名与职责)，向患者解释沟通目的			
2. 核对患者身份(2 种及以上方式)			

（续表）

3. 评估疼痛的具体部位及范围			
4. 评估左侧腰痛的性质与程度			
5. 评估疼痛发生时有无伴随其他症状			
6. 评估左侧腰痛是否影响患者休息及日常活动			
7. 评估患者有无血尿			
8. 评估患者有无腰腹部肿块			
既往史、家族史、用药史、过敏史、个人生活史、一般资料			
9. 评估既往史、传染病史			
10. 评估家族史			
11. 评估用药史			
12. 评估过敏史			
13. 评估手术及外伤史			
14. 评估个人生活史：烟酒嗜好、饮食、睡眠、二便			
15. 询问患者有无职业接触史（石棉、皮革等）			
16. 评估一般资料：BMI、付费方式、社会支持等			
17. 评估心理状态			
护理诊断/问题			
18. 疼痛：与肿瘤侵犯神经或肌肉有关（依据：患者主诉左侧腰痛）			
19. 知识缺乏：与不了解疾病相关知识有关（依据：患者及家属希望尽快了解疾病相关知识）			
百分比分数计算评分	得分÷38（本站总分）×100×30%（本站权重）=本站得分		

【考核内容评分指引二】

健康评估评分指引			
评分项目	完全做到 2 分	部分做到 1 分	未做到 0 分
专科体检			
1. 自我介绍（姓名与职责），向患者解释沟通目的			
2. 核对患者身份（2 种及以上方式）			
3. 询问患者是否存在血尿			
4. 视诊患者双肾区是否平坦			
5. 触诊患者腹部或者腰部有无肿块			
6. 评估患者左侧腰腹部是否存在压痛及反跳痛			
7. 评估患者疼痛程度并评分			
8. 评估患者有无咳嗽、便秘等增加腹压的因素			
9. 评估患者平时睡眠的姿势，是否为患侧卧位			

(续表)

10. 评估患者每日尿量			
护理评分			
11. NRS 评分准确			
12. Braden 评分准确			
13. 跌倒风险评估准确			
14. Caprini 评分准确			
15. Barthel 评分准确			
百分比分数计算评分	得分÷30(本站总分)×100×30%(本站权重)=本站得分		

注:根据模拟患者病情,NRS 评分 2 分,Braden 评分 23 分,跌倒风险临床判定不符合,Morse 评分 0 分,Caprini 评分 3 分,Barthel 评分 100 分。

考站二 临床问题处理站

【考生指引】

▲考核情境

李某,75 岁,诊断为"左肾占位性病变"入院。入院查 CT 示左肾占位。入院第 3 天在全麻下行腹腔镜下左肾部分切除术,术后带回右颈内深静脉置管、伤口引流管、导尿管各 1 根,予绝对卧床,予抗炎、止血静脉输液治疗。患者神志清,心电监护中。

▲考生任务

1. 患者术毕返回病房,作为责任护士巡视病房,请对患者进行病情观察与健康指导。

2. 术后 1 小时,患者伤口引流球内引流出 200 mL 鲜红色液体,患者 HR 128 次/分,BP 102/62 mmHg,R 28 次/分。作为责任护士,请考虑患者可能出现了什么并发症。医嘱开立急查血常规及凝血功能,请立即作出相应处理。

▲考核时间

8～10 分钟(读题 1 分钟,用物准备 1 分钟,考核 6～8 分钟)。

【考官指引】

▲考核目的

1. 考核考生对肾部分切除术后病情观察和健康指导的能力。

2. 考核考生对肾部分切除术后并发症的观察及应急处理能力。

▲场景与用物设置

1. 场景:病床 1 张,模拟患者 1 位(心电监护,右颈内深静脉置管予止血药静脉输液治疗中,伤口引流管 1 根、导尿管 1 根,抗血栓压力带穿戴中),考官 2 位。

2. 用物:治疗车 1 辆,输液治疗盘 1 个,采血管 2 个,疼痛评分尺 1 把,速干手消毒液 1 瓶,考生指引 1 份,模拟患者指引 1 份,考官指引 2 份,笔 2 支,白纸数张。

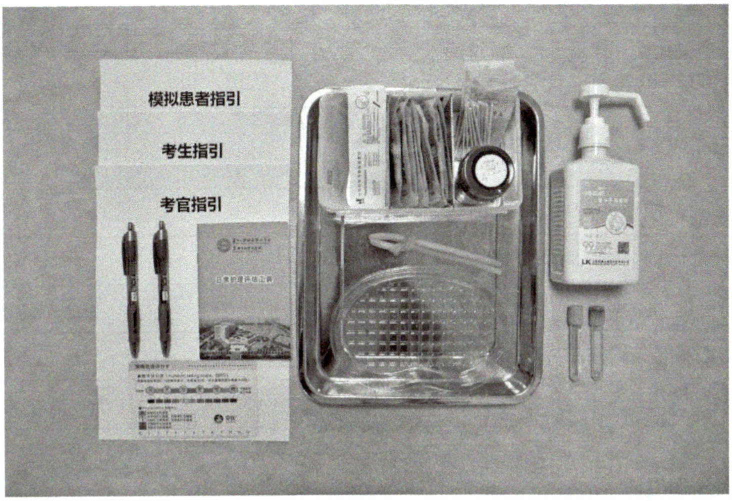

▲监考与评分注意事项

1. 请根据考核内容评分指引评分。

2. 评分项目完全做到得 2 分，部分做到或经由模拟患者提醒做到得 1 分，均未做到不得分。

3. 考核时间结束，立即停止考核，进入下一站点。

【考核内容评分指引一】

临床问题处理评分指引			
评分项目	完全做到 2 分	部分做到 1 分	未做到 0 分
病情观察			
1. 观察患者神志、意识			
2. 查看心电监护的测量记录，查看报警值设置			
3. 评估患者有无麻醉反应(恶心、呕吐、头晕等)			
4. 观察右颈内深静脉置管深度、穿刺处皮肤情况、敷贴是否干燥、输液是否通畅			
5. 评估伤口疼痛情况			
6. 观察伤口渗血、渗液情况			
7. 观察引流管是否固定妥善、通畅，引流液色、质、量情况，并挤压伤口引流管			
8. 评估导尿管固定是否妥善，引流是否通畅，以及尿液色、质、量			
9. 查看抗血栓压力带穿戴是否正确(袜跟有无翻转、有无褶皱)			
健康指导			
10. 告知患者术后 6 小时护士会协助翻身，后每 2～3 小时翻身一次			

(续表)

11. 饮食:术后无恶心、呕吐,可于 6 小时后少量饮水,逐渐进食流质饮食,肛门排气后进食半流质饮食			
12. 管道:保持引流通畅,避免折叠、扭曲,翻身时避免牵拉、折叠、受压			
13. 疼痛:指导患者若伤口疼痛明显,及时告知责任护士			
14. 活动:指导踝泵运动、抬臀训练			
评价健康教育的效果			
15. 评估患者对健康指导的掌握情况(如复述)			
百分比分数计算评分	得分÷30(本站总分)×100×40%(本站权重)=本站得分		

【考核内容评分指引二】

临床问题处理评分指引			
评分项目	完全做到 2 分	部分做到 1 分	未做到 0 分
病情变化判断			
1. 考虑可能发生术后出血			
2. 立即通知医生,配合医生开展抢救			
病情变化处理			
3. 观察患者神志、意识			
4. 观察面色、口唇、甲床色泽和肢端温度			
5. 监测患者生命体征,每 15～30 分钟测量一次			
6. 观察伤口引流液的色、质、量			
7. 观察伤口敷料情况			
8. 评估肾区疼痛有无加重			
9. 遵医嘱急查血常规及凝血功能,告知患者静脉采血目的			
10. 调快补液速度至 100～150 滴/分			
11. 准确记录每小时尿量			
12. 指导患者避免做增加腹压的动作如用力屏气			
13. 安慰患者,给予心理支持			
14. 洗手,做好护理记录			
理论提问:肾部分切除术后常见并发症			
15. 出血、感染、漏尿、腹胀、肾功能不全、深静脉血栓			
百分比分数计算评分	得分÷30(本站总分)×100×40%(本站权重)=本站得分		

考站三　复训护理站

【考生指引】

▲ 考核情境

李某，75岁，诊断为“左肾占位性病变”。入院查CT示左肾占位。入院第3天在全麻下行腹腔镜下左肾部分切除术，病理结果为透明细胞癌。患者术后神志清。

▲ 考生任务

1. 术后第1天，医生开具医嘱：间歇充气加压装置治疗QD。请执行医嘱，并指导患者如何预防下肢深静脉血栓。

2. 术后第7天，患者恢复良好，拟次日出院。患者主诉不了解出院后的注意事项，作为责任护士，请对患者进行健康指导。

▲ 考核时间

8～10分钟（读题1分钟，用物准备1分钟，考核6～8分钟）。

【考官指引】

▲ 考核目的

1. 考核考生正确使用间歇充气加压装置的能力及预防下肢深静脉血栓的宣教能力。

2. 考核考生正确进行肾部分切除术后出院相关健康指导的能力。

▲ 场景与用物设置

1. 场景：病床1张，模拟患者1位，考官2位。

2. 用物：治疗车1辆，超声诊断报告单1份，健康宣教单1份，间歇充气加压装置1台，疼痛评分尺1把，速干手消毒液1瓶，考生指引1份，模拟患者指引1份，考官指引2份，笔2支，白纸数张。

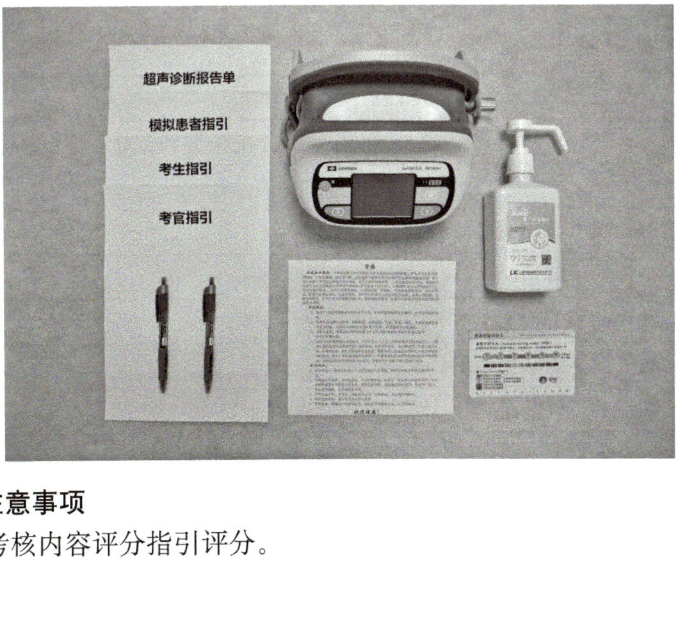

▲ 监考与评分注意事项

1. 请根据考核内容评分指引评分。

2. 评分项目完全做到得2分,部分做到或经由模拟患者提醒做到得1分,均未做到不得分。
3. 考核时间结束,立即停止考核,进入下一站点。

【考核内容评分指引一】

复训护理评分指引			
评分项目	完全做到2分	部分做到1分	未做到0分
操作前评估			
1. 核对医嘱,查看双下肢彩超结果,准备用物			
2. 核对患者身份(2种及以上方式)			
3. 评估患者病情及合作程度			
4. 评估下肢有无肿胀、疼痛,皮肤有无破溃			
5. 检查肢体活动度			
6. 将间歇充气加压装置接上电源,打开电源开关			
7. 协助患者固定腿部充气压力泵或足部充气压力泵			
8. 调节定时,启动治疗			
9. 洗手,做好护理记录			
健康宣教			
10. 指导卧床休息时行踝泵运动,每天3~4次,每次20~30组,预防下肢深静脉血栓			
11. 指导避免膝下放置硬枕和过度屈髋			
12. 摄入充足的水分,每日1 500~2 500 mL			
13. 指导低脂、低糖、高维生素饮食,戒烟、限酒			
评价健康教育的效果			
14. 评估患者对健康指导的掌握情况(如复述)			
百分比分数计算评分	得分÷28(本站总分)×100×30%(本站权重)=本站得分		

【考核内容评分指引二】

复训护理评分指引			
评分项目	完全做到2分	部分做到1分	未做到0分
健康教育前评估			
1. 评估患者对肾部分切除术后相关健康教育内容需求			
2. 评估患者对伤口护理的了解情况			
3. 评估患者对术后饮食的了解情况			
4. 评估患者对术后康复锻炼的掌握情况			
5. 评估患者对复诊知识的了解情况			
伤口护理指导			
6. 保持伤口敷料清洁干燥,门诊复诊换药;如有渗血、渗液,及时就医更换			

（续表）

7. 穿宽松衣裤，避免伤口受压			
8. 遵医嘱门诊行伤口拆线			
9. 观察伤口有无红、肿、热、痛等异常情况，如有及时就诊			
健康教育			
10. 指导合理饮食，摄入高蛋白、高维生素、低盐、低脂食物，多饮水，保持大便通畅，避免用力大便、咳嗽等增加腹内压的动作			
11. 避免应用对肾脏有毒性作用的药物，如庆大霉素、链霉素、布洛芬等，以保护未受损的肾脏功能			
12. 戒烟、戒酒			
13. 术后 3 个月内不宜从事重体力劳动，避免继发损伤出血			
14. 注意监测体温、尿色，如有异常及时复诊			
15. 注意劳逸结合，避免过度劳累			
16. 告知定期医院复诊的重要性，指导患者出院后 2 周门诊复查			
评价健康教育的效果			
17. 评估患者对健康指导的掌握情况(如复述)			
百分比分数计算评分	得分÷34(本站总分)×100×30%(本站权重)＝本站得分		

【模拟患者指引】

一、基本信息

李某，男，汉族，75 岁，身高 175 cm，体重 64 kg，BMI 20.8 kg/m^2，初中学历，本地城镇居民医保，家庭支持良好。

二、病史详情

现病史：因“体检发现左肾占位性病变”步行来院就诊，门诊拟“左肾占位”收治入院。患者主诉偶尔感觉左侧腰痛，有压痛，无反跳痛，呈钝痛，疼痛时无其他伴随症状，未服药，不影响休息和日常活动，NRS 评分 2 分。

既往史：患者既往体健，否认冠心病、糖尿病、高血压等其他慢性病史，否认药物、食物、皮肤过敏史，吸烟史 40 年，每日 20 支，否认饮酒史、外伤及手术史、家族史。

护理评估：T 36.7 ℃，P 89 次/分，R 16 次/分，BP 128/65 mmHg。患者神志清，精神可，言语交流好。饮食、睡眠良好，喜平卧位入睡，大便正常，小便颜色淡红，每日约 2 000 mL。查体双肾区平坦，未触及左侧腰腹部肿块。患者现希望了解病情，尽快治疗。

三、治疗、护理及预后

入院后完善相关检查，第 3 天在全麻下行腹腔镜下左肾部分切除术，术后带回伤口引流管、导尿管各 1 根，妥善固定，引流出血性液体 20 mL，伤口敷料干燥。右颈内深静脉置管 1 根，予止血药静脉输液治疗。患者神志清，心电监护、吸氧、绝对卧床中，T 37.0 ℃，P 90 次/分，R 17 次/分，BP 138/99 mmHg。患者主诉伤口轻度疼痛，能忍受，NRS 评分 2 分。

术后 1 小时患者伤口引流球内引流出 200 mL 鲜红色液体，患者 HR 128 次/分，BP

102/62 mmHg,R 28 次/分,患者神志清,能回答问题,主诉头晕、无力,面色、唇色、甲床发白,伤口敷料干燥,医生开具医嘱:急查血常规和凝血功能。

术后第 1 天,医生开具医嘱:间歇充气加压装置治疗 QD。评估患者双下肢血管彩超结果无异常,双下肢无肿胀、疼痛,皮肤无破溃,活动度良好。患者生命体征平稳,能配合操作。

术后第 7 天,予出院。患者主诉年纪较大,未完全掌握伤口、饮食、康复锻炼、复诊等健康指导,希望责任护士再次进行详细的健康宣教。

【知识链接】

肾癌具有起病隐匿、恶性度高、进展迅速等特点。早期肾癌一般无明显症状,难以发现,20%~30%的新发患者初诊时就已出现转移,25%~30%的患者在确诊时已发生远处转移,20%~30%的患者在行根治术后仍会出现复发或转移。因此,定期体检、及时复查、尽早识别肾癌临床表现是有效阻止肾癌发生及再进展的主要方式。

• 肾癌三联征:疼痛、血尿、腰腹部肿块是肾癌患者常见表现,出现这些症状时往往提示肾癌已经步入晚期或者转移期。如腰部隐痛或出现钝痛,往往是由于肿瘤生长牵张肾包膜或侵犯邻近器官所致;血尿常见于肿瘤已经侵犯肾盏、肾盂等。

• 副瘤综合征:除了直接侵袭肌层、器官等导致的体征表现,肿瘤本身产生的化学物质如激素、细胞因子等,也能引发一系列连锁反应,被称为副瘤综合征。10%~40%的肾癌患者会出现副瘤综合征,从而表现出高血压、贫血、发热、肝功能异常、恶病质、高钙血症等相关症状。

• 转移症状:当肾癌出现转移时,由于部位与疾病发展进程不同,患者也会出现不同症状。例如,肺部转移导致咳嗽、咯血、胸痛等症状,骨转移可能导致骨痛、病理性骨折,等等。

第二节 肾移植护理

【概述】

肾移植(kidney transplantation)通过将健康肾脏以血管吻合的方式植入到肾功能衰竭患者下腹的髂窝内,从而替代原有肾脏继续维持患者生命,是终末期肾病最有效的治疗方式。随着新型免疫抑制剂的不断开发使用和移植手术技术的大幅提升,移植后患者的存活时间也在不断地延长,在 2015—2020 年间,我国完成了 63 042 例肾移植,其 1 年、3 年受者存活率分别为 96.7%、95.6%,多数中心移植肾受者 5 年存活率都能超过 90%。本节主要考查肾移植患者的病史采集、护理评估与诊断、病情变化的观察、术后并发症的识别与处理及健康指导等内容。

【培训目标】

知识:掌握肾移植的病史采集、专科评估、病情观察要点及健康教育知识。

技能:掌握肾移植术后排斥反应的应急处理及其流程。

态度:全程语言流畅,保持对患者的尊重、同情和关爱,展现良好的个人形象及辩证性思维能力。

考站一 健康评估站

【考生指引】

▲考核情境

谢某，男，42岁，因“发现血肌酐升高5年余，规律透析5年余”来院就诊，门诊拟“慢性肾功能不全尿毒症期”收治入院。患者精神状态良好，测T 36.8 ℃，P 84次/分，R 16次/分，BP 136/84 mmHg，身高175 cm，体重70 kg，查血肌酐1 088 μmol/L，血清白蛋白28 g/L，患者配型已完善，本次入院拟行异体肾移植术，现十分担心手术风险。

▲考生任务

1. 请采集该患者的现病史、既往史、家族史、用药史、过敏史、个人生活史、一般资料，并提出至少3个主要护理诊断。

2. 请进行专科体检及护理评分，包括疼痛评估(NRS评分)、静脉血栓栓塞症风险评估(Caprini评分)、压力性损伤风险评估(Braden评分)、日常生活能力评估(Barthel评分)、跌倒风险评估、营养风险评估(NRS 2002评分)、水肿程度评估。

▲考核时间

8～10分钟(读题1分钟，用物准备1分钟，考核6～8分钟)。

【考官指引】

▲考核目的

1. 考查考生正确采集病史、提出护理诊断的能力。

2. 考查考生正确进行专科评估、护理评分的能力。

▲场景与用物设置

1. 场景：病床1张，模拟患者1位(左手动静脉内瘘)，考官2位。

2. 用物：治疗车1辆，疼痛评估尺1把，日常护理评估工具手册1本，速干手消毒液1瓶，考生指引1份，模拟患者指引1份，考官指引2份，笔2支，白纸数张。

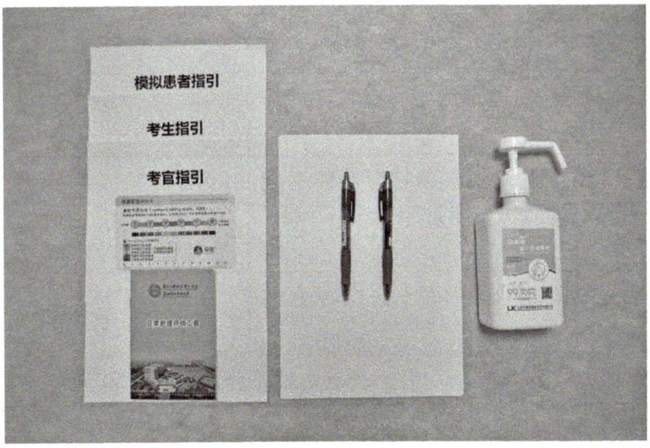

▲监考与评分注意事项

1. 请根据考核内容评分指引评分。

2. 评分项目完全做到得 2 分,部分做到或经由模拟患者提醒做到得 1 分,均未做到不得分。

3. 考核时间结束,立即停止考核,进入下一站点。

【考核内容评分指引一】

健康评估评分指引			
评分项目	完全做到 2 分	部分做到 1 分	未做到 0 分
现病史			
1. 自我介绍(姓名与职责),向患者解释沟通目的			
2. 核对患者身份(2 种及以上方式)			
3. 评估左手动静脉内瘘情况			
4. 评估排尿情况			
5. 评估进食情况			
6. 评估全身皮肤情况			
7. 评估有无疼痛			
8. 评估全身有无水肿			
9. 评估患者血液透析的频次,既往血液透析的超滤量			
既往史、家族史、用药史、过敏史、个人生活史、一般资料			
10. 评估既往史(高血压)			
11. 评估家族史、传染病史			
12. 评估用药史			
13. 评估过敏史			
14. 评估个人生活史:烟酒嗜好、饮食、睡眠、二便			
15. 评估一般资料:BMI、付费方式、社会支持			
16. 评估心理状态			
护理诊断/问题			
17. 营养失调低于机体需要量:与尿毒症血透有关(依据:血清白蛋白 28 g/L)			
18. 潜在并发症:体液失衡的风险(依据:慢性肾功能不全尿毒症期,长期血液透析效果差,每日尿量 100~200 mL,血清白蛋白 28 g/L)			
19. 焦虑:缺乏手术相关知识(依据:患者十分担心手术风险)			
百分比分数计算评分	得分÷38(本站总分)×100×30%(本站权重)=本站得分		

【考核内容评分指引二】

健康评估评分指引			
评分项目	完全做到 2 分	部分做到 1 分	未做到 0 分
专科体检			
1. 自我介绍(姓名与职责),向患者解释沟通目的			
2. 视诊患者动静脉内瘘局部皮肤有无红肿、渗血;触诊动静脉内瘘有无震颤;听诊动静脉内瘘有无猫喘音			
3. 查看患者全身皮肤情况,有无皮肤瘙痒、破损			
4. 评估患者体重的动态变化情况			
5. 评估患者全身水肿情况			
6. 评估患者肾区有无疼痛、压痛			
7. 评估患者的进食量、进食种类(是否有进食高磷、高钾食物等不利于术后恢复的饮食习惯)			
护理评估			
8. Braden 评分准确			
9. 跌倒风险评估准确			
10. Caprini 评分准确			
11. Barthel 评分准确			
12. NRS 2002 评分准确			
13. 水肿评分准确			
百分比分数计算评分	得分÷26(本站总分)×100×30%(本站权重)=本站得分		

注:根据模拟患者病情,Braden 评分 21 分,跌倒风险评估中风险,Caprini 评分 2 分,Barthel 评分 95 分,NRS 2002 评分 4 分,水肿评分 1 级。

考站二 临床问题处理站

【考生指引】

▲ 考核情境

谢某,男,42 岁,因“发现血肌酐升高 5 年余,规律透析 5 年余”来院就诊,门诊拟“慢性肾功能不全尿毒症期”收治入院,入院完善各种检查,于入院第 3 天在全麻下行肾异体移植术,带回右颈内 CVC、伤口引流管和导尿管各 1 根,现患者予补液抗炎静滴,患者神志清,心电监护、吸氧中,T 36.0 ℃,P 90 次/分,R 18 次/分,BP 126/80 mmHg。

▲考生任务

1. 患者术毕返回病房，作为责任护士进行病房巡视，请做好病情观察，说出肾移植术后补液原则及常见并发症。

2. 术后第 5 天，患者出现移植肾区胀痛，T 38.2 ℃、BP 150/95 mmHg，尿量由 100 mL/h 突然减少至 30 mL/h，彩超提示移植肾区供血不足，血管阻力指数(RI)＞0.8。作为责任护士，医生开立医嘱：0.9%氯化钠注射液 500 mL＋甲泼尼龙 500 mg 静脉滴注。请说出患者可能发生的并发症，完成医嘱并进行相应的宣教。

▲考核时间

8～10 分钟(读题 1 分钟，用物准备 1 分钟，考核 6～8 分钟)。

【考官指引】

▲考核目的

1. 考核考生对肾移植术后病情观察的能力，以及对肾移植术后常见并发症的掌握情况。

2. 考核考生对肾移植术后排斥的病情观察及健康宣教的能力。

▲场景与用物设置

1. 场景：病床 1 张，模拟患者 1 位(心电监护、吸氧，右颈内 CVC 在位通畅，给予抗生素静脉输液治疗中，导尿管 1 根，伤口引流管 1 根，患者着抗血栓压力带)，考官 2 位。

2. 用物：治疗车 1 辆，疼痛评分尺 1 把，耳温枪 1 把，治疗盘 1 个，冰袋 2 个，0.9% 氯化钠注射液 500 mL 1 袋，甲泼尼龙 500 mg 1 支，20 mL 注射器 1 支，一次性使用输液器 1 个，预充式冲管注射器 10 mL，速干手消毒液 1 瓶，考生指引 1 份，模拟患者指引 1 份，考官指引 2 份，笔 2 支，白纸数张。

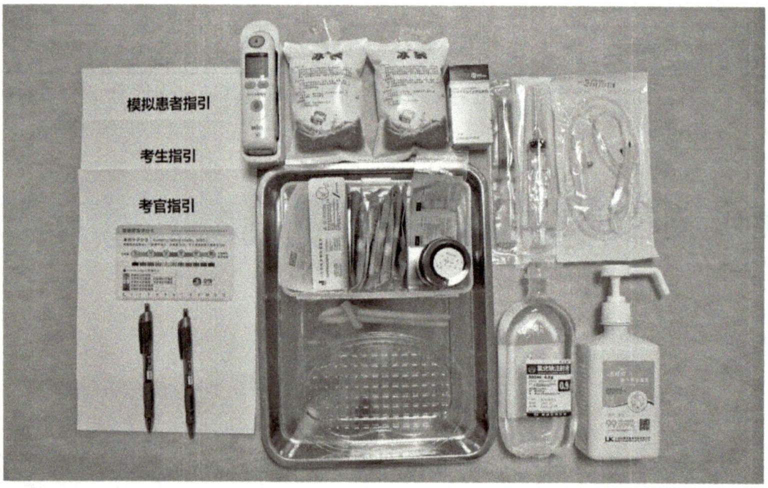

▲监考与评分注意事项

1. 请根据考核内容评分指引评分。

2. 评分项目完全做到得 2 分，部分做到或经由模拟患者提醒做到得 1 分，均未做到不得分。

3. 考核时间结束，立即停止考核，进入下一站点。

【考核内容评分指引一】

临床问题处理评分指引			
评分项目	完全做到 2 分	部分做到 1 分	未做到 0 分
安置患者			
1. 核对患者身份(2 种及以上方式)			
2. 患者置隔离室专人护理			
3. 评估患者神志、意识			
4. 查看心电监护生命体征是否平稳			
5. 评估 CVC 外露、固定情况，静脉输液是否通畅			
6. 妥善固定引流管、导尿管			
7. 评估伤口敷料是否干燥			
8. 评估抗血栓压力带是否穿戴正确			
9. 体位：术后 24 小时内平卧位，移植肾侧下肢髋膝关节水平屈曲 15°～25°			
10. 观察导尿管中尿色及量，动态记录每小时尿量，尿量<100 mL/h 时应及时汇报医生			
理论提问(补液原则)			
11. 出入量平衡，每 8 小时及 24 小时总结 1 次出入量			
12. 补液量与速度依照 1 小时前排出的尿量而定			
13. 输液原则：量出而入。根据尿量、血压及时调整补液速度与量			
14. 静脉选择：禁止在动静脉内瘘侧肢体加压、测血压及静脉输液，禁止在手术侧下肢静脉输液			
理论提问(肾移植术后并发症)			
15. 出血：观察生命体征，引流液色、质、量及血液检查结果			
16. 血管吻合口破裂：术后平卧 24 小时，移植肾侧下肢髋膝关节水平屈曲 15°～25°，预防便秘，避免腹压增高			
17. 感染：做好各项基础护理、预防肺部感染			
18. 急性排异反应：如出现血压上升、尿量减少、体温上升，移植肾区压痛、肿胀、肿大			
19. 泌尿系并发症：观察有无尿瘘等并发症发生			
百分比分数计算评分	得分÷38(本站总分)×100×40%(本站权重)=本站得分		

【考核内容评分指引二】

临床问题处理评分指引			
评分项目	完全做到 2 分	部分做到 1 分	未做到 0 分
病情变化判断			
1. 考虑发生了术后排斥反应			
病情评估			
2. 评估患者神志、意识			
3. 测患者生命体征,及时发现生命体征的变化			
4. 复测体温,采用物理降温措施,汇报医生			
5. 评估患者移植肾区疼痛程度			
6. 评估肾移植区有无肿胀、压痛			
7. 评估伤口有无红、肿、热、痛及分泌物,记录引流液的颜色、性质和量			
8. 评估免疫抑制剂服用情况			
9. 评估尿液颜色,统计尿液总量			
10. 评估患者心理情况(焦虑)			
静脉输液			
11. 核对医嘱,准备用物			
12. 核对患者身份(2 种及以上方式)			
13. 向患者解释用药目的、作用			
14. 评估 CVC 在位通畅、固定良好			
15. 遵医嘱予甲泼尼龙静脉输液			
16. 安抚患者勿紧张			
17. 洗手、记录			
健康指导			
18. 向患者及家属讲解排斥反应的症状和体征			
19. 药物指导:甲泼尼龙副作用(库欣综合征、骨质疏松、胃溃疡等)			
20. 指导患者预防感染:做好皮肤清洁及口腔护理等			
21. 饮食指导:以低糖、低钠、低脂肪、高维生素和适量优质蛋白(动物蛋白)及维持理想体重为原则			
22. 告知患者每日测量体重、血压、体温、尿量的重要性			
评价健康教育的效果			
23. 评估患者对健康指导的掌握情况(如复述)			
百分比分数计算评分	得分÷46(本站总分)×100×40%(本站权重)=本站得分		

考站三 复训护理站

【考生指引】

▲考核情境

谢某,男,42岁,因"发现血肌酐升高5年余,规律透析5年余"来院就诊,门诊拟"慢性肾功能不全尿毒症期"收治入院,患者已在全麻下行肾异体移植术,现右颈内中心静脉置管、导尿管、伤口引流管均在位通畅,患者每日尿量在1 500 mL左右。

▲考生任务

1. 术后第4天,患者虚弱,未下床活动,请对患者进行Caprini评分,指导患者进行踝泵运动并给予相应健康指导。

2. 术后第14天,拟当日出院,医嘱予出院带药(他克莫司、麦考酚钠、糖皮质激素),患者不了解出院后的注意事项,作为责任护士,请对患者进行健康指导。

▲考核时间

8~10分钟(读题1分钟,用物准备1分钟,考核6~8分钟)。

【考官指引】

▲考核目的

1. 考核考生正确指导血栓预防的能力。
2. 考核考生正确进行肾移植术后健康指导的能力。

▲场景与用物设置

1. 场景:病床1张,模拟患者1位,考官2位。

2. 用物:治疗车1辆,健康宣教单1份,速干手消毒液1瓶,考生指引1份,模拟患者指引1份,考官指引2份,笔2支,白纸数张。

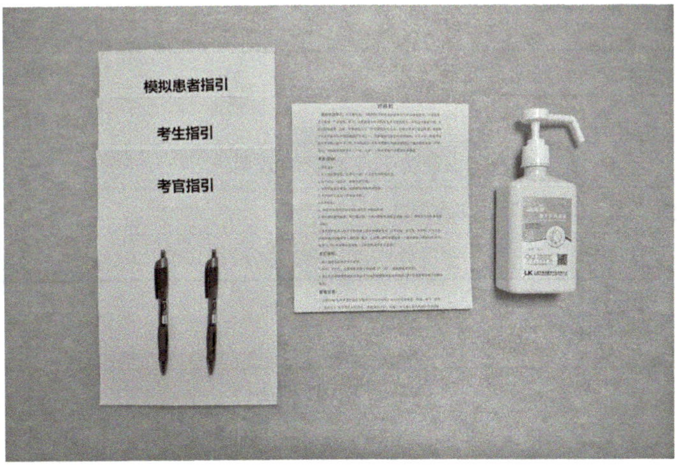

▲监考与评分注意事项

1. 请根据考核内容评分指引评分。

2. 评分项目完全做到得 2 分,部分做到或经由模拟患者提醒做到得 1 分,均未做到不得分。

3. 考核时间结束,立即停止考核,进入下一站点。

【考核内容评分指引一】

复训护理评分指引			
评分项目	完全做到 2 分	部分做到 1 分	未做到 0 分
宣教前评估			
1. 评估患者病情及合作程度			
2. Caprini 评分准确			
3. 评估抗血栓压力带是否穿戴正确			
踝泵运动指导			
4. 踝关节屈伸运动:在无痛感或微微疼痛的范围内,最大限度地向上勾脚尖,让脚尖朝向自己,保持 3～5 秒,再最大限度向下绷脚尖,保持 3～5 秒			
5. 踝关节环绕运动:以踝关节为中心做踝关节 360°环绕			
6. 频率:以上动作为一组,双腿可交替或同时进行,每天 3～4 次,每次 20～30 组			
健康宣教			
7. 指导患者身体条件允许的情况下,早期进行床上活动,如坐起等,为下床活动做好准备			
8. 指导患者保持清淡饮食,避免高脂肪、高胆固醇的食物,多摄入维生素 K 的食物(如绿叶蔬菜),以维持凝血功能的平衡			
9. 抬高下肢,使下肢高于心脏平面 20～30 cm			
10. 避免膝下放置硬枕和过度屈髋			
11. 避免在移植肾区进行剧烈按摩或压迫,以免影响移植肾的血流灌注			
12. 指导患者每日饮水 1 500 mL			
13. 观察下肢有无肿胀、疼痛、皮温升高等			
14. 指导患者不宜久坐,并控制体重			
评价健康教育的效果			
15. 评估患者对健康指导的掌握情况(如复述)			
百分比分数计算评分	得分÷30(本站总分)×100×30%(本站权重)=本站得分		

【考核内容评分指引二】

复训护理评分指引			
评分项目	完全做到 2 分	部分做到 1 分	未做到 0 分
健康教育前评估			
1. 评估患者健康教育内容需求			

（续表）

2. 评估患者是否知晓如何自我监测			
3. 评估患者是否知晓出现排斥反应的症状			
4. 评估患者是否知晓出院后饮食、饮水、药物和生活指导			
5. 评估患者对复诊知识的了解情况			
如何自我监测指导			
6. 体重：每天称体重，每日变化幅度少于 1 000 g			
7. 尿量：勤解小便，避免憋尿，并学会测量尿量，确保每日尿量 1 500～2 500 mL			
8. 尿液：排尿时观察有无泡沫尿			
9. 体温：每天早上、下午在固定时间各测量 1 次，体温异常时及时就医			
10. 血压：每天早晚固定时间各测量 1 次血压，将血压控制在(110～140)/(80～92) mmHg			
11. 告知排斥反应的表现：血压升高，肿胀或浮肿，移植肾肿大、发硬、压痛，尿量减少，发热，乏力，头痛，心动过速，关节肌肉酸痛等不适			
饮食、饮水、药物和生活指导			
12. 饮食：注意饮食卫生，少食多餐，防止腹泻；避免食用对肾脏有毒性或影响免疫抑制的水果，如杨桃、西柚等			
13. 饮水：肾功能恢复正常后，每日饮水 1 500～2 500 mL			
14. 药物：需每天定时、准点、准剂量服用；不可服用人参、蜂王浆等增强免疫力的药品或补品 出院带药： ①他克莫司，作用为预防移植肾排斥反应；不良反应有肾功能异常、高血糖、高血钾等； ②麦考酚钠，作用为预防排斥反应；不良反应有胃肠道反应、白细胞减少等； ③糖皮质激素，作用为抗炎、免疫抑制，减少排斥反应；不良反应有库欣综合征、骨质疏松等			
15. 生活：避免去人多嘈杂的环境，戴口罩，勤洗手，预防交叉感染			
16. 活动：定期锻炼，控制体重，预防肥胖，规律作息			
复诊			
17. 定期门诊复查：术后 1 个月内每周随访 1～2 次；术后 1～3 个月每 1～2 周 1 次；术后 3～12 个月每 3～4 周 1 次；术后 1 年以上每 1～2 个月 1 次			
评估健康教育的效果			
18. 评估患者对健康指导的掌握情况(如复述)			
百分比分数计算评分	得分÷36(本站总分)×100×30%(本站权重)＝本站得分		

【模拟患者指引】

一、基本信息

谢先生,汉族,42岁,身高175 cm,体重70 kg,BMI 22.9 kg/m^2,大学本科学历,银行工作,本地城镇居民医保,家庭支持良好。

二、病史详情

现病史:因"发现血肌酐升高5年余,规律透析5年余"来院就诊,门诊拟"慢性肾功能不全尿毒症期"收治入院。本次住院拟行异体肾移植术,查血肌酐1 088 μmol/L,血清白蛋白28 g/L,血红蛋白76 g/L。

既往史:高血压病史10年,口服硝苯地平控释片30 mg QD+盐酸阿罗洛尔片10 mg QD,控制好。有左手动静脉内瘘手术史,否认药物、食物、过敏史,否认家族遗传史,否认传染病史,无输血史及跌倒史。

护理评估:T 36.8 ℃,P 84次/分,R 16次/分,BP 136/84 mmHg,患者神志清,精神可,言语交流好。患者步态平稳,平素生活自理,贫血貌,左手动静脉内瘘,震颤良好,长期血液透析,每周二、四、六进行,近段时间血液透析超滤量为1.5 kg,体重每周增加1~2 kg,血液透析效果差,每日尿量为100~200 mL,上下楼梯需要家属协助。患者肾区无疼痛,全身皮肤完好,有瘙痒,双下肢1级2度水肿(按压凹陷3 mm,10秒才能恢复),进食量少,每餐只能吃完食物的1/2,平时进食鸡蛋、牛奶等富含蛋白质的食物,睡眠好,大便正常,无烟酒嗜好。其母亲为供体,配型成功,现已完善各类检查,符合要求。患者焦虑面容,十分担心术后效果。

三、治疗、护理及预后

入院第2天血液透析一次,第3天在全麻下行肾异体移植术,带回右颈内CVC、伤口引流管和导尿管各1根,现患者予0.9%氯化钠注射液100 mL+注射用头孢哌酮钠舒巴坦钠1.5 g静滴,患者神志清,心电监护、吸氧中,T 36.0 ℃,P 90次/分,R 18次/分,BP 126/80 mmHg。患者移植肾侧未肿大,现无头痛、乏力、关节酸痛的症状。伤口引流出血性液体20 mL,导尿管引流出淡血性尿液100 mL。

术后第5天,患者出现移植肾区胀痛,测T 38.2 ℃、BP 150/95 mmHg,尿量由100 mL/h突然减少至30 mL/h,彩超提示移植肾区供血不足,血管阻力指数(RI)>0.8,患者移植肾区无肿胀,NRS评分为3分,不需要用药,伤口无分泌物流出。医生开立医嘱:0.9%氯化钠注射液500 mL+甲泼尼龙500 mg静脉输液。

术后第4天,患者虚弱,仍未下床活动,Caprini评分7分,请责任护士对患者作出正确指导,指导患者行踝泵运动。

术后第14天,当日出院,医嘱予出院带药(他克莫司、麦考酚钠、糖皮质激素),患者主诉不了解出院后的注意事项,希望责任护士再次进行详细的健康宣教。

【知识链接】

肾移植是终末期肾病患者肾脏替代疗法之一。由于心血管危险因素增加,肾移植受者(kidney transplant recipients,KTRS)需承受更高的心血管风险负担。促进体力活动是KTRS健康生活方式的核心组成部分,旨在控制心血管危险因素,并长期保持移植物功能。

- 鼓励无禁忌证的KTRS参加体力活动和运动,在移植前和移植后进行足够的体力活动，可降低全因和心血管死亡率。目标是每周至少进行累积 150 分钟的中等强度运动或 75 分钟的剧烈运动。另外，建议无禁忌证的 KTRS 同时参加有氧运动和抗阻力训练，以最大限度提高运动能力和肌肉功能。

• 建议由丰富经验的医护人员根据基本目标/期望、病理生理学、经验水平和移植物状况来制订个性化的运动计划，并由医护人员根据患者的健康状况进行监督。

• 针对 KTRS 的移植前准备，RA 指南建议在手术前开展运动干预（康复训练），可能有助于提高移植前的体力活动水平，以及移植后的恢复。同时，指南认为在移植后立即（＜2 天）进行由强化物理治疗和运动鼓励组成的运动干预，对身体恢复或减轻身体功能的下降是没有好处的，应按照标准护理，鼓励循序渐进地活动。

• 关于 KTRS 体力活动和运动的安全性和禁忌证，指南认为 KTRS 应避免对移植的肾脏造成创伤性损害，对于身体接触项目（如橄榄球、足球、武术、冰球、拳击）和/或长时间极限运动（如马拉松、铁人三项）必须慎重考虑。

第三节 输尿管结石护理

【概述】

输尿管结石（ureteral calculi）属于上尿路结石，源自肾结石的下移，少数情况则直接在输尿管内形成。其典型症状包括单侧腰部、腹部疼痛及血尿等。我国是世界上三大结石高发区之一，全国发病率大约在 1%～5%，南方发病率普遍大于北方。本节主要考查输尿管结石患者的病史采集、护理评估与诊断、病情变化的观察、术后并发症的识别与处理及健康指导等内容。

【培训目标】

知识：掌握输尿管结石患者的病史采集、专科评估、病情观察要点及健康教育知识。

技能：掌握输尿管结石的体格检查方法、经尿道输尿管激光碎石术后的健康宣教，以及术后支架管引发疼痛的应急处理。

态度：全程语言流畅，保持对患者的尊重、同情和关爱，展现良好的个人形象及辩证性思维能力。

考站一 健康评估站

【考生指引】

▲考核情境

李某，男，52 岁，身高 170 cm，体重 65 kg，因“无明显诱因出现左侧腰部疼痛 1 天”来院就诊，门诊拟“左输尿管结石”收治入院。测 T 36.8 ℃，P 72 次/分，R 18 次/分，BP 125/69 mmHg。患者现十分焦虑，希望尽快了解病情、尽早治疗。

▲考生任务

1. 请采集该患者的现病史、既往史、家族史、用药史、过敏史、个人生活史、一般资料，并提出至少 3 个主要护理诊断。

2. 请进行专科体检及护理评分，包括疼痛评估(NRS 评分)、静脉血栓栓塞症风险评估(Caprini 评分)、压力性损伤风险评估(Braden 评分)、日常生活能力评估(Barthel 评分)、跌倒风险评估。

▲考核时间

8～10 分钟(读题 1 分钟，用物准备 1 分，考核 6～8 分钟)。

【考官指引】

▲考核目的

1. 考查考生正确采集病史、提出护理诊断的能力。

2. 考查考生正确进行专科评估、护理评分的能力。

▲场景与用物设置

1. 场景：病床 1 张，模拟患者 1 位，考官 2 位。

2. 用物：治疗车 1 辆，疼痛评分尺 1 把，日常护理评估工具手册 1 本，速干手消毒液 1 瓶，考生指引 1 份，模拟患者指引 1 份，考官指引 2 份，笔 2 支，白纸数张。

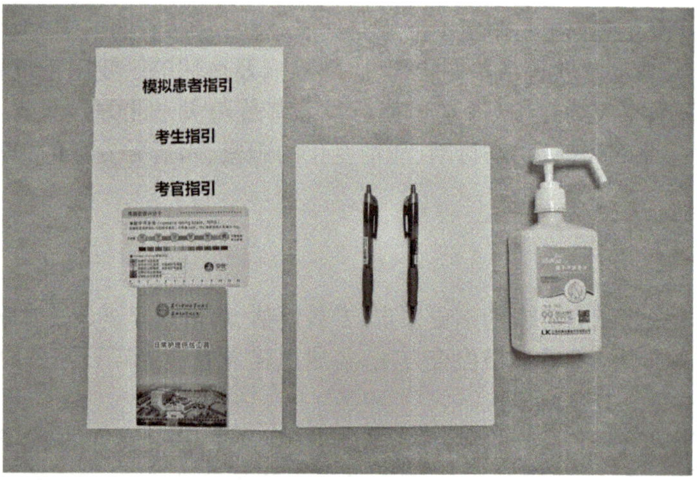

▲监考与评分注意事项

1. 请根据考核内容评分指引评分。

2. 评分项目完全做到得 2 分，部分做到或经由模拟患者提醒做到得 1 分，均未做到不得分。

3. 考核时间结束，立即停止考核，进入下一站点。

【考核内容评分指引一】

健康评估评分指引			
评分项目	完全做到 2 分	部分做到 1 分	未做到 0 分
现病史			
1. 自我介绍(姓名与职责)，向患者解释沟通目的			

（续表）

2. 核对患者身份（2种及以上方式）			
3. 安置患者舒适体位，询问患者舒适度，架起床栏保护，注意安全			
4. 评估疼痛的部位、性质并评分			
5. 评估疼痛有无伴随症状			
6. 评估患者排尿情况，有无尿频、尿急、尿痛			
7. 评估患者有无血尿、浑浊尿			
8. 评估患者平日饮水情况			
既往史、家族史、用药史、过敏史、个人生活史、一般资料			
9. 评估既往史（高血压）、传染病史			
10. 评估过敏史			
11. 评估家族史			
12. 评估用药史			
13. 评估手术及外伤史			
14. 评估个人生活史：吸烟、饮酒、饮食、睡眠、二便			
15. 评估患者职业性质			
16. 评估一般资料：BMI、社会支持、付费方式等			
17. 评估心理状态			
护理诊断/问题			
18. 疼痛：与输尿管结石有关（依据：左侧腰部疼痛1天）			
19. 焦虑：与缺乏疾病知识有关（依据：患者十分焦虑，希望尽快了解病情、尽早治疗）			
20. 有跌倒的风险：与服用两种降压药有关（依据：苯磺酸氨氯地平片+硝苯地平控释片）			
百分比分数计算评分	得分÷40（本站总分）×100×30%（本站权重）=本站得分		

【考核内容评分指引二】

健康评估评分指引			
评分项目	完全做到2分	部分做到1分	未做到0分
专科体检			
1. 自我介绍（姓名与职责），向患者解释沟通目的			
2. 核对患者身份（2种及以上方式）			
3. 评估患者的尿色			
4. 评估患者的尿量			
5. 评估患者有无尿频、尿急、尿痛			

(续表)

6. 评估患者疼痛的部位、开始时间、持续时间、有无放射痛及伴随症状			
7. 评估患者肾区叩击痛情况			
8. 评估患者有无恶心、呕吐等伴随症状			
护理评估			
9. NRS 评分准确			
10. Braden 评分准确			
11. 跌倒风险评估准确			
12. Caprini 评分准确			
13. Barthel 评分准确			
百分比分数计算评分	得分÷26(本站总分)×100×30%(本站权重)=本站得分		

注:根据模拟患者病情,NRS 评分 2 分,Braden 评分 23 分,跌倒风险评估中风险,Caprini 评分 1 分,Barthel 评分 95 分。

考站二 临床问题处理站

【考生指引】

▲考核情境

李某,男,52 岁,诊断"左输尿管结石"收治入院。入院后完善相关检查,第二天在全麻下行经尿道输尿管镜输尿管激光碎石术+输尿管支架置入术。术后带回导尿管 1 根,引流出淡血性尿液 200 mL,左手前臂留置针 1 根,予止血药静滴治疗。患者神志清,心电监护、吸氧中,T 36.7 ℃,P 80 次/分,R 16 次/分,BP 134/82 mmHg。

▲考生任务

1. 患者术毕返回病房,请对患者进行病情观察与健康指导。

2. 术后第 1 天清晨,患者起床时感觉左侧腰腹部酸痛,伴有尿急,汇报医生,开具医嘱:0.9%氯化钠注射液 100 mL+氢溴酸山莨菪碱注射液 20 mg 静脉滴注。作为责任护士,请作出相应处置。

▲考核时间

8~10 分钟(读题 1 分钟,用物准备 1 分钟,考核 6~8 分钟)。

【考官指引】

▲考核目的

1. 考核考生对经尿道输尿管镜输尿管激光碎石术后病情观察与健康指导的能力。

2. 考核考生对经尿道输尿管镜输尿管激光碎石术后患者发生疼痛的处理能力。

▲场景与用物设置

1. 场景:病床 1 张,模拟患者 1 位,考官 2 位。

2. 用物:治疗车 1 辆,输液治疗盘 1 套,一次性使用输液器 1 个,0.9%氯化钠注射液 100 mL 1 瓶,盐酸消旋山莨菪碱注射液 10 mg 2 支,预充式冲管注射器 10 mL 1 个,20 mL 注射器 1 个,疼痛评分尺 1 把,速干手消毒液 1 瓶,考生指引 1 份,模拟患者指引 1 份,考官指引 2 份,笔 2 支,白纸数张。

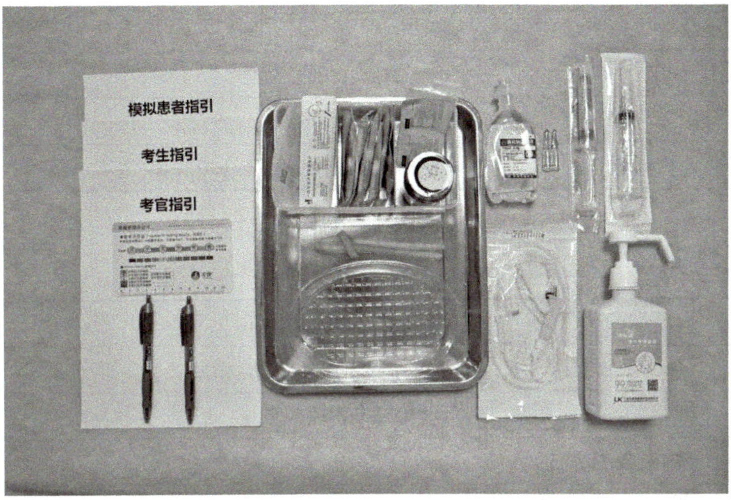

▲监考与评分注意事项

1. 请根据考核内容评分指引评分。
2. 评分项目完全做到得 2 分,部分做到或经由模拟患者提醒做到得 1 分,均未做到不得分。
3. 考核时间结束,立即停止考核,进入下一站点。

【考核内容评分指引一】

临床问题处理评分指引			
评分项目	完全做到 2 分	部分做到 1 分	未做到 0 分
病情观察			
1. 自我介绍(姓名与职责),向患者解释沟通目的			
2. 核对患者身份(2 种及以上方式)			
3. 观察患者神志、意识			
4. 复测生命体征,调节报警值			
5. 评估患者有无麻醉反应(恶心、呕吐、头晕等)			
6. 评估留置针情况及静脉通路是否通畅,补液滴速是否符合要求(60～80 滴/分)			
7. 评估尿道口疼痛情况,NRS 评分 2 分			
8. 评估导尿管是否固定妥善、通畅,引流液色、质、量情况			
9. 挤捏导尿管,查看是否有血凝块			
10. 协助患者取舒适体位			
健康指导			
11. 饮食:6 小时可进食半流质饮食			

(续表)

12. 活动:在床上可抬臂、翻身			
13. 指导患者床上翻身时动作要慢,避免牵拉导尿管			
14. 指导患者勿随意调节补液滴速			
15. 指导患者勿随意取下监护仪,测量血压时手臂伸直			
评价健康教育的效果			
16. 评估患者对健康指导的掌握情况(如复述)			
百分比分数计算评分	得分÷32(本站总分)×100×40%(本站权重)=本站得分		

【考核内容评分指引二】

临床问题处理评分指引			
评分项目	完全做到2分	部分做到1分	未做到0分
疼痛的处理			
1. 核对患者身份(2种及以上方式)			
2. 评估患者疼痛的部位、性质、伴随症状			
3. NRS评分准确			
4. 评估导尿管是否妥善固定			
5. 查看尿液的色、质、量			
6. 解释用药名称、作用与副作用(作用为缓解疼痛;不良反应有口干、面红、轻度扩瞳、视近物模糊等)			
7. 查看留置针是否在位、通畅,脉冲式冲管			
8. 排气,检查输液器无气泡			
9. 遵医嘱静脉输注0.9%氯化钠注射液100 mL+盐酸消旋山莨菪碱注射液20 mg			
10. 观察输液是否通畅,并调节滴速			
健康指导			
11. 告知患者腰背部疼痛发生的可能原因			
12. 指导患者术后每日饮水2 000 mL左右,避免憋尿,以减少尿液反流和刺激			
13. 不可剧烈运动和做重体力劳动,如搬重物			
14. 活动时避免牵拉、反折导尿管			
15. 腰腹部酸痛无法缓解时,及时告知医护人员			
评价健康教育的效果			
16. 评估患者对健康指导的掌握情况(如复述)			
百分比分数计算评分	得分÷32(本站总分)×100×40%(本站权重)=本站得分		

考站三 复训护理站

【考生指引】

▲ 考核情境

李某，男，52岁，诊断“左输尿管结石”入院。既往有高血压病史，入院第2天在全麻下行经尿道输尿管镜输尿管激光碎石术+输尿管支架置入术，结石成分分析示草酸钙结石。

▲ 考生任务

1. 术后第1天，患者腹部平片示：无结石残留，输尿管支架管在位。拔除导尿管后患者第一次排尿时尿色发红，很紧张，请对患者的血尿情况进行评估，并针对置入输尿管支架的患者进行相关宣教。

2. 术后第2天，患者恢复良好，遵医嘱予办理出院。患者不了解出院后注意事项，作为责任护士，请对患者进行出院健康指导。

▲ 考核时间

8～10分钟(读题1分钟，用物准备1分钟，考核6～8分钟)。

【考官指引】

▲ 考核目的

1. 考核考生针对输尿管结石术后置入输尿管支架患者正确进行宣教的能力。

2. 考核考生对输尿管结石术后患者进行健康指导的能力。

▲ 场景与用物设置

1. 场景：病床1张，模拟患者1位，考官2位。

2. 用物：治疗车1辆，疼痛评分尺1把，健康宣教单1份，考生指引1份，模拟患者指引1份，考官指引2份，笔2支，白纸数张。

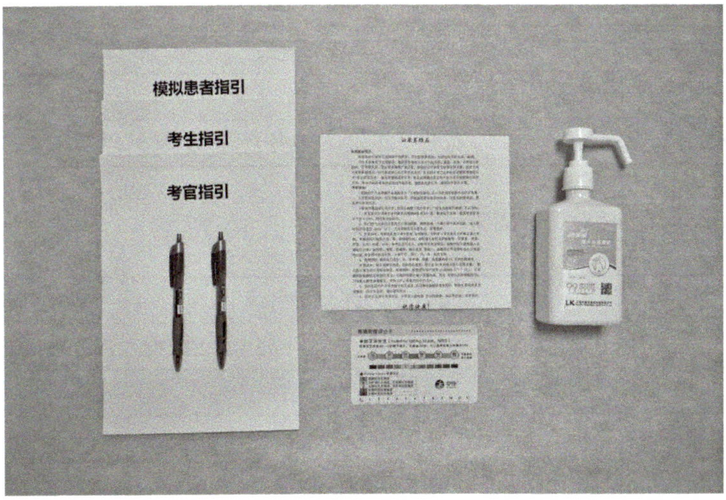

▲监考与评分注意事项

1. 请根据考核内容评分指引评分。
2. 评分项目完全做到得 2 分,部分做到或经由模拟患者提醒做到得 1 分,均未做到不得分。
3. 考核时间结束,立即停止考核,进入下一站点。

【考核内容评分指引一】

复训护理评分指引			
评分项目	完全做到 2 分	部分做到 1 分	未做到 0 分
健康教育前评估			
1. 评估患者尿液的色、质、量			
2. 评估患者排尿过程中有无血块,血块大小、数量			
3. 询问患者排尿时尿道口是否有疼痛、烧灼感或尿急、尿频等症状			
4. 评估患者心理状态			
5. 评估患者当日饮水量			
6. 评估患者术后活动情况(有无剧烈活动)			
健康宣教			
7. 告知患者黏膜损伤、支架管刺激、剧烈活动等均可能引起血尿			
8. 指导患者多饮水,每日 2 500～3 000 mL,以稀释尿液,减少血尿			
9. 指导患者避免剧烈运动和重体力劳动			
10. 指导患者不做四肢及腰部同时伸展的动作(如过度弯腰、上举及下蹲等)			
11. 指导患者不憋尿,保持大便通畅,以防止腹内压增高引起尿液反流			
12. 指导患者每日观察尿液颜色变化,血尿加重应及时告知医护人员			
评价健康教育的效果			
13. 评估患者对健康指导的掌握情况(如复述)			
百分比分数计算评分	得分÷26(本站总分)×100×30%(本站权重)=本站得分		

【考核内容评分指引二】

复训护理评分指引			
评分项目	完全做到 2 分	部分做到 1 分	未做到 0 分
健康教育前评估			
1. 评估患者健康教育内容需求			
2. 评估患者对术后饮水、饮食、用药及活动的了解情况			

（续表）

3. 评估患者对输尿管支架管相关知识的掌握情况			
健康宣教			
4. 指导患者每日饮水量 2 500～3 000 mL			
5. 指导患者根据结石成分调整饮食，减少草酸钙食物如菠菜、竹笋、杏仁等的摄入			
6. 增加枸橼酸摄入，推荐多喝富含枸橼酸的饮品，如橙汁、柠檬水			
7. 避免重体力劳动和剧烈运动，保持大便通畅，以防输尿管支架管脱落			
8. 按时服用降压药，定时测量血压			
9. 及时排尿，勿憋尿，防止逆行感染			
10. 避免频繁弯腰或下蹲运动，防止支架管滑出或断裂			
11. 告知患者若输尿管支架管脱出可出现尿漏、尿道口异物感，应及时就诊			
12. 出院 2 周后门诊复查，视情况拔除输尿管支架管			
13. 出院后遵医嘱复查 B 超或腹部平片			
评估健康教育的效果			
14. 评估患者对健康指导的掌握情况(如复述)			
百分比分数计算评分	得分÷28(本站总分)×100×30%(本站权重)÷本站得分		

【模拟患者指引】

一、基本信息

李某，男，汉族，52 岁，身高 170 cm，体重 65 kg，BMI 23.5 kg/m^2，初中学历，司机，本地城镇居民医保，家庭支持良好。

二、病史详情

现病史：因“无明显诱因出现左侧腰部疼痛 1 天”步行来院就诊，X 线平片显示第四腰椎左侧可见一致密影，大小 1.8 cm×0.9 cm，门诊拟“左输尿管结石”入院。患者左侧腰部疼痛，呈绞痛，NRS 评分 4 分，疼痛时伴随出汗，自行服用布洛芬止痛药后疼痛缓解。现患者主诉左侧腰部疼痛可忍受，NRS 评分 2 分，无恶心、呕吐，触诊有肾区叩击痛。患者主诉上下楼梯时需要家属协助。

既往史：高血压病史，口服苯磺酸氨氯地平片 5 mg QD＋硝苯地平控释片 30 mg QD，血压控制不稳定。否认冠心病、糖尿病等其他慢性病史，否认药物、食物、皮肤过敏史，否认烟酒史，否认外伤、手术史，否认家族史。

护理评估：T 36.8 ℃，P 72 次/分，R 18 次/分，BP 125/69 mmHg。患者神志清，精神可，言语交流好。患者平日喜食菠菜，饮水较少，每日饮水量约 500～1 000 mL，有憋尿的习惯，每日尿量少于 1 000 mL，无尿频、尿急、尿痛。睡眠好，大便正常。患者现十分焦虑，希望尽快了解病情，尽早治疗。

三、治疗、护理及预后

入院后完善相关检查，于入院第 2 天在全麻下行经尿道输尿管镜输尿管激光碎石术+输尿管支架置入术。术后带回导尿管 1 根，妥善固定，引流出淡血性尿液 200 mL，左前臂留置针 1 根，予止血药静脉输液治疗。患者神志清，心电监护、吸氧中，T 36.7 ℃，P 80 次/分，R 16 次/分，BP 134/82 mmHg。患者尿道口刺痛，可忍受，不影响睡眠，NRS 评分 2 分。

术后第 1 天清晨，患者感觉左侧腰腹部疼痛，出冷汗，疼痛性质无法描述，NRS 评分 4 分，立即汇报医生，医生开具医嘱：0.9%氯化钠注射液 100 mL+氢溴酸山莨菪碱注射液 20 mg 静脉滴注。导尿管妥善固定中，尿液呈淡血性，约 200 mL。

术后第 1 天下午，患者腹部平片示：无结石残留，支架管在位。医生予拔除导尿管，患者第一次排尿时尿色发红，为淡血性，尿量 200 mL，排尿过程中无血块，排尿时无疼痛、烧灼感，无尿急、尿频等症状。患者当天已饮水 500 mL，于病房内散步半小时，未进行剧烈活动。

术后第 2 天，患者恢复良好，遵医嘱予出院，医嘱予出院带药。患者未完全掌握术后饮食、饮水、药物、活动、输尿管支架管等健康指导内容，同时虽知晓体内有支架管，但觉得对生活没有影响，未掌握拔支架时间，此外对于草酸钙结石饮食注意事项不知晓，仍认为每日饮一杯水就行。希望责任护士能再次进行详细的健康宣教。

【知识链接】

▲尿路结石的一般性预防措施

尿路结石的治疗方法很多，且疗效满意，但结石的患病率、治疗后复发率均较高。因此，做好尿路结石患者护理的同时，采取有效措施预防尿路结石的发生或延迟结石复发十分重要。所有结石形成者，无论其个人风险如何，都应遵循一般性预防措施，包括高液体摄入量、均衡膳食营养的饮食习惯和生活方式风险的正常化。

• 日饮水量以每日尿量保持在 2 000 mL 以上、尿液清亮无色或微黄为标准。

• 限制钠盐摄入的同时，根据结石成分，合理平衡膳食。含钙结石患者，重点限制草酸的摄入，注意钙的健康摄入，限制过量的动物蛋白摄入；尿酸结石患者宜低嘌呤饮食，鼓励多食用富含枸橼酸钾柑橘类水果；胱氨酸结石患者，宜多摄入以蔬菜、谷物为主的低蛋白饮食，液体来源首选碱性饮料及柑橘汁，同时严格限制富含蛋氨酸的食物(包括大豆、小麦、鱼、肉、蘑菇等)，这有助于减少尿中胱氨酸的排泄量；感染性结石患者，多食青梅、蔓越莓等利于尿液酸化的食物。

• 尿路结石的患者应适当增加活动量，可根据自己体力情况，制订可行的锻炼活动计划，活动项目可有简单地用手掌轻拍腰背部、单脚或双脚跳跃、跑步、跳绳，也可有上下楼梯、排石操等。总而言之，坚持运动有利于结石的预防。

第四节　膀胱癌护理

【概述】

膀胱癌(bladder carcinoma)是泌尿系统最常见的肿瘤，其中 90%以上为尿路上皮癌。发病年龄大多数为 50～70 岁，男女之比约为 4∶1，2022 年我国新发膀胱癌为 9.29 万例，其中男性 7.32 万例，其发病率居男性所有恶性肿瘤的第 8 位。膀胱癌的发生受复杂、多因素和多步骤的病理因素影响。其中，吸烟是目前最为确定的膀胱癌致病危险因素，约 50% 的膀胱癌由吸烟引起。本节主要考查膀胱癌患者的病史采集、护理评估与诊断、病情变化的观察、术后并发症的识别与处理及健康指导等内容。

【培训目标】

知识：掌握膀胱肿瘤患者的病史采集、专科评估、病情观察要点及健康教育知识。

技能：掌握经尿道膀胱病损切除术后病情观察及应急处理措施，掌握膀胱灌注的相关健康宣教。

态度：严谨、慎独、有耐心；尊重患者权利，保护患者隐私；关心爱护患者，对患者表现出同情心和同理心。

考站一　健康评估站

【考生指引】

▲ 考核情境

李某，男，61 岁，因“无痛性间歇性肉眼血尿 1 年”步行入院，门诊拟“膀胱占位”收治入院。患者主诉有肉眼血尿。患者神志清，测 T 36.8 ℃，P 83 次/分，R 18 次/分，BP 128/78 mmHg，身高 170 cm，体重 49 kg，BMI 16.9 kg/m^2。患者十分焦虑，希望尽快了解病情，进行治疗。

▲ 考生任务

1. 请考生正确采集病史（现病史、既往史、家族史、用药史、过敏史、个人生活史和一般资料），并提出至少 3 个主要护理诊断。

2. 请进行专科体检及护理评分，包括疼痛评估（NRS 评分）、静脉血栓栓塞症风险评估（Caprini 评分）、压力性损伤风险评估（Braden 评分）、日常生活能力评估（Barthel 评分）、跌倒风险评估、营养风险筛查（NRS 2002 评分）。

▲ 考核时间

8～10 分钟（读题 1 分钟，用物准备 1 分钟，考核 6～8 分钟）。

【考官指引】

▲ 考核目的

1. 考查考生正确采集病史、提出护理诊断的能力。

2. 考查考生正确进行专科评估、护理评分的能力。

▲ 场景与用物设置

1. 场景：病床 1 张，模拟患者 1 位，考官 2 位。

2. 用物：治疗车 1 辆，疼痛评分尺 1 把，日常护理评估工具手册 1 本，速干手消毒液 1 瓶，考生指引 1 份，模拟患者指引 1 份，考官指引 2 份，笔 2 支，白纸数张。

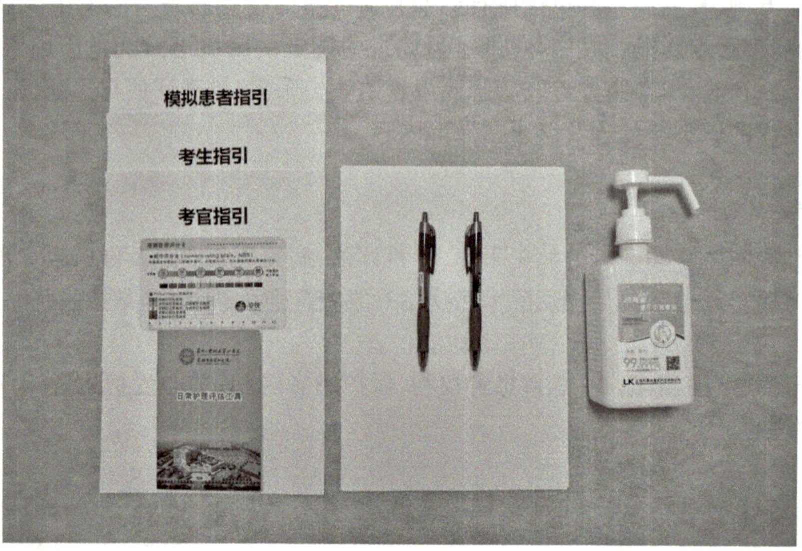

▲监考与评分注意事项

1. 请根据考核内容评分指引评分。

2. 评分项目完全做到得 2 分,部分做到或经由模拟患者提醒做到得 1 分,均未做到不得分。

3. 考核时间结束,立即停止考核,进入下一站点。

【考核内容评分指引一】

健康评估评分指引			
评分项目	完全做到 2 分	部分做到 1 分	未做到 0 分
现病史			
1. 自我介绍(姓名与职责),向患者解释沟通目的			
2. 核对患者身份(2 种及以上方式)			
3. 评估患者有无腰腹部疼痛			
4. 评估血尿、排尿困难和有无膀胱刺激征情况			
5. 评估患者辅助检查的结果			
既往史、家族史、用药史、过敏史、个人生活史、一般资料			
6. 评估既往史(有无冠心病、高血压、糖尿病等全身性疾病)、传染病史			
7. 评估家族史			
8. 评估用药史			
9. 评估手术及外伤史			
10. 评估过敏史			
11. 评估个人生活史:烟酒嗜好、饮食、睡眠、大便			

（续表）

12. 评估工作环境（长期接触工业化学物品）			
13. 评估一般资料：BMI、付费方式、社会支持			
14. 评估心理状态			
护理诊断/问题			
15. 营养失调：低于机体需要量：与患者消瘦有关（依据：患者 BMI 16.9 kg/m^2）			
16. 有跌倒的风险：与服用两种易致跌倒药物有关（依据：口服苯磺酸氨氯地平片＋硝苯地平控释片）			
17. 焦虑：缺乏疾病相关知识（依据：患者十分焦虑，希望尽快了解病情）			
百分比分数计算评分	得分÷34（本站总分）×100×30%（本站权重）＝本站得分		

【考核内容评分指引二】

健康评估评分指引			
评分项目	完全做到 2 分	部分做到 1 分	未做到 0 分
专科体检			
1. 自我介绍（姓名与职责），向患者解释沟通目的			
2. 评估患者有无腰背部疼痛			
3. 评估患者血尿情况，有无血凝块			
4. 评估患者血尿持续时间			
5. 评估患者有无排尿困难情况			
6. 评估患者有无膀胱刺激征情况			
7. 评估患者尿常规、尿脱落细胞学检查结果			
8. 评估患者腹部及盆腔 B 超检查结果			
9. 评估步态			
护理评估			
10. Braden 评分准确			
11. 跌倒风险评估准确			
12. Caprini 评分准确			
13. Barthel 评分准确			
14. NRS 2002 评分准确			
百分比分数计算评分	得分÷28（本站总分）×100×30%（本站权重）＝本站得分		

注：根据模拟患者病情，Braden 评分 23 分，跌倒风险临床判定中风险，Caprini 评分 2 分，Barthel 评分 100 分，NRS 2002 评分 3 分。

考站二 临床问题处理站

【考生指引】

▲考核情境

李某，男，61岁，诊断为“膀胱占位性病变”。完善检查后，在全麻下行经尿道膀胱病损切除术，术毕带回膀胱冲洗管1根，持续冲洗中，引流出淡血性尿液，带回右前臂留置针1根，予碳酸氢钠林格500 mL静脉输液，患者神志清，心电监护、吸氧中，T 37.0 ℃，P 90次/分，R 18次/分，BP 152/85 mmHg。

▲考生任务

1. 术后6小时，床位护士巡视病房，发现膀胱冲洗引流液颜色为深红色，请对患者作出相应病情观察和应急处理。

2. 术后第1天，膀胱冲洗液颜色清亮，医生开具医嘱予停止膀胱冲洗，作为责任护士，请作出相应处理。

▲考核时间

8～10分钟(读题1分钟，用物准备1分钟，考核6～8分钟)。

【考官指引】

▲考核目的

1. 考核考生对经尿道膀胱病损切除术后病情变化的处置能力及健康宣教能力。

2. 考核考生停止膀胱冲洗的操作技能和健康教育能力。

▲场景与用物设置

1. 场景：病床1张，模拟患者1位(半卧位，三腔导尿管1根，心电监护，持续膀胱冲洗中)，考官2位。

2. 用物：治疗车1辆，血管钳1把，疼痛评分尺1把，速干手消毒液1瓶，考生指引1份，模拟患者指引1份，考官指引2份，笔2支，白纸数张。

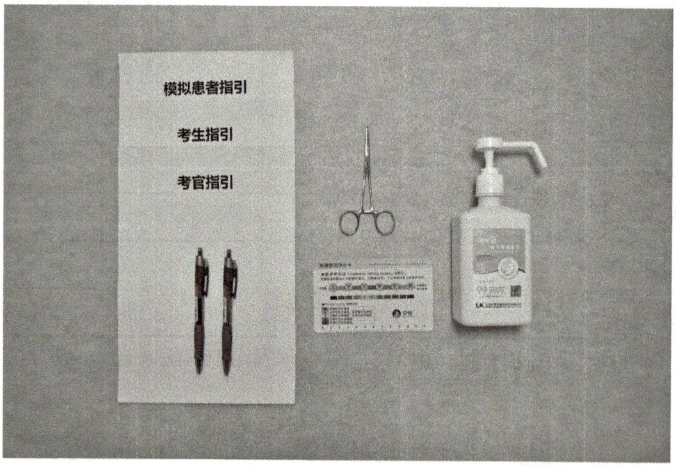

▲监考与评分注意事项

1. 请根据考核内容评分指引评分。

2. 评分项目完全做到得 2 分，部分做到或经由模拟患者提醒做到得 1 分，均未做到不得分。

3. 考核时间结束，立即停止考核，进入下一站点。

【考核内容评分指引一】

临床问题处理评分指引			
评分项目	完全做到 2 分	部分做到 1 分	未做到 0 分
病情观察			
1. 观察血压、脉搏、面色情况			
2. 评估冲洗液温度，评估冲洗液入量和引流液的量，冲出与冲入的速度是否相同			
3. 查看导尿管固定情况，导尿管是否通畅			
4. 查看尿液引流性质，观察尿道口有无尿液渗漏			
5. 挤压膀胱冲洗管路，查看是否有血凝块			
6. 触诊患者下腹部，检查能否触及膀胱，询问患者有无膀胱憋胀感			
7. 膀胱引流通畅，调整冲洗速度(一般速度 80～100 滴/分)			
8. 观察冲洗液距离床面高度，约 60 cm			
9. 观察患者有无腹部剧痛等不适			
10. 观察引流尿液颜色变化			
健康教育			
11. 向患者说明血尿及膀胱痉挛的可能原因			
12. 指导患者防止各种增加腹压的因素(用力排便，剧烈咳嗽)			
13. 指导患者膀胱冲洗过程中，翻身活动时避免牵拉、折叠管道			
14. 告知患者若出现膀胱区胀痛及时告知医护人员			
评价健康教育的效果			
15. 评估患者对健康指导的掌握情况(如复述)			
百分比分数计算评分	得分÷30(本站总分)×100×40%(本站权重)=本站得分		

【考核内容评分指引二】

临床问题处理评分指引			
评分项目	完全做到 2 分	部分做到 1 分	未做到 0 分
停止膀胱冲洗			
1. 双人核对医嘱			

(续表)

2. 核对患者身份(2 种及以上方式)			
3. 解释停止膀胱冲洗的目的,取得患者的配合			
4. 观察膀胱冲洗速度、引流是否通畅,有无血凝块堵塞			
5. 观察膀胱冲洗引流袋的颜色(色清)			
6. 关闭冲洗装置			
7. 夹闭导尿管冲洗端			
8. 分离冲洗管与导尿管			
9. 观察导尿管引流液的色、质、量			
10. 记录最后一次冲洗液和引流液的量			
11. 妥善固定导尿管			
健康教育			
12. 指导患者每日饮水大于 2 000 mL,以增加尿液,避免血凝块堵塞尿管			
13. 密切观察尿液颜色,如尿色变红及时告知医护人员			
14. 保持引流通畅,避免导尿管扭曲、受压、脱出			
评价健康教育的效果			
15. 评估患者对健康指导的掌握情况(如复述)			
百分比分数计算评分	得分÷30(本站总分)×100×40%(本站权重)=本站得分		

考站三 复训护理站

【考生指引】

▲考核情境

李某,男,61 岁,因"无痛性间歇性肉眼血尿 1 年"步行入院,入院诊断"膀胱占位性病变"。完善检查后,在全麻下行经尿道膀胱病损切除术。术后病理结果示尿路上皮癌。

▲考生任务

1. 术后第 1 天,医生开立医嘱:注射用盐酸表柔比星 50 mg 膀胱灌注。患者首次进行膀胱灌注,作为责任护士,请做好膀胱灌注化疗药的宣教。

2. 术后第 5 天,患者病情平稳,遵医嘱予出院,请对患者进行出院健康指导。

▲考核时间

8～10 分钟(读题 1 分钟,用物准备 1 分钟,考核 6～8 分钟)。

【考官指引】

▲考核目的

1. 考核考生对膀胱灌注相关知识的掌握情况。

2. 考核考生对膀胱肿瘤专科知识的掌握能力。

▲场景与用物设置

1. 场景:病床 1 张,模拟患者 1 位,考官 2 位。

2. 用物:治疗车 1 辆,健康宣教单 1 份,考生指引 1 份,模拟患者指引 1 份,考官指引 2 份,速干手消毒液 1 瓶,笔 2 支,白纸数张。

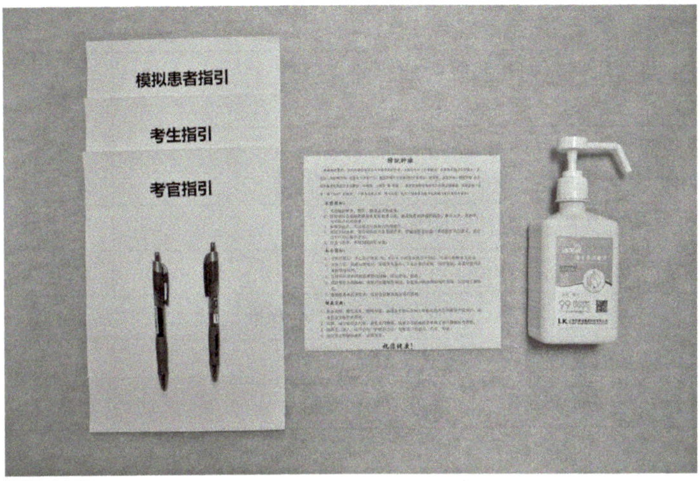

▲监考与评分注意事项

1. 请根据考核内容评分指引评分。

2. 评分项目完全做到得 2 分,部分做到或经由模拟患者提醒做到得 1 分,均未做到不得分。

3. 考核时间结束,立即停止考核,进入下一站点。

【考核内容评分指引一】

复训护理评分指引			
评分项目	完全做到 2 分	部分做到 1 分	未做到 0 分
操作前评估			
1. 核对医嘱			
2. 核对患者身份(2 种及以上方式)			
3. 评估患者对膀胱灌注的了解情况			
4. 评估患者导尿管是否在位通畅			
膀胱灌注相关健康宣教			
5. 向患者解释膀胱灌注化疗的意义(可以直接作用于膀胱内残留的肿瘤细胞,减少复发;对全身副作用较小)			
6. 告知患者膀胱灌注化疗的方法			

(续表)

7. 指导患者灌注前的准备:灌注前2小时不宜饮水、服用利尿剂,灌注前需排空膀胱			
8. 指导患者灌注化疗药的过程:通过导尿管将化疗药物灌注到膀胱内,然后夹闭导管,让药物在膀胱内保留一段时间,通常为0.5~2小时			
9. 灌注后个人护理:灌注后患者需卧床,分别取左、右侧仰俯卧位各15~20分钟,使药物与膀胱壁充分接触。0.5~2小时后自行排尿,24小时内注意避免药物污染皮肤、衣物及周围环境			
10. 告知灌注后可能出现的不良反应:部分患者可能会出现膀胱刺激症状,如尿频、尿急、尿痛等			
11. 严格按照医生的要求保证药物在膀胱内的时间,不要自行缩短或延长			
12. 指导患者排尿后需饮水2 000~3 000 mL,以减少化疗药物对膀胱的刺激			
13. 灌注结束后,及时清洗会阴部,保持会阴部的清洁			
14. 指导患者灌注期间戒烟、戒酒			
评估健康教育的效果			
15. 评估患者对健康指导的掌握情况(如复述)			
百分比分数计算评分	得分÷30(本站总分)×100×30%(本站权重)=本站得分		

【考核内容评分指引二】

复训护理评分指引			
评分项目	完全做到2分	部分做到1分	未做到0分
健康教育前评估			
1. 评估患者健康教育需求			
2. 评估患者对术后饮食、活动的了解情况			
3. 评估患者对疾病相关知识的了解情况			
4. 评估患者对复诊知识的了解情况			
饮食、活动指导			
5. 指导患者每日饮水大于2 000 mL			
6. 指导患者勤排尿、勿憋尿			
7. 指导患者多食蔬菜水果,预防便秘,戒烟戒酒,少食辛辣刺激性食物			
8. 指导患者劳逸结合,避免过度劳累			
疾病相关知识			
9. 指导患者关注尿色,按时服药			
10. 向患者解释工作环境与膀胱癌发病率的相关性			

（续表）

11. 膀胱肿瘤诱因：长期接触苯胺类化学物质，如染料、橡胶塑料、油漆等			
12. 指导患者戒烟，并避免接触吸烟的环境			
13. 观察尿色，如尿色深红、有血凝块及时来院就诊			
复诊指导			
14. 指导患者每周门诊行膀胱灌注，连续 6～8 周，以后每月 1 次，持续 2 年			
15. 指导患者出院后 3 个月复查膀胱镜			
评价健康教育的效果			
16. 评估患者对健康指导的掌握情况（如复述）			
百分比分数计算评分	得分÷32（本站总分）×100×30%（本站权重）÷本站得分		

【模拟患者指引】

一、基本信息

李某，男，61 岁，身高 170 cm，体重 49 kg，BMI 16.9 kg/m^2，小学学历，本地城镇居民医保，在化工厂工作，家庭支持良好。

二、病史详情

现病史：因“无痛性间歇性肉眼血尿 1 年”步行入院，门诊拟“膀胱占位”收入住院。

既往史：既往有高血压病史，口服苯磺酸氨氯地平片 5 mg QD，硝苯地平控释片 30 mg QD，血压控制良好，否认药物、食物过敏史，否认家族遗传史，无输血史及跌倒史，无手术及外伤史。

护理评估：T 36.8 ℃，P 83 次/分，R 18 次/分，BP 128/78 mmHg，患者神志清，精神可，言语交流好。平素生活自理，饮食、睡眠、大便可，有抽烟史，每日 1 包，不饮酒，患者近 1 年小便为淡血性，无尿频、尿急、尿痛和排尿困难情况的发生。患者现十分担心身体状况，希望了解病情尽早治疗。

三、治疗、护理及预后

入院后完善相关检查，第 3 天在全麻下行经尿道膀胱病损切除术，术后带回膀胱冲洗管 1 根，妥善固定，引流出淡血性尿液，右前臂留置针 1 根，予碳酸氢钠林格 500 mL 静脉输液治疗。患者神志清，心电监护、吸氧中，T 37.0 ℃，P 90 次/分，R 18 次/分，BP 152/85 mmHg。

术后 6 小时后，护士巡视病房，发现患者半坐于病床上，引流液颜色深红，患者主诉 5 分钟前膀胱憋胀感，无腹胀，后憋胀感逐渐缓解，尿道口无鲜血流出。责任护士给予挤压膀胱冲洗管管路，有少量血凝块流出，触诊患者下腹部，未触及膀胱，调整冲洗速度 100 滴/分，调整冲洗液距床面 60 cm。患者紧张，询问血尿及膀胱疼痛的原因。

术后第 1 天，患者尿色清，医生开立医嘱：停止膀胱冲洗。

术后第 1 天，患者已停止膀胱冲洗，医嘱拟予注射用盐酸表柔比星 50 mg 膀胱灌注。患者首次进行膀胱灌注，不知晓膀胱灌注如何操作及注意事项。

术后第 5 天，患者病情平稳，予出院。患者主诉不了解出院注意事项，希望责任护士再次进行详细的出院健康指导。

【知识链接】

根治性膀胱切除术虽然能够消除肿瘤原发灶，但是根治性膀胱切除术围手术期及远期并发症、根治术后的尿流改道会极大程度降低患者的生活质量。保膀胱治疗在一定程度上平衡了肿瘤控制和生活质量，是根治性膀胱切除术的替代及补充。但是肌层浸润性膀胱癌(muscle invasive bladder cancer，MIBC)保膀胱治疗的患者在选择时需要综合考虑两方面因素，即患者因素及肿瘤因素。

肌层浸润性膀胱癌保膀胱治疗的患者选择

患者类型	患者因素	肿瘤因素
优势患者	(1)良好的依从性，可接受长期的密切随访； (2)膀胱功能和容量良好	(1)T2期，无区域淋巴结转移，无远处转移； (2)最大化TURBT能彻底切除肿瘤； (3)无肿瘤原因导致的中重度肾积水； (4)无广泛多发原位癌； (5)单发肿瘤病灶
非优势患者	(1)依从性不佳； (2)膀胱功能不佳	(1)T3～4期，区域淋巴结转移； (2)最大化TURBT未能彻底切除肿瘤； (3)肿瘤原因导致的中重度肾积水； (4)广泛多发原位癌； (5)多发肿瘤病灶

注：TURBT为经尿道膀胱肿瘤切除术。

第五节　良性前列腺增生护理

【概述】

良性前列腺增生(benign prostatic hyperplasia，BPH)也称前列腺增生症，是导致老年男性排尿障碍最为常见的一种良性疾病。主要表现为以组织学上前列腺间质和腺体成分的增生、解剖学上的前列腺增大、尿动力学上的膀胱出口梗阻和下尿路症状为主的临床症状，如尿频、排尿困难、尿失禁及尿潴留等。良性前列腺增生的发生率随年龄的增长而增加，流行病学调查数据显示，40～50岁男性前列腺增生的发病率为13.8%，51～80岁的发病率近40%，80岁以上男性的发病率达到80%。本节主要考查良性前列腺增生患者的病史采集、护理评估与诊断、病情变化的观察、术后并发症的识别与处理及健康指导等内容。

【培训目标】

知识：掌握前列腺增生的病史采集、专科评估、病情观察要点及健康教育知识。

技能：掌握前列腺增生术后膀胱痉挛的应急处理，以及发生经尿道前列腺电切综合征后的处理流程。

态度：全程语言流畅，保持对患者的尊重、同情和关爱，展现良好的个人形象及辩证性思维能力。

考站一　健康评估站

【考生指引】

▲ 考核情境

陈某，男，71 岁，因“体检发现前列腺增生症 3 年，反复尿急、尿频 1 月余”来院就诊，门诊拟“良性前列腺增生”收治入院，测 T 36.8 ℃，P 94 次/分，R 22 次/分，BP 132/84 mmHg，身高 175 cm，体重 80 kg。患者现十分担心，希望尽快了解病情，进行治疗。

▲ 考生任务

1. 请采集该患者的现病史、既往史、家族史、用药史、过敏史、个人生活史、一般资料，并提出至少 3 个主要护理诊断。

2. 请进行专科体检及护理评分，包括疼痛评估（NRS 评分）、静脉血栓栓塞症风险评估（Caprini 评分）、压力性损伤风险评估（Braden 评分）、日常生活能力评估（Barthel 评分）、跌倒风险评估。

▲ 考核时间

8～10 分钟（读题 1 分钟，用物准备 1 分钟，考核 6～8 分钟）。

【考官指引】

▲ 考核目的

1. 考查考生正确采集病史、提出护理诊断的能力。

2. 考查考生正确进行专科评估、护理评分的能力。

▲ 场景与用物设置

1. 场景：病床 1 张，模拟患者 1 位，考官 2 位。

2. 用物：治疗车 1 辆，疼痛评分尺 1 把，日常护理评估工具手册 1 本，速干手消毒液 1 瓶，考生指引 1 份，模拟患者指引 1 份，考官指引 2 份，笔 2 支，白纸数张。

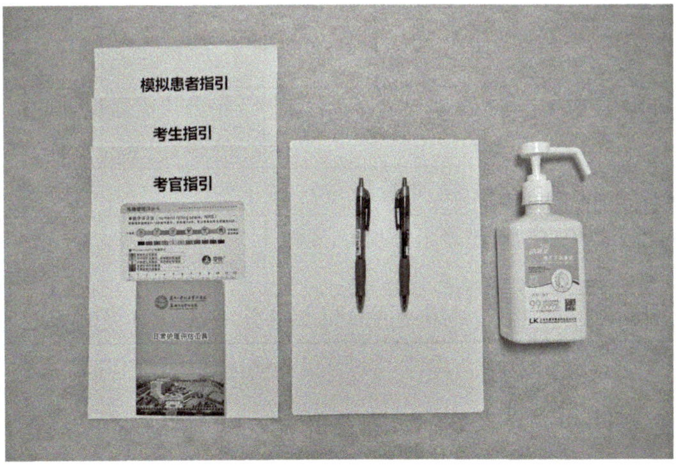

▲监考与评分注意事项

1. 请根据考核内容评分指引评分。

2. 评分项目完全做到得 2 分,部分做到或经由模拟患者提醒做到得 1 分,均未做到不得分。

3. 考核时间结束,立即停止考核,进入下一站点。

【考核内容评分指引一】

健康评估评分指引			
评分项目	完全做到 2 分	部分做到 1 分	未做到 0 分
现病史			
1. 自我介绍(姓名与职责),向患者解释沟通目的			
2. 核对患者身份(2 种及以上方式)			
3. 评估有无夜尿增多			
4. 评估有无尿频、尿急、尿痛			
5. 评估有无排尿踌躇、排尿等待症状			
6. 评估有无排尿费力情况			
7. 评估有无排尿后不尽感			
8. 评估患者对疾病的认知及心理状况			
既往史、家族史、用药史、过敏史、个人生活史、一般资料			
9. 评估既往史、传染病史			
10. 评估家族史			
11. 评估用药史			
12. 评估过敏史			
13. 评估个人生活史:烟酒嗜好、饮食、睡眠、大便情况			
14. 评估一般资料:BMI、付费方式、社会支持			
护理诊断/问题			
15. 舒适度的改变:与前列腺增生有关(依据:尿频、尿急、夜尿增多)			
16. 睡眠型态紊乱:与夜尿增多有关(依据:每日夜间睡眠 5 小时)			
17. 潜在并发症:深静脉血栓的风险(依据:年龄、肥胖)			
18. 焦虑:缺乏疾病相关知识(依据:患者十分担心,希望尽快了解病情)			
百分比分数计算评分	得分÷36(本站总分)×100×30%(本站权重)=本站得分		

【考核内容评分指引二】

健康评估评分指引			
评分项目	完全做到 2 分	部分做到 1 分	未做到 0 分
专科体检			
1. 自我介绍(姓名与职责),向患者解释沟通目的			
2. 核对患者身份(2 种及以上方式)			
3. 评估有无夜尿增多			
4. 评估患者尿频、尿急、尿痛			
5. 评估患者每次排尿尿量			
6. 评估患者有无排尿踌躇、排尿等待症状			
7. 评估患者有无排尿费力情况			
8. 评估患者有无排尿后不尽感			
9. 患者排出尿液后,叩诊膀胱是否仍处于充盈状态			
10. 评估患者门诊是否行膀胱残余尿测定			
护理评估			
11. Braden 评分准确			
12. 跌倒风险评估准确			
13. Caprini 评分准确			
14. Barthel 评分准确			
百分比分数计算评分	得分÷28(本站总分)×100×30%(本站权重)=本站得分		

注:根据模拟患者病情,Braden 评分 23 分,跌倒风险临床判定不符合,Morse 评分 0 分,Caprini 评分 3 分,Barthel 评分 100 分。

考站二　临床问题处理站

【考生指引】

▲ 考核情境

陈某,男,71 岁,诊断为"良性前列腺增生"收治入院。入院第 3 天在全麻下行经尿道前列腺等离子电切术,术后带回导尿管 1 根,妥善固定,持续膀胱冲洗,冲洗引流出淡血性液体。带回右前臂留置针 1 根,予止血静脉输液治疗。患者神志清,心电监护、氧气吸入 3 L/min,T 36.8 ℃,P 90 次/分,R 18 次/分,BP 128/75 mmHg。

▲ 考生任务

1. 患者术毕返回病房,痛苦面容,下腹部剧烈疼痛,有强烈的便意和尿意,尿管周围漏尿,汇报医生后开立医嘱:吲哚美辛栓 50 mg 肛塞。请判断患者发生了什么病情变化并作出相应的处理。

2. 患者术毕返回病房，突发头晕、烦躁不安、恶心呕吐，监护仪显示 BP 170/98 mmHg，HR 100 次/分，R 21 次/分，急查电解质提示血钠 125 mmol/L，医生开具医嘱：呋塞米 20 mg 静推。作为责任护士，请判断患者出现了哪项并发症？除了此项并发症外，患者还可能出现哪些并发症？

▲考核时间

8～10 分钟(读题 1 分钟，用物准备 1 分钟，考核 6～8 分钟)。

【考官指引】

▲考核目的

1. 考核考生对前列腺增生术后病情观察的能力。

2. 考核考生对前列腺电切术后并发症的观察和处理能力。

▲场景与用物设置

1. 场景：病床 1 张，模拟患者 1 位(心电监护、吸氧、右手抗生素静脉输液治疗中、导尿管 1 根，持续膀胱冲洗中)，考官 2 位。

2. 用物：治疗车 1 辆，治疗盘 1 个，2 mL 注射器 1 支，呋塞米 20 mg 1 支，吲哚美辛栓 50 mg，疼痛评分尺 1 把，卷尺 1 把，检查手套 1 副，速干手消毒液 1 瓶，考生指引 1 份，模拟患者指引 1 份，考官指引 2 份，笔 2 支，白纸数张。

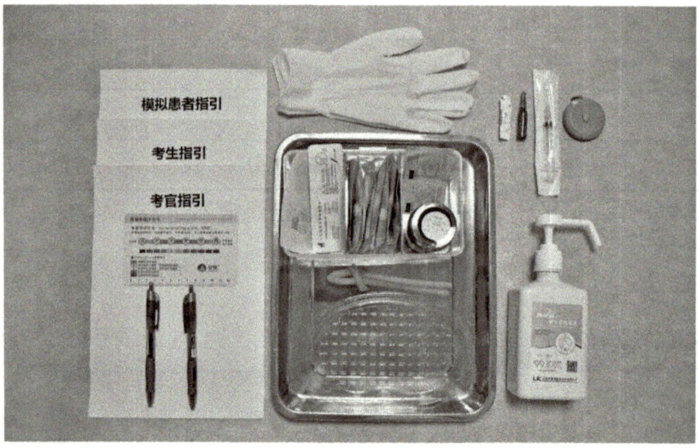

▲监考与评分注意事项

1. 请根据考核内容评分指引评分。

2. 评分项目完全做到得 2 分，部分做到或经由模拟患者提醒做到得 1 分，均未做到不得分。

3. 考核时间结束，立即停止考核，进入下一站点。

【考核内容评分指引一】

临床问题处理评分指引			
评分项目	完全做到 2 分	部分做到 1 分	未做到 0 分
判断病情变化			
1. 考虑患者发生膀胱痉挛			

（续表）

病情观察与处理			
2. 观察患者神志、意识			
3. 复测生命体征			
4. 查看患者疼痛部位（膀胱区压痛）			
5. 询问患者疼痛性质、程度，进行疼痛评估			
6. 查看患者导尿管是否在位通畅			
7. 挤压导尿管，检查有无血凝块引出，观察引流是否通畅			
8. 减慢膀胱冲洗速度			
9. 解释用药目的、方法			
10. 协助患者左侧卧位，暴露肛门			
11. 戴手套，将吲哚美辛栓插入肛门 2～4 cm（嘱患者深呼吸放松）			
12. 按压肛门 1～2 分钟防止药物脱落			
健康指导			
13. 告知患者用药后肛门可能会出现灼热感，属于正常现象，若腹痛加重或有黑便，及时告知医护人员			
14. 指导患者床上翻身时避免挤压导尿管			
评价健康教育的效果			
15. 评估患者对健康指导的掌握情况（如复述）			
百分比分数计算评分	得分÷30（本站总分）×100×40%（本站权重）＝本站得分		

【考核内容评分指引二】

临床问题处理评分指引			
评分项目	完全做到 2 分	部分做到 1 分	未做到 0 分
病情变化判断			
1. 考虑发生经尿道前列腺电切综合征（TURP 综合征）			
2. 查看患者生命体征			
3. 立即通知医生，配合抢救			
病情变化处理			
4. 查看患者意识状态			
5. 协助患者头偏向一侧，清除口腔分泌物			
6. 减慢膀胱冲洗速度，速度控制在 80～100 滴/分			
7. 将膀胱冲洗高度调节至床面 40 cm 以下			
8. 遵医嘱静脉推注呋塞米 20 mg			
9. 减慢输液速度			

(续表)

10. 查看监护仪数值,复测生命体征			
11. 记录 24 小时出入量			
12. 洗手,做好护理记录			
理论提问:前列腺电切术后常见并发症			
13. 尿失禁:患者在咳嗽、打喷嚏或运动时出现尿液不自主流出			
14. 尿道狭窄:排尿困难,尿流变细,排尿时间延长			
15. 膀胱痉挛:突然出现强烈的排尿欲望,尿频、尿急、尿痛			
16. 出血:尿液呈鲜红色或有血凝块			
百分比分数计算评分	得分÷32(本站总分)×100×40%(本站权重)=本站得分		

考站三 复训护理站

【考生指引】

▲考核情境

陈某,男,71 岁,因"体检发现前列腺增生症 3 年,反复尿急、尿频 1 月余"来院就诊,门诊拟"良性前列腺增生"收治入院,患者在全麻下行经尿道前列腺等离子电切术。现导尿管在位通畅,偶有尿失禁情况发生,病情平稳康复中。

▲考生任务

1. 术后第 3 天,患者出现尿液不自主从尿道口流出,指导患者正确进行盆底肌功能锻炼。

2. 术后第 7 天,拟当日出院,患者未完全掌握活动、饮食、用药、康复锻炼、复诊等健康指导内容,作为责任护士,请对患者进行出院健康指导。

▲考核时间

8~10 分钟(读题 1 分钟,用物准备 1 分钟,考核 6~8 分钟)。

【考官指引】

▲考核目的

1. 考核考生正确指导盆底肌功能锻炼的能力。

2. 考核考生正确进行前列腺增生术后出院健康指导的能力。

▲场景与用物设置

1. 场景:病床 1 张,模拟患者 1 位,考官 2 位。

2. 用物:治疗车 1 辆,检查手套 1 副,液体石蜡 1 支,健康宣教单 1 份,考生指引 1 份,模拟患者指引 1 份,考官指引 2 份,笔 2 支,白纸数张。

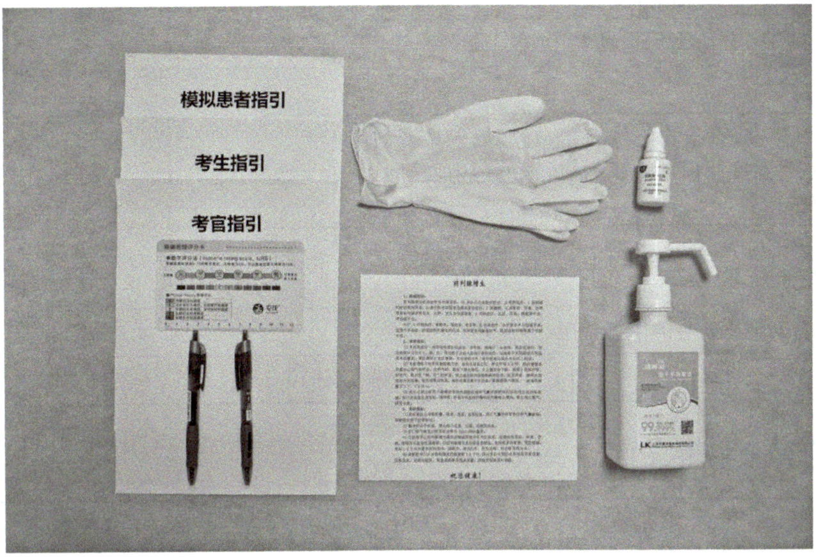

▲监考与评分注意事项

1. 请根据考核内容评分指引评分。

2. 评分项目完全做到得 2 分，部分做到或经由模拟患者提醒做到得 1 分，均未做到不得分。

3. 考核时间结束，立即停止考核，进入下一站点。

【考核内容评分指引一】

复训护理评分指引			
评分项目	完全做到 2 分	部分做到 1 分	未做到 0 分
宣教前评估			
1. 评估患者病情及合作程度			
2. 评估患者膀胱痉挛频率及尿液颜色变化			
3. 向患者解释进行盆底肌功能锻炼的目的和意义			
准备			
4. 嘱患者排空膀胱			
5. 准备一次性手套、液体石蜡			
功能锻炼			
6. 嘱患者取仰卧位			
7. 两膝轻微立起，两肩展开，腹部放松			
8. 收缩盆底肌肉 5 秒(即让患者做收缩肛门，同时收缩尿道的动作)，开始可只收缩 2～3 秒，逐渐延长时间至 10 秒			
9. 放松盆底肌肉 10 秒(放松肛门、尿道)，休息 10 秒，即完成 1 次盆底肌训练			

（续表）

10. 连续做15～30分钟，每天重复3组或做150～200次			
评价效果			
11. 戴一次性手套，食指涂液体石蜡，轻轻插入患者肛门中，嘱患者进行盆底肌肉锻炼，以手指在肛门内能感受到紧缩感为方法正确			
12. 指导患者训练4周为一个疗程，疗程结束后再次评估尿失禁分度			
13. 评估患者对健康指导的掌握情况(如复述)			
百分比分数计算评分	得分÷26(本站总分)×100×30%(本站权重)=本站得分		

【考核内容评分指引二】

复训护理评分指引			
评分项目	完全做到2分	部分做到1分	未做到0分
健康教育前评估			
1. 评估患者健康教育内容需求			
2. 评估患者对术后饮食、活动及用药的了解情况			
3. 评估患者对术后康复锻炼的掌握情况(盆底肌功能锻炼)			
4. 评估患者对复诊知识的了解情况			
饮食、活动指导			
5. 指导合理饮食，摄入富含纤维素食物，忌辛辣，多饮水，每日2 000 mL以上，保持大便通畅，戒烟			
6. 3个月内避免使腹压增加的各种因素，如咳嗽、便秘、久坐、负重、骑自行车等			
康复训练指导			
7. 盆底肌功能锻炼：收缩肛门和尿道10秒，放松10秒，每日150～200次			
8. 原则：循序渐进，根据个人恢复情况和自我活动耐受力适当调整，避免过度劳累			
复诊指导			
9. 说明定期医院复诊的重要性，指导患者出院1周后门诊复查			
10. 指导患者观察排尿时有无尿线变细，如有及时就诊			
评价健康教育的效果			
11. 评估患者对健康指导的掌握情况(如复述)			
百分比分数计算评分	得分÷22(本站总分)×100×30%(本站权重)=本站得分		

【模拟患者指引】

一、基本信息

陈某，男，汉族，71 岁，身高 175 cm，体重 80 kg，BMI 26.1 kg/m^2，小学学历，无工作，本地城镇居民医保，家庭支持良好。

二、病史详情

现病史：因“体检发现前列腺增生症 3 年，反复尿急、尿频 1 月余”步行入院，入院诊断“良性前列腺增生”。前列腺 MRI 提示前列腺增生症。行经直肠前列腺穿刺活检，病理检查结果示前列腺增生症。

既往史：患者既往体健，否认药物、食物、皮肤过敏史，否认手术史，否认家族遗传史，无输血史及跌倒史。有抽烟史，每日 1 包，无饮酒史。

护理评估：T 36.8 ℃，P 94 次/分，R 22 次/分，BP 132/84 mmHg，患者神志清，精神可，言语交流好。平素生活自理，食纳佳，大便正常，尿频，尿急，无尿痛，尿色淡黄色，无浑浊，夜尿增多，7～8 次/夜，同时伴有排尿踌躇、费力和不尽感，目前口服琥珀酸索利那新片 5 mg QD。每日尿量约 800 mL，排尿后，叩诊膀胱，仍有实音。自述夜间睡眠差，每日平均 5 小时。患者对前列腺增生疾病不了解，十分担心疾病预后，希望尽快了解病情。

三、治疗、护理及预后

患者于入院第 3 天在全麻下行经尿道前列腺等离子电切术，术后带回导尿管 1 根，妥善固定，持续膀胱冲洗，冲洗引流出淡血性液体。带回右前臂留置针 1 根，予止血静脉输液治疗。患者神志清，心电监护 QH、吸氧 3 L/min，T 36.8 ℃，P 90 次/分，R 18 次/分，BP 128/75 mmHg。现患者下腹部疼痛，尿液由尿道口不自主流出，尿管周围漏尿，膀胱区压痛，NRS 评分 4 分，导尿管在位，引流不畅，护士挤压导尿管，有少量血块流出，后引流通畅，遵医嘱给予吲哚美辛栓 50 mg 肛塞。30 分钟后患者膀胱区疼痛较前好转。

患者术后返回病房，患者突发烦躁不安、呕吐胃内容物 2 次，感呼吸困难，监护仪显示血压 170/98 mmHg、心跳 100 次/分，查电解质提示血钠 125 mmol/L，考虑患者发生了经尿道前列腺电切综合征，医生开具医嘱：呋塞米 20 mg 静推。责任护士减慢膀胱冲洗速度，协助患者头偏向一侧，清除口腔分泌物，遵医嘱予呋塞米 20 mg 静推，调节膀胱冲洗液高度至床面 40 cm 以下。半小时后患者生命体征平稳，T 36.8 ℃，P 82 次/分，R 18 次/分，BP 132/81 mmHg，患者未再呕吐。用药 1 小时后尿量为 500 mL。

术后第 3 天，患者尿道口出现尿液不自主流出。责任护士指导患者进行盆底肌功能锻炼，并每日评估完成情况及效果。

术后第 7 天，当日出院，患者主诉年纪较大，未完全掌握活动、饮食、用药、康复锻炼、复诊等健康指导，希望责任护士再次进行详细的出院健康宣教。

【知识链接】

▲前列腺症状自我评价量表

国际前列腺症状评分(international prostate symptom score，IPSS)是目前国际公认的自我判断良性前列腺增生患者症状严重程度的最佳手段。IPSS 是良性前列腺增生患者下尿路症状严重程度的主观反映，其总分为 35 分，0～7 分为轻度症状，8～19 分为中度症状，20～35 分为重度症状。

国际前列腺症状评分(IPSS)

在过去1个月您是否有以下症状?	没有	少于1/5	少于1/2	约1/2	多于1/2	几乎总是	症状及评分
1. 排尿不尽感	0	1	2	3	4	5	
2. 排尿后2小时内又要排尿	0	1	2	3	4	5	
3. 排尿过程中断后又开始	0	1	2	3	4	5	
4. 排尿不能等待	0	1	2	3	4	5	
5. 有尿线变细现象	0	1	2	3	4	5	
6. 感觉排尿费力	0	1	2	3	4	5	
7. 夜间睡后排尿次数	0	1	2	3	4	5	

注:症状积分总评分:0～7(轻度症状);8～19(中度症状);20～35(重度症状)。

正常情况下,夜尿次数为0～1次;如果夜尿次数≥2次,则需要重点关注;良性前列腺增生病情严重者夜尿次数可多达十几次,睡眠质量的严重下降会增加心脑血管疾病风险。

第六章 妇产科护理

第一节　卵巢癌护理

【概述】

卵巢癌(ovarian cancer,OC)是严重威胁妇女健康的恶性肿瘤之一,发病率在女性生殖系统恶性肿瘤中位居第 3 位,病死率居妇科恶性肿瘤之首。由于起病较为隐匿,早期患者缺乏特异性症状及特征,约 70%的患者诊断时即为晚期。晚期主要表现为腹胀、纳差、腹部隐痛等非特异性症状;部分患者可有消瘦、贫血等恶病质表现;功能性肿瘤可出现异常阴道流血。本节主要考查病史采集和护理评估、诊断、评分,疾病并发症的识别与处理、健康指导等内容。

【培训目标】

知识:掌握卵巢癌的病史采集、专科评估、病情观察要点及健康教育知识。

技能:掌握卵巢癌的体格检查方法、腹水护理及发生急性肺栓塞的处理流程、抗凝药物使用指导及抗血栓袜的养护方法。

态度:全程语言流畅,保持对患者的尊重、同情和关爱,展现良好的个人形象及辩证性思维能力。

考站一　健康评估站

【考生指引】

▲考核情境

王女士,56 岁,因"下腹胀 3 月余伴食欲下降 1 月",外院盆腔磁共振示:双侧卵巢高信号结节,腹盆腔大量积液。门诊拟"卵巢癌"收治入院。入院 T 36 ℃,P 78 次/分,R 20 次/分,BP 110/70 mmHg,身高 158 cm,体重 45 kg,BMI 18.02 kg/m^2。患者近 2 个月体重下降 4 kg,偶感胸闷,双下肢 2 级 2 度水肿。专科检查:左下腹可扪及不规则质硬结节。门诊查 CA125 1 545.9 U/mL，总白蛋白 50 g/L，白蛋白 36 g/L，红细胞 3.0×10^{12}/L，血红蛋白 80 g/L。

▲考生任务

1. 责任护士采集该患者的现病史、既往史、家族史、婚育史、用药史、过敏史、个人生活史、一般资料，并提出至少 4 个主要护理诊断。

2. 责任护士进行专科体检及护理评分，包括静脉血栓栓塞症风险评分(Caprini 评分)、压力性损伤风险评估(Braden 评分)、日常生活能力评估(Barthel 评分)、跌倒风险评估、营养风险筛查(NRS 2002 评分)。

▲考核时间

8～10 分钟(读题 1 分钟，用物准备 1 分钟，考核 6～8 分钟)。

【考官指引】

▲考核目的

1. 考查考生正确采集病史、提出护理诊断的能力。

2. 考查考生正确进行专科评估、护理评分的能力。

▲场景与用物设置

1. 场景：病床 1 张，模拟患者 1 位，考官 2 位。

2. 用物：治疗车 1 辆，日常护理评估工具手册 1 本，卷尺 1 个，听诊器 1 个，速干手消毒液 1 瓶，考生指引 1 份，模拟患者指引 1 份，考官指引 2 份，笔 2 支，白纸数张。

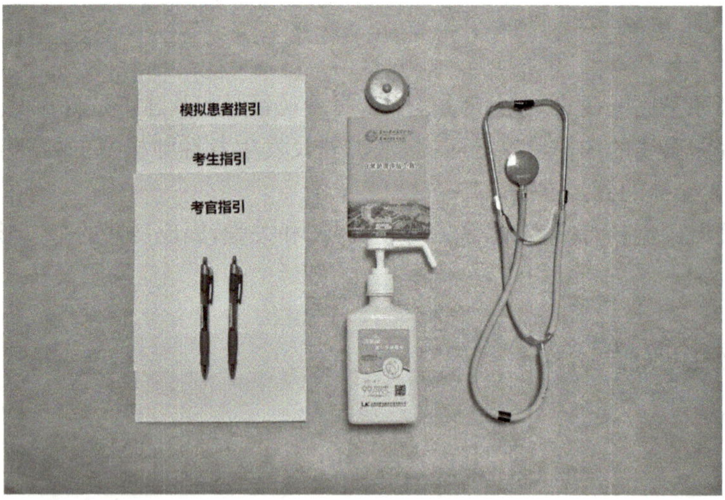

▲监考与评分注意事项

1. 请根据考核内容评分指引评分。

2. 评分项目完全做到得 2 分，部分做到或经由模拟患者提醒做到得 1 分，均未做到不得分。

3. 考核时间结束，立即停止考核，进入下一站点。

【考核内容评分指引一】

健康评估评分指引			
评分项目	完全做到 2 分	部分做到 1 分	未做到 0 分
现病史			
1. 自我介绍(姓名与职责),解释沟通目的			
2. 核对患者身份(2 种及以上方式)			
3. 评估胸闷程度(偶感)			
4. 协助舒适体位			
5. 评估腹胀程度,测量腹围			
6. 评估肠鸣音、移动性浊音(阳性)			
7. 评估进食情况(食纳差)			
8. 评估贫血貌(有)			
9. 评估二便情况(正常)			
10. 评估双下肢水肿程度及全身皮肤情况			
11. 评估本病的诊治经过			
既往史、家族史、婚育史、用药史、过敏史、个人生活史、一般资料			
12. 评估既往史			
13. 评估家族史			
14. 评估婚育史(已婚,1-0-0-1)			
15. 评估用药史、过敏史			
16. 评估个人生活史:烟酒嗜好、饮食、睡眠			
17. 评估一般资料:付费方式、社会支持等			
18. 评估心理状态			
护理诊断/问题			
19. 腹胀:与腹水引起腹胀有关(依据:腹盆腔大量积液)			
20. 营养失调:与恶性肿瘤消耗大有关(依据:患者 BMI 18.02 kg/m^2,近 2 个月体重下降 4 kg)			
21. 焦虑:与缺乏疾病知识有关(患者情绪低落,希望尽快了解病情)			
22. 睡眠型态紊乱(依据:夜间睡眠 3～4 小时)			
百分比分数计算评分	得分÷44(本站总分)×100×30%(本站权重)=本站得分		

【考核内容评分指引二】

健康评估评分指引			
评分项目	完全做到 2 分	部分做到 1 分	未做到 0 分
专科体检			
1. 自我介绍(姓名与职责),解释沟通目的			

（续表）

2. 评估胸闷程度(偶感)			
3. 评估进食情况(食纳差)			
4. 评估腹胀程度,测量腹围			
5. 评估肠鸣音(听诊)			
6. 评估腹部包块或硬结(左下腹不规则质硬结节)			
7. 评估移动性浊音(阳性)			
8. 评估双下肢水肿程度(双手按压内踝、外踝、胫前)			
9. 测量腿围(髌骨中点上 15 cm,髌骨中点下 10 cm)			
10. 评估足背动脉搏动(良好)			
11. 评估全身皮肤			
12. 协助半卧位			
护理评估			
13. NRS 2002 评分准确			
14. Braden 评分准确			
15. 跌倒风险评估准确			
16. Caprini 评分准确			
17. Barthel 评分准确			
百分比分数计算评分	得分÷34(本站总分)×100×30%(本站权重)=本站得分		

注:根据模拟患者病情,NRS 2002 评分 4 分,Braden 评分 23 分,跌倒风险临床判定不符合,Morse 评分 0 分,Caprini 评分 4 分,Barthel 评分 100 分。

考站二 临床问题处理站

【考生指引】

▲考核情境

王女士,56 岁,因"下腹胀 3 月余伴食欲下降 1 月",诊断"卵巢癌"收入院。入院后心电监护 Q1H、鼻导管吸氧 3 L/min,并在 B 超下行腹腔穿刺,置入左腹腔引流管 1 根,外露 5 cm,在位通畅,固定好,穿刺点干燥,无渗血、渗液,引流淡黄色液体 500 mL,白班入量 800 mL、出量 1 200 mL。

▲考生任务

1. 请责任护士对患者进行病情观察与健康指导。

2. 住院第 3 天,患者突发呼吸困难、胸痛、咳嗽,查 D-二聚体 25 mg/L。请判断患者可能出现了什么问题?并进行相应处理。

▲考核时间

8～10 分钟(读题 1 分钟,用物准备 1 分钟,考核 6～8 分钟)。

【考官指引】

▲考核目的

1. 考核考生对留置腹腔引流管的病情观察能力。

2. 考核考生对肺栓塞的应急处理能力。

▲场景与用物设置

1. 场景：病床 1 张，模拟患者 1 位（置入左腹腔引流管 1 根，留置针在位，心电监护、鼻导管氧气吸入 3 L/min），考官 2 位。

2. 用物：治疗车 1 辆，输液治疗盘 1 个，一次性使用输液器 1 个，乳酸钠林格注射液 500 mL 1 瓶，输氧面罩 1 个，速干手消毒液 1 瓶，考生指引 1 份，模拟患者指引 1 份，考官指引 2 份，笔 2 支，白纸数张。

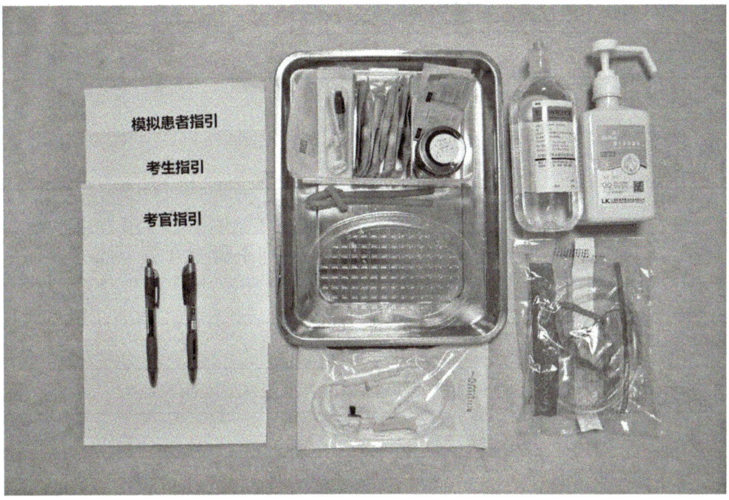

▲监考与评分注意事项

1. 请根据考核内容评分指引评分。

2. 评分项目完全做到得 2 分，部分做到或经由模拟患者提醒做到得 1 分，均未做到不得分。

3. 考核时间结束，立即停止考核，进入下一站点。

【考核内容评分指引一】

临床问题处理评分指引			
评分项目	完全做到 2 分	部分做到 1 分	未做到 0 分
病情观察			
1. 评估患者腹胀程度（缓解）			
2. 测量生命体征，设置报警值			
3. 体位：半卧位			
4. 评估伤口穿刺情况			
5. 评估导管固定情况			

(续表)

6. 评估双下肢水肿情况			
7. 评估出入量			
健康指导			
8. 指导患者取半卧位,利于腹腔引流			
9. 指导患者进食低盐、低脂、清淡、易消化、高蛋白食物,少食多餐,限制水和钠盐的摄入,忌辛辣刺激性食物			
10. 告知患者避免增加腹压的行为(如咳嗽、便秘)			
11. 指导患者踝泵运动:每日 3～4 次,每次 20～30 组			
12. 告知腹腔引流管避免牵拉或扭曲,妥善固定			
评估健康教育的效果			
13. 评估患者对健康指导的掌握情况(如复述)			
百分比分数计算评分	得分÷26(本站总分)×100×40%(本站权重)=本站得分		

【考核内容评分指引二】

临床问题处理评分指引			
评分项目	完全做到 2 分	部分做到 1 分	未做到 0 分
肺栓塞的处理			
1. 考虑患者可能发生了肺栓塞			
2. 评估患者不适主诉(胸痛、呼吸困难、咳嗽)			
3. 协助床头抬高 30°,汇报医生			
4. 测量生命体征,关注血氧饱和度			
5. 改面罩吸氧 6～8 L/min			
6. 指导勿深呼吸、用力咳嗽、变换体位			
7. 建立静脉通路			
8. 每 15～30 分钟监测生命体征			
9. 安抚患者,进行心理护理			
10. 请血管介入科会诊			
健康教育			
11. 告知患者绝对卧床休息、减少活动			
12. 指导患者进食易消化、高蛋白、高维生素、高纤维素的流质食物,避免辛辣、煎炸食物			
13. 指导患者每日饮水量 1 500～2 000 mL			
14. 告知患者保持大便通畅,必要时予缓泻剂			
评价健康教育效果			
15. 评估患者对健康指导的掌握情况(如复述)			
百分比分数计算评分	得分÷30(本站总分)×100×40%(本站权重)=本站得分		

考站三 复训护理站

【考生指引】

▲考核情境

王女士，56岁，因“下腹胀3月余伴食欲下降1月”，诊断“卵巢癌”收入院。心电监护Q1H、鼻导管吸氧3 L/min，并在B超下行腹腔穿刺，置入左腹腔引流管1根。入院第3天发生急性肺栓塞，经积极治疗后病情平稳，复查双下肢B超血流畅通。

▲考生任务

1. 现已遵医嘱予皮下注射低分子肝素0.4 mL进行抗凝治疗，穿戴好抗血栓袜（膝长型），请责任护士对患者进行用药后评估指导并告知其抗血栓袜的养护方法。

2. 入院第9天，患者置入输液港，拟次日行紫杉醇联合卡铂静脉化疗，请对患者进行化疗前健康指导。

▲考核时间

8～10分钟（读题1分钟，用物准备1分钟，考核6～8分钟）。

【考官指引】

▲考核目的

1. 考核考生抗凝药物使用的注意事项及抗血栓袜正确养护的能力。
2. 考核考生正确进行化疗前健康指导的能力。

▲场景与用物设置

1. 场景：病床1张，模拟患者1位，考官2位。

2. 用物：治疗车1辆，健康宣教单1份，速干手消毒液1瓶，考生指引1份，模拟患者指引1份，考官指引2份，笔2支，白纸数张。

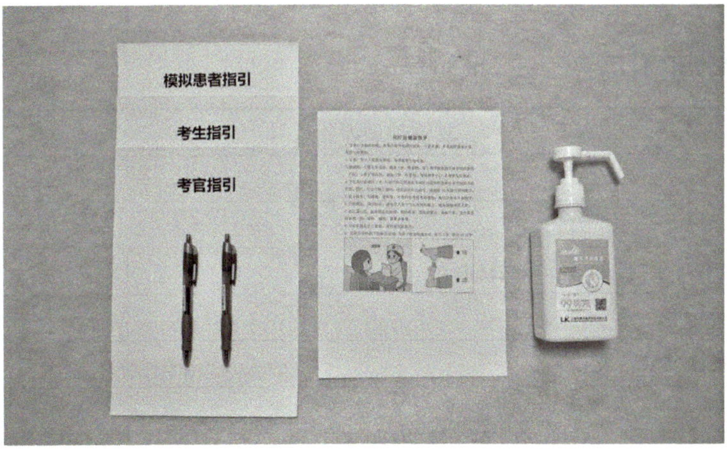

▲监考与评分注意事项

1. 请根据考核内容评分指引评分。

2. 评分项目完全做到得2分，部分做到或经由模拟患者提醒做到得1分，均未做到不得分。
3. 考核时间结束，立即停止考核，进入下一站点。

【考核内容评分指引一】

复训护理评分指引			
评分项目	完全做到2分	部分做到1分	未做到0分
指导前评估			
1. 自我介绍，向患者解释沟通目的			
2. 核对患者身份(2种及以上方式)			
3. 评估患者抗血栓袜穿戴情况			
4. 评估下肢血运情况			
抗凝药物使用后评估指导			
5. 评估口腔黏膜及牙龈出血情况			
6. 评估注射部位皮肤有无硬结			
7. 评估全身有无散在出血点、皮肤瘀斑			
8. 评估有无黑便			
9. 指导使用软毛牙刷刷牙，避免磕碰			
抗血栓袜的养护方法			
10. 指导患者24小时持续穿戴，脱下不应超过30分钟			
11. 指导患者使用清水洗袜，避免使用洗衣粉、肥皂等碱性洗衣液，清洗后在自然通风处晾干，避免太阳暴晒			
12. 告知患者清洗次数≤10次			
评估健康教育的效果			
13. 评估患者对健康指导的掌握情况(如复述)			
百分比分数计算评分	得分÷26(本站总分)×100×30%(本站权重)÷本站得分		

【考核内容评分指引二】

复训护理评分指引			
评分项目	完全做到2分	部分做到1分	未做到0分
用药前评估			
1. 自我介绍(姓名与职责)，解释沟通目的			
2. 评估实验室指标			
3. 评估口腔及皮肤黏膜情况			
4. 评估进食情况			
5. 评估输液港			
6. 评估心理状态			

（续表）

用药指导			
7. 告知患者用药种类			
8. 指导患者观察用药后胃肠道反应及过敏反应			
9. 指导患者每日饮水 1 500～2 000 mL			
10. 指导患者进食高蛋白、高维生素食物，如鱼虾、瘦肉			
11. 向患者说明定期医院复诊和监测血常规及生化的重要性			
评估健康教育的效果			
12. 评估患者对健康指导的掌握情况（如复述）			
百分比分数计算评分	得分÷24（本站总分）×100×30%（本站权重）÷本站得分		

【模拟患者指引】

一、基本信息

王女士，56 岁，身高 158 cm，体重 45 kg，BMI 18.02 kg/m^2，高中学历，已退休，城镇居民医保，经济状况及家庭支持良好。

二、病史详情

现病史：因“下腹胀 3 月余伴食欲下降 1 月”步行入院，入院诊断“卵巢癌”。

既往史：否认高血压、糖尿病等病史，无长期用药史，无家族疾病史，否认食物、药物过敏史，无跌倒外伤史、手术史。生育史：已婚，1-0-0-1。否认烟酒嗜好。

护理评估：T 36 ℃，P 78 次/分，R 20 次/分，BP 110/70 mmHg。患者神志清，精神可。近 2 个月体重下降 4 kg，偶感胸闷，食纳差，贫血貌，夜间睡眠 3～4 小时，二便正常。外院查盆腔磁共振提示：双侧卵巢高信号结节，腹盆腔大量积液。查 CA125 为 1 545.9 U/mL，总白蛋白 50 g/L，白蛋白 36 g/L，红细胞 3.0×10^{12}/L，血红蛋白 80 g/L。感下腹部胀，左下腹可扪及不规则质硬结节，无压痛，全腹未触及异常包块，听诊肠鸣音 3 次/分，移动性浊音阳性。双下肢 2 级 2 度水肿，皮温正常，足背动脉搏动良好，双下肢无乏力，能自主活动，全身皮肤完整。评估过程中，发现患者情绪低落，希望尽快了解病情。

三、治疗、护理及预后

入院当天，B 超下行腹腔穿刺，置入左腹腔引流管 1 根，外露 5 cm，在位畅，固定好，穿刺点干燥，无渗血、渗液，引流淡黄色液体约 500 mL，白班入量 800 mL、出量 1 200 mL，患者现半卧位中，诉腹胀缓解，BP 110/75 mmHg，P 78 次/分，SpO_2 99%。

入院第 3 天，患者突发呼吸困难、胸痛、咳嗽，查 D-二聚体 25 mg/L，突发急性肺栓塞。立即安置患者平卧位，指导患者避免深呼吸、用力咳嗽、变换体位，改面罩吸氧 6～8 L/min，测量 BP 100/65 mmHg，P 105 次/分，SpO_2 92%，建立静脉通路，安抚患者，请血管介入科会诊后予抗凝治疗。经积极治疗后病情平稳，复查双下肢 B 超血流畅通，水肿消退。予低分子肝素 0.4 mL Q12H 皮下注射抗凝治疗，口腔黏膜完整，无牙龈出血，注射部位完好，无硬结，全身皮肤无散在出血点、瘀点、瘀斑，无黑便。抗血栓袜（膝长型）穿戴平整，无褶皱，双下肢皮温正常，足背动脉搏动良好，预防下肢深静脉血栓形成。

入院第9天,行输液港置入术,皮肤完好,港座在位。患者血常规、生化结果正常,近日食欲良好,拟次日行紫杉醇联合卡铂静脉化疗,患者不了解化疗前相关知识,担心化疗反应。

【知识链接】

▲腹水分级标准

腹水分级标准(参照《卵巢癌腹水中西医结合临床诊疗专家共识》)

分级	B超特点	仰卧位最大前后径	体格检查	腹水量
少量	液性暗区不规则,常位于盆腔,肝肾间隙、肠间等局部低位腹膜腔间隙;加压或改变体位时变化或消失,恢复体位后仍可见	1～3.9 cm	肘膝位脐周浊音	200～1 000 mL
中量	液性暗区主要分布于侧腹部和中下腹部;肠管漂浮于液性暗区中,可见肠蠕动	4～7.9 cm	移动性浊音	1 000～3 000 mL
大量	液性暗区分布于腹腔脏器周围;腹腔内脏器受压	>8 cm	液波震颤	>3 000 mL

▲恶性腹腔积液

恶性腹腔积液属于晚期肿瘤患者常见并发症,主要由于肿瘤细胞侵犯腹膜,引起血管通透性增强,或肿瘤组织阻塞淋巴回流引起。此外,低蛋白血症胶体渗透压不足,门脉癌栓门脉压增高及肿瘤导致的细胞因子异常均是该病常见病因。引起恶性腹腔积液的常见肿瘤包括胃癌、卵巢癌、肝癌、胰腺癌、结直肠癌、淋巴瘤、腹膜原发恶性肿瘤,常见症状包括腹胀、恶心、呕吐、便秘、食欲不振、疼痛、呼吸困难。该病发病隐匿,进行性加重,症状反复,严重影响晚期肿瘤患者生活质量,并威胁患者生命。须与肝硬化、腹膜炎、心力衰竭等疾病引起的腹腔积液相鉴别,结合病史、影像学检查、腹腔积液细胞病理、血液相关检验有助于疾病鉴别。

第二节　异位妊娠护理

【概述】

异位妊娠(ectopic pregnancy)是指受精卵在宫腔以外着床,是妇产科常见的急腹症,以停经、腹痛与阴道出血作为异位妊娠三联征。最常见的异位妊娠是输卵管妊娠(占95%),输卵管妊娠流产或破裂可引起腹腔内严重出血,如不及时诊断、处理,可危及生命。本节主要考查病史采集、护理评估、护理诊断与评分、临床问题处理、术后快速康复、健康指导等内容。

【培训目标】

知识:掌握异位妊娠的病史采集、专科评估、病情观察要点及健康教育知识。

技能:掌握异位妊娠保守治疗用药护理、临床问题处理、出院指导、再复发的相关注意事项。

态度:全程语言流畅,保持对患者的尊重、同情和关爱,展现良好的个人形象及辩证性思维能力。

考站一　健康评估站

【考生指引】

▲ 考核情境

石女士，29岁，职员，已婚未孕，身高156 cm，体重65 kg，BMI 26.70 kg/m^2，因"停经48天，下腹痛伴阴道少量出血1天"，门诊拟"异位妊娠"收治入院。入院后予心电监护、氧气吸入Q1H，生命体征平稳，下腹轻度疼痛，阴道少量流血，尿妊娠试验阳性，B超示：宫腔未见孕囊，右附件见一1.5 cm×2.0 cm的混合性包块。遵医嘱静脉输液治疗。

▲ 考生任务

1. 请责任护士采集该患者的现病史、既往史、婚育史、用药史、过敏史、个人生活史、一般资料，并提出3个护理诊断。

2. 请责任护士进行专科体检及护理评分，包括疼痛评估（NRS评分）、静脉血栓栓塞症风险评估（Caprini评分）、压力性损伤风险评估（Braden评分）、日常生活能力评估（Barthel评分）、跌倒风险评估。

▲ 考核时间

8～10分钟（读题1分钟，用物准备1分钟，考核6～8分钟）。

【考官指引】

▲ 考核目的

1. 考查考生正确采集病史、提出护理诊断的能力。

2. 考查考生正确进行专科评估、护理评分的能力。

▲ 场景与用物设置

1. 场景：病床1张，模拟患者1位（心电监护、吸氧、补液治疗中），考官2位。

2. 用物：治疗车1辆，疼痛评分尺1把，日常护理评估工具手册1本，速干手消毒液1瓶，考生指引1份，模拟患者指引1份，考官指引2份，笔2支，白纸数张。

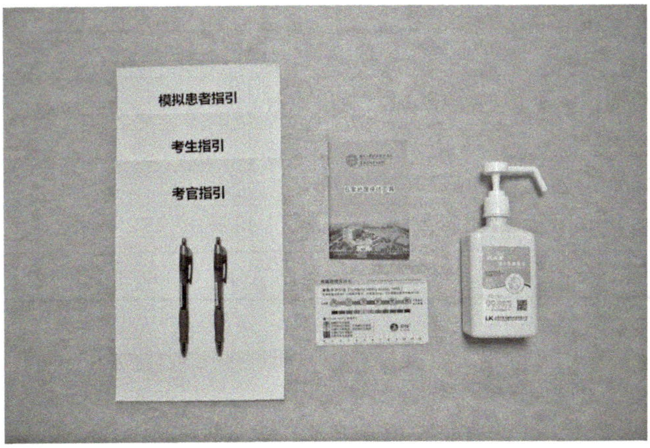

▲监考与评分注意事项

1. 请根据考核内容评分指引评分。

2. 评分项目完全做到得 2 分,部分做到或经由模拟患者提醒做到得 1 分,均未做到不得分。

3. 考核时间结束,立即停止考核,进入下一站点。

【考核内容评分指引一】

健康评估评分指引			
评分项目	完全做到 2 分	部分做到 1 分	未做到 0 分
现病史			
1. 自我介绍(姓名与职责),解释沟通目的			
2. 核对患者身份(2 种及以上方式)			
3. 协助患者半卧位			
4. 评估腹痛的具体部位及范围			
5. 评估腹痛的性质与程度,进行疼痛评估(NRS 评分)			
6. 评估腹痛发生时的伴随症状(恶心、呕吐、腹泻)			
7. 评估阴道流血情况(色、质、量)			
8. 评估阴道流血时的伴随症状(贫血、乏力)			
9. 评估本病的诊疗经过			
10. 评估本次发病原因或诱因(输卵管炎症、口服避孕药)			
既往史、婚育史、用药史、过敏史、个人生活史、一般资料			
11. 评估既往史			
12. 评估婚育史(已婚未孕,0-0-1-0)			
13. 评估用药史			
14. 评估过敏史			
15. 评估个人生活史:烟酒嗜好、饮食、睡眠、二便			
16. 评估一般资料:付费方式、社会支持等			
17. 评估心理状态			
护理诊断/问题			
18. 潜在并发症:组织灌注量不足,与腹腔内大量出血有关(依据:阴道出血)			
19. 舒适度改变:与腹痛有关(依据:下腹轻微疼痛)			
20. 焦虑:缺乏疾病相关知识(依据:担心,有生育要求)			
百分比分数计算评分	得分÷40(本站总分)×100×30%(本站权重)=本站得分		

【考核内容评分指引二】

健康评估评分指引			
评分项目	完全做到 2 分	部分做到 1 分	未做到 0 分
专科体检			
1. 自我介绍(姓名与职责),解释沟通目的			
2. 核对患者身份(2 种及以上方式)			
3. 协助患者半卧位			
4. 评估停经史、婚育史(已婚未孕,0-0-1-0)			
5. 评估腹痛的具体部位及范围(腹肌紧张、压痛、反跳痛)			
6. 评估腹痛的性质与程度,进行疼痛评估(NRS 评分)			
7. 评估腹痛发生时的伴随症状(恶心、呕吐、腹泻)			
8. 评估阴道流血情况(色、质、量)			
9. 评估阴道流血时伴随症状(贫血、乏力)			
护理评估			
10. NRS 评分准确			
11. Braden 评分准确			
12. 跌倒风险评估准确			
13. Caprini 评分准确			
14. Barthel 评分准确			
百分比分数计算评分	得分÷28(本站总分)×100×30%(本站权重)=本站得分		

注:根据模拟患者病情,NRS 评分 2 分,Braden 评分 22 分,跌倒风险临床判定不符合,Morse 评分 20 分,Caprini 评分 2 分,Barthel 评分 100 分。

考站二 临床问题处理站

【考生指引】

▲考核情境

石女士,29 岁,已婚未孕,诊断"异位妊娠"收治入院。入院急查人血绒毛膜促性腺激素(HCG)为 355.0 mIU/mL,心电监护、氧气吸入 Q1H、补液支持治疗。入院第 4 天,患者突感腹痛加剧,NRS 评分 6 分,阴道出血量大于月经量,色鲜红,立即在全麻下行腹腔镜右侧输卵管切除术,术中见腹腔内积血 800 mL,术后病理报告示右侧输卵管妊娠。

▲考生任务

1. 入院当天患者绒毛膜促性腺激素(HCG)为 355.0 mIU/mL,遵医嘱肌内注射甲氨蝶呤注射液 0.085 g。作为责任护士，请作出相应处理并进行用药后指导。

2. 患者术毕返房，恶心、呕吐 1 次，为胃内容物，自诉腹部伤口处疼痛，能忍受，感腹胀、肩酸不适，作为责任护士，判断患者出现的临床问题，请作出相应处理与健康指导。

▲考核时间

8～10 分钟(读题 1 分钟，用物准备 1 分钟，考核 6～8 分钟)。

【考官指引】

▲考核目的

1. 考核考生对异位妊娠病情观察、用药与健康指导的能力。
2. 考核考生对异位妊娠术后临床问题处理的能力。

▲场景与用物设置

1. 场景：病床 1 张，模拟患者 1 位(心电监护、吸氧、补液治疗中)，考官 2 位。

2. 用物：治疗车 1 辆，注射盘 1 个，疼痛评分尺 1 把，甲氨蝶呤(MTX)注射液 0.1 g 1 支，5 mL 注射器 1 个，漱口杯 1 个，速干手消毒液 1 瓶，考生指引 1 份，模拟患者指引 1 份，考官指引 2 份，笔 2 支，白纸数张。

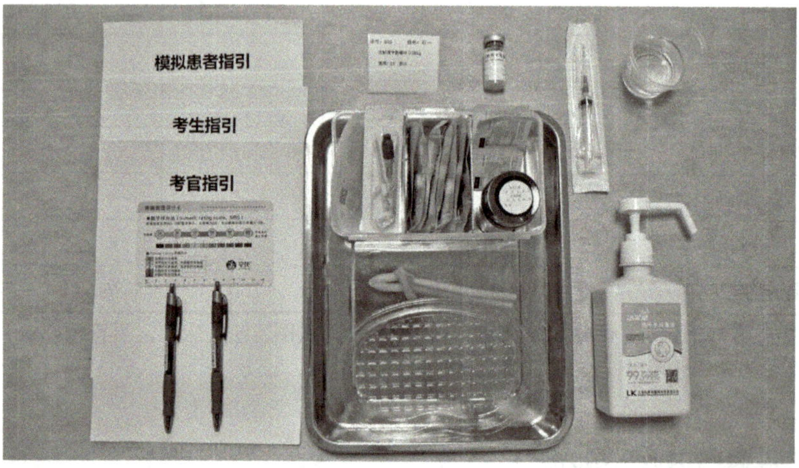

▲监考与评分注意事项

1. 请根据考核内容评分指引评分。
2. 评分项目完全做到得 2 分，部分做到或经由模拟患者提醒做到得 1 分，均未做到不得分。
3. 考核时间结束，立即停止考核，进入下一站点。

【考核内容评分指引一】

临床问题处理评分指引			
评分项目	完全做到 2 分	部分做到 1 分	未做到 0 分
病情观察			
1. 评估患者主诉			
2. 评估腹痛情况，进行 NRS 评分			

（续表）

3. 评估阴道出血情况			
4. 查看心电监护的测量记录，复测生命体征，调节报警值			
5. 核对医嘱，准备用物			
6. 核对患者身份（2 种及以上方式）			
7. 遵医嘱肌内注射甲氨蝶呤注射液			
健康指导			
8. 告知患者卧床休息，避免增加腹压的行为（如咳嗽、便秘），减少破裂机会			
9. 告知患者避免进食降低药物疗效的食物与药物（含叶酸的食物及非甾体抗炎药）			
10. 告知患者每日饮水 3 000 mL 以上，促进药物排出，减少药物毒性作用			
药物常见不良反应			
11. 胃肠道反应：恶心、呕吐、腹泻、口腔溃疡（使用止吐药物、保持口腔清洁、避免刺激性食物）			
12. 骨髓抑制：白细胞、血小板减少（定期监测血常规）			
13. 肝肾功能损害：转氨酶升高、黄疸、血肌酐升高（定期监测肝肾功能，保持充分水分摄入）			
14. 皮肤反应：皮疹、瘙痒、脱发（必要时使用抗组胺药物）			
15. 评估患者对健康指导的掌握情况			
百分比分数计算评分	得分÷30（本站总分）×100×40%（本站权重）＝本站得分		

【考核内容评分指引二】

临床问题处理评分指引			
评分项目	完全做到 2 分	部分做到 1 分	未做到 0 分
判断患者病情变化			
1. 临床问题：术后麻醉反应、腹腔二氧化碳潴留			
恶心、呕吐健康指导			
2. 患者平卧位，头偏向一侧			
3. 告知患者禁食、禁饮			
4. 协助患者温水漱口，保持床单位清洁干燥			
5. 指导患者如仍感恶心，再次发生呕吐，急查电解质，按医嘱使用镇吐药			
伤口护理			
6. 评估伤口疼痛部位、性质，进行 NRS 评分			
7. 评估伤口敷料清洁、干燥			

（续表）

8. 告知患者伤口疼痛的原因，进行心理疏导			
腹胀、肩酸健康指导			
9. 告知患者原因，切勿呻吟、抽泣			
10. 告知患者加强床上翻身、活动，进行早期下床活动			
11. 告知患者避免进食奶、糖制品及豆浆等产气食物			
12. 指导患者如仍感腹胀，可嚼口香糖、温水足浴			
13. 告知患者腹胀严重予开塞露肛塞			
评价健康教育效果			
14. 评估患者对健康指导的掌握情况（如复述）			
百分比分数计算评分	得分÷28（本站总分）×100×40%（本站权重）=本站得分		

考站三 复训护理站

【考生指引】

▲考核情境

石女士，29岁，职员，已婚未孕，BMI 26.70 kg/m^2，诊断为“异位妊娠”收治入院。患者有生育要求，行药物保守治疗。因异位妊娠破裂出血，在急诊全麻下行腹腔镜右侧输卵管切除术，术后伤口敷料干燥，自诉肩酸，轻微腹痛、腹胀，肠蠕动已恢复，阴道出血量少于月经量。遵医嘱拔除导尿管，小便自解、通畅，抗血栓袜穿戴平整。

▲考生任务

1. 术后第1天，作为责任护士，请对患者进行术后健康指导。

2. 术后第4天，拟当日出院，患者不了解出院后的注意事项，担心复发，作为责任护士，请对患者进行健康指导。

▲考核时间

8～10分钟（读题1分钟，用物准备1分钟，考核6～8分钟）。

【考官指引】

▲考核目的

1. 考核考生正确进行术后健康指导的能力。

2. 考核考生正确进行出院指导的能力。

▲场景与用物设置

1. 场景：病床1张，模拟患者1位（抗血栓袜穿戴中），考官2位。

2. 用物：治疗车1辆，疼痛评分尺1把，健康宣教单1份，速干手消毒液1瓶，考生指引1份，模拟患者指引1份，考官指引2份，笔2支，白纸数张。

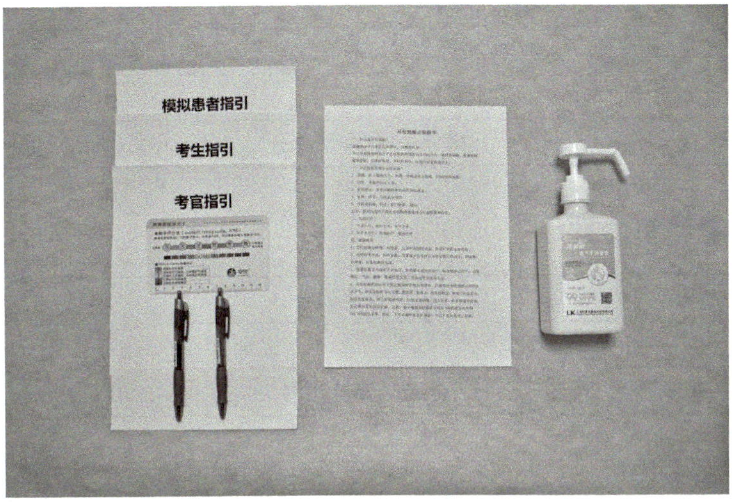

▲监考与评分注意事项

1. 请根据考核内容评分指引评分。

2. 评分项目完全做到得 2 分，部分做到或经由模拟患者提醒做到得 1 分，均未做到不得分。

3. 考核时间结束，立即停止考核，进入下一站点。

【考核内容评分指引一】

复训护理评分指引			
评分项目	完全做到 2 分	部分做到 1 分	未做到 0 分
术后健康指导前评估			
1. 评估患者病情及合作程度			
2. 评估患者腹痛、肩酸情况，进行 NRS 评分			
3. 评估周围环境，地面无水迹、障碍物等，确保患者安全			
术后健康指导			
4. 协助患者取半卧位			
5. 指导患者多摄入高蛋白、高纤维素食物，忌辛辣刺激性食物，以利于术后康复			
6. 指导患者每日饮水 1 500～2 000 mL，以防尿路感染			
7. 告知患者 24 小时内下床活动，按起床三部曲进行			
8. 指导患者加强踝泵运动、股四头肌功能锻炼，每日 3～4 次，每次 20～30 组			
9. 评估患者抗血栓袜穿戴情况			
10. 指导患者掌握排气操，10 次/组，6 组/天			
11. 指导患者缩肛运动，10 次/组，20 组/天			
12. 告知患者预防便秘，避免增加腹压			

(续表)

评估健康教育效果			
13. 评估患者对健康指导的掌握情况(如复述)			
百分比分数计算评分	得分÷26(本站总分)×100×30%(本站权重)=本站得分		

【考核内容评分指引二】

复训护理评分指引			
评分项目	完全做到 2 分	部分做到 1 分	未做到 0 分
健康教育前评估			
1. 评估患者健康知晓情况			
2. 评估患者心理状态			
伤口护理指导			
3. 告知患者注意个人卫生,1 个月内禁止性生活和盆浴			
4. 指导患者保持伤口敷料清洁、干燥,1 周后取下敷料,进行淋浴			
5. 指导患者观察伤口有无红、肿、热、痛,如有及时就诊			
饮食与休息、运动指导			
6. 指导患者进食高蛋白、高维生素、含铁丰富的食物,多饮水,保持大便通畅,适当减重			
7. 告知患者劳逸结合,避免剧烈运动			
专科症状指导			
8. 告知患者关注有无腹痛、腹胀,如有异常及时就诊			
9. 告知患者关注阴道出血的色、质、量,大于月经量及时就诊			
预防复发指导			
10. 告知患者如发生输卵管炎症及时处理			
11. 告知患者避免宫内放置节育器			
12. 告知患者减少非必要的输卵管手术			
13. 告知患者避免口服紧急避孕药			
复诊指导			
14. 向患者说明定期医院复诊的重要性,每周门诊复查 HCG,直至正常			
15. 如患者有怀孕意向,怀孕前行输卵管造影检查			
评估健康教育的效果			
16. 评估患者对健康指导的掌握情况(如复述)			
百分比分数计算评分	得分÷32(本站总分)×100×30%(本站权重)=本站得分		

【模拟患者指引】

一、基本信息

石女士,29 岁,身高 156 cm,体重 65 kg,BMI 26.70 kg/m^2,本科学历,职员,已婚,城镇居民医保,经济状况及家庭支持良好。

二、病史详情

现病史:因"停经 48 天,下腹痛伴阴道少量出血 1 天"步行入院,入院诊断:异位妊娠。

既往史:否认高血压、糖尿病等病史,无长期用药史,无家族疾病史,否认食物、药物过敏史,无跌倒外伤史、手术史。生育史:0-0-1-0。月经规律,5/30 天,末次月经 09-13。否认烟酒嗜好。

护理评估:T 36.6 ℃,P 96 次/分,R 16 次/分,BP 127/65 mmHg。患者神志清,精神可。下腹部轻度疼痛,NRS 评分 2 分,有压痛,无肌紧张,无反跳痛,无恶心、呕吐,无腹泻。阴道少量出血,约 5 mL,色暗红。无头晕乏力。同房后 24 小时服用紧急避孕药,平素检查无输卵管炎症。查尿妊娠试验阳性,B 超示:宫腔未见孕囊,右附件见一 1.5 cm×2.0 cm 的混合性包块。食欲正常,睡眠可,大小便正常。评估过程中患者精神紧张,主诉有生育要求,担心预后。

三、治疗、护理及预后

入院后完善相关检查,心电监护、氧气吸入 Q1H,静脉输注治疗。入院第 1 天,根据病情及患者需求遵医嘱予甲氨蝶呤肌内注射保守治疗。

入院第 4 天,患者突感腹痛加剧,NRS 评分 6 分,阴道出血量大于月经量,色鲜红,即刻在全麻下行腹腔镜右侧输卵管切除术,术中见腹腔内积血 800 mL,术后病理报告示右侧输卵管妊娠。术后带回导尿管 1 根,妥善固定,尿色清,伤口敷料清洁干燥。右前臂留置针 1 根,予 0.9%氯化钠注射液 250 mL+头孢呋辛钠 1.5 g 静脉输液治疗。患者神志清,心电监护、吸氧中,T 36.9 ℃,P 90 次/分,R 19 次/分,BP 132/77 mmHg。恶心、呕吐 1 次,为胃内容物,自诉腹部伤口疼痛,能忍受,NRS 评分 2 分,感腹胀、肩酸不适。

术后第 1 天,伤口敷料干燥,自诉肩酸,轻微腹痛,NRS 评分 1 分,腹胀,肠蠕动已恢复,阴道出血量少于月经量,遵医嘱拔除导尿管,小便自解、通畅,抗血栓袜穿戴平整,病情平稳康复中。

术后第 4 天,出院,患者不了解出院后的注意事项,担心复发。

【知识链接】

▲甲氨蝶呤(MTX)治疗异位妊娠的方案

甲氨蝶呤(MTX)治疗异位妊娠的方案

类型	方案
单剂量方案	第 1 天:单一剂量肌注 50 mg/m^2 MTX。肌注 MTX 后的第 4、7 天监测血 HCG 血 HCG 下降超过 15%,每周随访血 HCG 直至正常水平 血 HCG 下降小于 15%,再次肌注 50 mg/m^2 MTX,继续监测血 HCG 如果在 2 次 MTX 肌注后血 HCG 不降,考虑手术治疗 血 HCG 在随访期间处于平台期或上升,考虑为持续性异位妊娠,应给予 MTX 治疗

(续表)

二次剂量方案	第 1 天:第一次剂量肌注 50 mg/m² MTX;第 4 天:第二次剂量肌注 50 mg/m² MTX。肌注 MTX 后的第 4、7 天监测血 HCG 血 HCG 下降超过 15%,每周随访血 HCG 直至正常水平 血 HCG 下降小于 15%,第 7 天再次肌注 50 mg/m² MTX,第 11 天监测血 HCG 如果第 11 天血 HCG 较第 7 天下降超过 15%,每周随访血 HCG 直至正常水平 如果第 11 天血 HCG 较第 7 天下降小于 15%,第 11 天再次肌注 50 mg/m² MTX,第 14 天监测血 HCG 如果在 4 次 MTX 肌注后血 HCG 不降,考虑手术治疗 血 HCG 在随访期间处于平台期或上升,考虑为持续性异位妊娠,应给予 MTX 治疗
多剂量方案	第 1、3、5、7 天各肌注 1 mg/kg MTX;第 2、4、6、8 天间隔给予肌注 0.1 mg/kg 四氢叶酸。肌注 MTX 当天测血 HCG,持续监测直至血 HCG 较前一次下降超过 15% 血 HCG 下降超过 15%,中止 MTX 治疗,每周随访血 HCG 直至正常水平(最终可能需要 1～4 次 MTX 肌注) 如果在 4 次 MTX 肌注后血 HCG 不降,考虑手术治疗 血 HCG 在随访期间处于平台期或上升,考虑为持续性异位妊娠,应给予 MTX 治疗

▲输卵管妊娠的手术治疗

2018 年美国妇产科医师学会(American college of Obstetricians and Gynecologists,ACOG)《输卵管妊娠指南》指出:①对于病情稳定的非破裂型异位妊娠患者,腹腔镜手术或肌内注射 MTX 治疗均是安全有效的治疗方法;②需根据临床表现、实验室和影像学检查及患者知情选择(讨论告知不同治疗方案的风险和益处)来决定选择手术还是药物治疗;③当患者有以下临床表现时需进行手术治疗,包括血流动力学不稳定、异位妊娠破裂的症状(如盆腔疼痛)或腹腔内出血征象。根据患者的临床病情、生育期望及输卵管损伤程度来决定行输卵管切除术或输卵管开窗术。

第三节 子宫肌瘤护理

【概述】

子宫肌瘤(uterine myoma)是女性生殖器官最常见的良性肿瘤,由平滑肌及结缔组织组成。常见的临床表现有:经量增多、经期延长、继发性贫血、阴道分泌物增多、不孕、腰骶部酸痛、排尿及排便困难等。手术治疗是子宫肌瘤最有效的治疗方法。本节主要考查病史采集、护理评估、护理诊断与评分、术后并发症的识别与处理及健康指导等内容。

【培训目标】

知识:掌握子宫肌瘤的病史采集、专科评估、病情观察要点及健康指导。

技能:掌握子宫肌瘤患者的体格检查方法及腹腔镜全子宫切除术患者的护理流程。

态度:全程语言流畅,保持对患者的尊重、同情和关爱,展现良好的个人形象及辩证性思维能力。

考站一 健康评估站

【考生指引】

▲考核情境

孙女士，52岁，职员，身高158 cm，体重65 kg，因“发现子宫肌瘤10年，月经量增多、经期延长1年”，门诊拟“子宫肌瘤、中度贫血”收治入院。患者月经规律，5/30天，末次月经09-13，近1年经期延长，量多、淋漓不尽。门诊查血红蛋白72 g/L，B超提示肌瘤大小83 mm×53 mm×63 mm，近3日感下腹部坠胀，无腹痛。入院后完善检查，择期手术。测T 36.6 ℃，P 87次/分，R 16次/分，BP 138/85 mmHg。

▲考生任务

1. 请采集患者的现病史、既往史、家族史、用药史、过敏史、婚育史、个人生活史、一般资料，并提出至少3个主要护理诊断。

2. 请进行专科体检及护理评分，包括静脉血栓栓塞症风险评估（Caprini评分）、压力性损伤风险评估（Braden评分）、日常生活能力评估（Barthel评分）、跌倒风险评估。

▲考核时间

8～10分钟（读题1分钟，用物准备1分钟，考核6～8分钟）。

【考官指引】

▲考核目的

1. 考查考生正确采集病史、提出护理诊断的能力。
2. 考查考生正确进行专科评估、护理评分的能力。

▲场景与用物设置

1. 场景：病床1张，模拟患者1位，考官2位。

2. 用物：治疗车1辆，日常护理评估工具手册1本，速干手消毒液1瓶，考生指引1份，模拟患者指引1份，考官指引2份，笔2支，白纸数张。

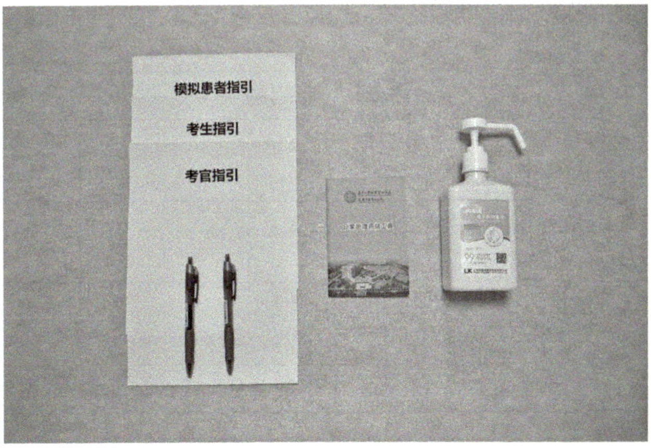

▲监考与评分注意事项

1. 请根据考核内容评分指引评分。

2. 评分项目完全做到得 2 分,部分做到或经由模拟患者提醒做到得 1 分,均未做到不得分。

3. 考核时间结束,立即停止考核,进入下一站点。

【考核内容评分指引一】

健康评估评分指引			
评分项目	完全做到 2 分	部分做到 1 分	未做到 0 分
现病史			
1. 自我介绍(姓名与职责),解释沟通目的			
2. 核对患者身份(2 种以上形式)			
3. 协助患者取舒适体位			
4. 评估有无头晕乏力、眼睑是否苍白			
5. 评估阴道出血量及白带的变化			
6. 评估肌瘤的伴随症状(有无腹痛、腰骶部酸痛、排尿困难等症状)			
7. 查看肌瘤的大小(B 超提示)			
8. 评估本病的诊治经过及治疗效果			
既往史、家族史、用药史、过敏史、婚育史、个人生活史、一般资料			
9. 评估既往史			
10. 评估家族史			
11. 评估用药史			
12. 评估过敏史			
13. 评估婚育史(已婚,1-0-0-1)			
14. 评估月经史(月经规律,5/30 天,末次月经 09-13)			
15. 评估个人生活史:烟酒嗜好、饮食、睡眠、二便			
16. 评估一般资料:BMI、付费方式、社会支持等			
17. 评估心理状态			
护理诊断/问题			
18. 活动无耐力:与贫血有关(依据:近 1 年经期延长,量多、淋漓不尽,查血红蛋白 72 g/L)			
19. 知识缺乏:与缺乏疾病相关知识有关(依据:患者缺乏子宫肌瘤相关知识)			
20. 焦虑:担心疾病预后(依据:现十分紧张,担心手术方式及术后预后)			
百分比分数计算评分	得分÷40(本站总分)×100×30%(本站权重)=本站得分		

【考核内容评分指引二】

健康评估评分指引			
评分项目	完全做到 2 分	部分做到 1 分	未做到 0 分
专科体检			
1. 自我介绍(姓名与职责),解释沟通目的			
2. 评估患者有无腹痛、腹胀			
3. 评估肌瘤大小(B 超提示)			
4. 评估阴道出血及白带情况			
5. 评估下腹部坠胀感			
6. 评估有无肛门坠胀感			
7. 评估有无尿频、尿急			
护理评估			
8. Braden 评分准确			
9. 跌倒风险评估准确			
10. Caprini 评分准确			
11. Barthel 评分准确			
百分比分数计算评分	得分÷22(本站总分)×100×30%(本站权重)=本站得分		

注:根据模拟患者病情,Braden 评分 23 分,跌倒风险临床判定不符合,Morse 评分 15 分,Caprini 评分 2 分,Barthel 评分 100 分。

考站二　临床问题处理站

【考生指引】

▲考核情境

孙女士,52 岁,诊断为“子宫肌瘤、中度贫血”收治入院。术前下腹部有坠胀感、经期淋漓不尽。完善检查,在全麻下行腹腔镜全子宫切除术,安返病房,患者神志清,诉恶心,轻微腹痛、腹胀,能耐受,少量阴道出血。心电监护、氧气吸入中,T 37.1 ℃,P 90 次/分,R 18 次/分,BP 132/86 mmHg。带回导尿管 1 根,妥善固定,伤口敷料清洁、干燥。带回右前臂留置针 1 根,予 0.9%氯化钠注射液 250 mL+头孢呋辛钠 1.5 g 静脉输液治疗。

▲考生任务

1. 患者术毕返回病房,卧床休息。作为责任护士,请对患者进行术后健康指导。

2. 术后第 2 天,患者拔除导尿管,下床活动时阴道出血量大于月经量,医生查体发现阴道残端出血,遵医嘱予 0.9%氯化钠注射液 100 mL+卡络磺钠 80 mg 静脉输注,床旁心电监护、氧气装置处于备用状态。作为责任护士，请作出相应处理。

▲**考核时间**

8～10 分钟(读题 1 分钟，用物准备 1 分钟，考核 6～8 分钟)。

【考官指引】

▲**考核目的**

1. 考核考生对腹腔镜全子宫术后病情观察的能力。

2. 考核考生对全子宫术后阴道残端出血的应急处理能力。

▲**场景与用物设置**

1. 场景：病床 1 张，模拟患者 1 位(心电监护、吸氧，右手 0.9%氯化钠注射液 250 mL+头孢呋辛钠 1.5 g 静脉输液治疗中，导尿管 1 根)，考官 2 位。

2. 用物：治疗车 1 辆，输液治疗盘 1 个，0.9%氯化钠注射液 100 mL+卡络磺钠 80 mg(已配置)，一次性使用输液器 1 个，疼痛评分尺 1 把，速干手消毒液 1 瓶，考生指引 1 份，模拟患者指引 1 份，考官指引 2 份，笔 2 支，白纸数张。

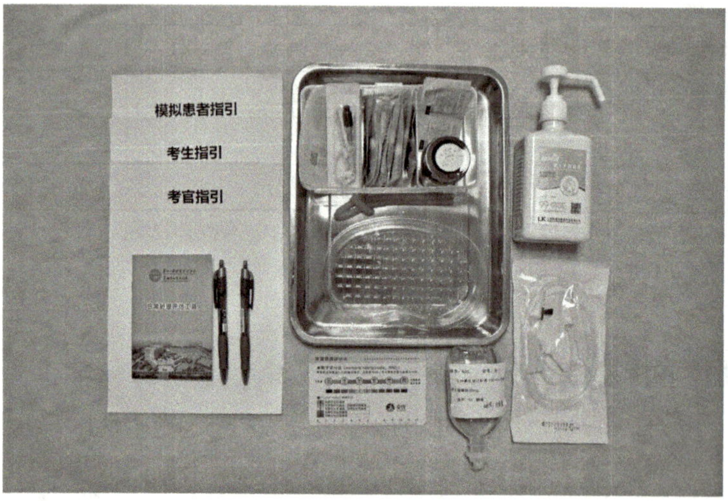

▲**监考与评分注意事项**

1. 请根据考核内容评分指引评分。

2. 评分项目完全做到得 2 分，部分做到或经由模拟患者提醒做到得 1 分，均未做到不得分。

3. 考核时间结束，立即停止考核，进入下一站点。

【考核内容评分指引一】

临床问题处理评分指引			
评分项目	完全做到 2 分	部分做到 1 分	未做到 0 分
术后健康指导			
1. 自我介绍(姓名与职责)，解释沟通目的			
2. 核对患者身份(2 种及以上方式)			

（续表）

3. 查看心电监护的测量记录，正确调节报警值			
4. 查看静脉通路，调节滴速（60～80 滴/分）			
5. 协助患者平卧位，头偏向一侧，术后 2 小时可抬高床头，翻身活动			
6. 评估伤口疼痛情况，进行 NRS 评分			
7. 评估阴道出血量，保持会阴部清洁干燥			
8. 观察伤口敷料情况			
9. 观察导尿管固定、通畅情况，引流液色、质、量			
10. 告知患者术后恶心、呕吐缓解后可少量饮水，2 小时后进食半流质食物，肠蠕动恢复后行普通饮食			
11. 指导患者踝泵运动、股四头肌功能锻炼，每日 3～4 次，每次 20～30 组			
12. 指导患者缩肛运动，10 次/组，20 组/天			
评估健康教育效果			
13. 评估患者对健康指导的掌握情况（如复述）			
百分比分数计算评分	得分÷26（本站总分）×100×40%（本站权重）＝本站得分		

【考核内容评分指引二】

临床问题处理评分指引			
评分项目	完全做到 2 分	部分做到 1 分	未做到 0 分
阴道残端出血紧急处理			
1. 汇报医生			
2. 监测生命体征			
3. 氧气吸入 3 L/min			
4. 查看阴道出血量、持续时间及有无头晕乏力			
5. 协助医生行阴道填塞纱布			
6. 开放静脉通路			
7. 评价阴道纱布填塞效果（阴道出血量）			
8. 再次监测生命体征			
9. 指导静脉输液注意事项			
10. 指导患者避免增加腹压			
11. 指导患者保持会阴部清洁，预防感染			
12. 安抚患者情绪，解释病情和处理措施，减轻其焦虑和恐惧			
13. 洗手，做好护理记录			
百分比分数计算评分	得分÷26（本站总分）×100×40%（本站权重）＝本站得分		

考站三 复训护理站

【考生指引】

▲考核情境

孙女士，52 岁，职员，BMI 26.04 kg/m^2，诊断为“子宫肌瘤、中度贫血”入院。术前下腹部有坠胀感、经期淋漓不尽。入院后完善检查，在全麻下行腹腔镜全子宫切除术。术后第 5 天，自诉尿频，尿常规正常，残余尿 B 超提示膀胱残余尿 20 mL。术后第 6 天，伤口敷料干燥，无腹痛，少量阴道出血，尿频症状较前缓解，遵医嘱出院。

▲考生任务

1. 术后第 5 天，患者自诉尿频，康复科会诊意见：进行凯格尔运动。请对患者进行健康指导。

2. 术后第 6 天，医嘱予当日出院，出院带药琥珀酸亚铁缓释片 20 mg QD 口服。请对患者进行出院健康指导。

▲考核时间

8～10 分钟(读题 1 分钟，用物准备 1 分钟，考核 6～8 分钟)。

【考官指引】

▲考核目的

1. 考核考生正确指导患者进行凯格尔运动的能力。

2. 考核考生正确进行出院健康指导的能力。

▲场景与用物设置

1. 场景：病床 1 张，模拟患者 1 位，考官 2 位。

2. 用物：治疗车 1 辆，琥珀酸亚铁缓释片 1 盒，疼痛评分尺 1 把，健康宣教单 1 份，速干手消毒液 1 瓶，考生指引 1 份，模拟患者指引 1 份，考官指引 2 份，笔 2 支，白纸数张。

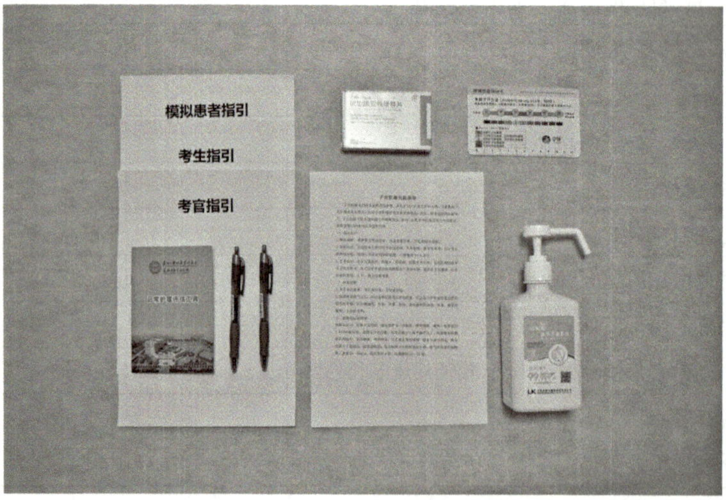

▲监考与评分注意事项

1. 请根据考核内容评分指引评分。

2. 评分项目完全做到得 2 分,部分做到或经由模拟患者提醒做到得 1 分,均未做到不得分。

3. 考核时间结束,立即停止考核,进入下一站点。

【考核内容评分指引一】

复训护理评分指引			
评分项目	完全做到 2 分	部分做到 1 分	未做到 0 分
健康指导前评估			
1. 评估患者病情及合作程度			
2. 评估患者尿频次数并告知原因			
3. 讲解凯格尔运动的意义			
凯格尔运动指导			
4. 指导患者排空膀胱(建议患者去 1 次厕所)			
5. 告知患者避免饭前、饭后 1 小时内做运动			
6. 协助患者坐在椅子上或平躺在床上,保持臀部和腹部肌肉放松			
7. 告知患者如取躺姿,背部伸直,双手放在身体两侧			
8. 告知患者膝盖并拢后抬起,集中注意力于盆底肌,收紧盆底肌			
9. 指导患者保持 3～5 秒,再放松 5 秒			
10. 指导患者掌握正确呼吸方法,吸气时尽量抬高臀部			
11. 告知患者重复 20～30 分钟,每天坚持 3 组,连续锻炼 10～12 周			
评估健康教育效果			
12. 评估患者对健康指导的掌握效果(如复述)			
百分比分数计算评分	得分÷24(本站总分)×100×30%(本站权重)=本站得分		

【考核内容评分指引二】

复训护理评分指引			
评分项目	完全做到 2 分	部分做到 1 分	未做到 0 分
健康教育前评估			
1. 评估患者病情及合作程度			
2. 评估患者伤口敷料、腹痛及腹胀情况(NRS 评分)			
3. 查看患者阴道出血及对治疗的掌握情况			
伤口护理指导			
4. 告知患者保持伤口敷料清洁、干燥,伤口纱布次日可取,无须拆线			

(续表)

5. 指导患者注意个人卫生，沐浴后保持伤口干爽，勿在伤口处涂抹药膏或药水			
6. 告知患者穿宽松衣裤，减少摩擦			
7. 指导患者观察伤口红、肿、热、痛，如有异常及时就诊			
健康教育			
8. 指导患者禁止性生活及盆浴3个月			
9. 向患者说明定期医院复诊的重要性			
10. 告知患者关注病理结果			
11. 告知患者如有腹痛、阴道出血量大于月经量及时就诊			
用药指导(琥珀酸亚铁缓释片)			
12. 告知患者遵医嘱用药，不可随意增减药物剂量			
13. 指导患者正确掌握用药作用、用药方法			
14. 指导患者正确掌握药物禁忌证(牛奶、浓茶)			
15. 告知患者口服琥珀酸亚铁缓释片的不良反应(恶心、呕吐、便秘)及用药后会有黑便现象			
16. 告知患者贫血的一般表现(头晕、乏力及甲床、眼睑发白)			
饮食及活动指导			
17. 指导患者少食多餐，摄入高蛋白、高维生素、含铁丰富的食物(猪肝、胡萝卜等)，避免辛辣刺激性食物			
18. 告知患者保持大便通畅			
19. 指导患者做力所能及的活动，避免久坐久站及提重物			
评估健康教育的效果			
20. 评估患者对健康指导的掌握效果(如复述)			
百分比分数计算评分	得分÷40(本站总分)×100×30%(本站权重)=本站得分		

【模拟患者指引】

一、基本信息

孙女士，52岁，身高158 cm，体重65 kg，BMI 26.04 kg/m^2，大专学历，职员，城镇居民医保，经济及家庭支持良好。

二、病史详情

现病史：因“发现子宫肌瘤10年，月经量增多、经期延长1年”步行入院，入院诊断“子宫肌瘤、中度贫血”。

既往史：否认高血压、糖尿病等病史，无长期用药史，无家族疾病史，否认食物、药物过敏史，无跌倒外伤史、手术史。婚育史：已婚，1-0-0-1。否认烟酒嗜好。

护理评估：T 36.6 ℃，P 87次/分，R 16次/分，BP 138/85 mmHg。患者神志清，精神可，言语交流好。患者近1年经期延长，量多、淋漓不尽，门诊查血红蛋白72 g/L。近1周偶感头晕、乏力，查看眼睑苍白。无阴道出血，白带色、质、量正常。近3日感下腹部坠胀，无腹痛，无肛门坠胀感，无尿频、尿急。B超提示肌瘤大小83 mm×53 mm×63 mm。1个月前外院就诊，予口服炔雌醇环丙孕酮片，调节月经周期，治疗效果欠佳。食欲正常，睡眠可，大小便正常。评估过程中，患者十分担心身体状况，希望了解病情尽早治疗。

三、治疗、护理及预后

入院后完善相关检查，第2天在全麻下行腹腔镜全子宫切除术，术后安返病房，神志清，诉有恶心感，轻微腹痛，NRS评分2分，腹胀，能耐受，少量阴道出血，心电监护、吸氧中，T 37.1 ℃，P 90次/分，R 18次/分，BP 132/86 mmHg，带回导尿管1根，妥善固定，伤口敷料清洁、干燥。右前臂留置针1根，予0.9%氯化钠注射液250 mL+头孢呋辛钠1.5 g静脉输液治疗。

术后第2天，拔除导尿管，患者下床活动，阴道出血量大于月经量，医生查体发现阴道残端出血。立即汇报医生，监测生命体征、氧气吸入，医生予阴道填塞2块纱布。开通静脉通路，遵医嘱予0.9%氯化钠注射液100 mL+卡络磺钠80 mg静脉输注，患者阴道出血较前减少，再次监测生命体征，告知静脉输液注意事项，避免增加腹压，保持会阴部清洁、干燥，护士予预防感染的指导，做好心理护理及护理记录。

术后第5天，患者自诉尿频，2次/小时，尿常规正常，残余尿B超提示膀胱残余尿20 mL，康复科会诊意见：加强盆底肌训练，进行凯格尔运动，增强盆底肌肉力量、耐力和协调性。凯格尔运动前，建议患者去一次厕所，排空膀胱，避免于饭前、饭后1小时内做运动。选择适合的位置，可坐在椅子上或平躺在床上，保持臀部和腹部肌肉放松。如以躺姿，背部伸直，双手放在身体两侧，膝盖并拢后抬起，集中注意力于盆底肌，收紧盆底肌。每次保持3～5秒，再放松5秒，吸气时尽量抬高臀部，重复20～30分钟，每天坚持3组，连续锻炼10～12周。

术后第6天，腹部伤口清洁干燥，无腹痛、腹胀，少量阴道出血，色暗红，拟当日出院，医嘱予出院带药：琥珀酸亚铁缓释片20 mg QD口服；患者主诉不了解出院后的注意事项。

【知识链接】

▲ 女性盆底功能障碍

女性盆底功能障碍（female pelvic floor dysfunction，FPFD）是盆底支持组织缺陷或损伤性疾病，包括尿失禁、盆腔器官脱垂、慢性盆腔疼痛、女性性功能障碍等疾病。因国内外对FPFD的调查方式不同，报道的FPFD发生率也不一致，目前全球FPFD发生率为10%～60%。FPFD严重影响了患者社交活动、体育锻炼、性生活和生活质量。凯格尔运动（Kegel exercise）是指患者有意识地对以耻骨-尾骨肌和耻骨-直肠肌肉群为主的盆底肌肉群进行自主性收缩锻炼。

▲ 子宫肌瘤的重要分型

目前较为公认和广泛使用的是国际妇产科联盟（FIGO）的子宫肌瘤分型法。0型：有蒂黏膜下肌瘤；Ⅰ型：无蒂黏膜下肌瘤，向肌层扩展≤50%；Ⅱ型：无蒂黏膜下肌瘤，向肌层扩展>50%；Ⅲ型：肌壁间肌瘤，靠近宫腔，肌瘤外侧缘距子宫浆膜层≥5mm；Ⅳ型：肌壁间肌瘤，靠近子宫浆膜层，肌瘤外侧缘距子宫浆膜层<5mm；Ⅴ型：肌壁间肌瘤，占据全部子宫肌层；Ⅵ型：肌壁间肌瘤突向浆膜；Ⅶ型：肌瘤完全位于浆膜下（带蒂）。这种分型能快速确定手术方案选择：腹腔镜、宫腔镜或者宫腹腔镜联合术。

第四节　正常分娩护理

【概述】

妊娠达到及超过 28 周(196 日),胎儿及附属物从临产开始至全部从母体娩出的过程称为分娩(delivery)。妊娠达到 28 周、不足 37 周(196～258 日)分娩,称为早产(premature delivery);妊娠达到 37 周、不足 42 周(259～293 日)分娩,称为足月产(term delivery);妊娠达到及超过 42 周(≥294 日)分娩,称为过期产(postterm delivery)。产后出血是分娩期常见并发症,是导致我国孕产妇死亡的首要原因。本节主要考查病史采集、护理评估、护理诊断与评分、病情变化识别与发生、分娩并发症急救处理及健康指导等内容。

【培训目标】

知识:掌握分娩孕产妇的病史采集、专科评估、病情观察要点及健康教育知识。

技能:掌握分娩并发症产后出血评估方法、按摩子宫手法及急救处理流程。

态度:全程语言流畅,保持对孕产妇的尊重、同情和关爱,展现良好的个人形象及辩证性思维能力。

考站一　健康评估站

【考生指引】

▲考核情境

钱女士,36 岁,本科,07:00 因“规律性腹痛 2 小时”来院就诊,急诊拟“G1P0 孕 40 周临产 LOA”收住入院。既往体健,正规产检,24 周时行口服葡萄糖耐量试验(OGTT):4.1-10.5-8.0 mmol/L,入院后查体:宫高 38 cm,腹围 100 cm,胎方位 LOA,胎膜存,宫口 2 cm,宫缩 45″/5′。入院后测得 T 36.1 ℃,P 80 次/分,R 17 次/分,BP 110/65 mmHg,身高 163 cm,体重 60 kg(孕前 55 kg)。B 超示:双顶径 96 mm,腹周径 365 mm,股骨长 72 mm。孕妇因胎儿偏大十分焦虑,害怕剖宫产,希望尽快了解产程进展情况。

▲考生任务

1. 请采集该孕妇的现病史、既往史、孕产史、家族史、用药史、过敏史、个人生活史、一般资料。

2. 请进行专科体检及护理评分,包括疼痛评估(NRS 评分)、静脉血栓栓塞症风险评估(Caprini 评分)、压力性损伤风险评估(Braden 评分)、日常生活能力评估(Barthel 评分)、跌倒风险评估,并提出 3 个主要护理诊断。

▲考核时间

8～10 分钟(读题 1 分钟,用物准备 1 分钟,考核 6～8 分钟)。

【考官指引】

▲考核目的

1. 考查考生正确采集病史、提出护理诊断的能力。

2. 考查考生正确进行专科评估、护理评分的能力。

▲场景与用物设置

1. 场景：病床 1 张，模拟孕妇 1 位，考官 2 位。

2. 用物：治疗车 1 辆，胎心监护仪 1 台，无菌手套 1 副，聚维酮碘消毒液 500 mL 1 瓶，疼痛评分尺 1 把，皮尺 1 把，日常护理评估工具手册 1 本，速干手消毒液 1 瓶，考生指引 1 份，模拟孕妇指引 1 份，考官指引 2 份，笔 2 支，白纸数张。

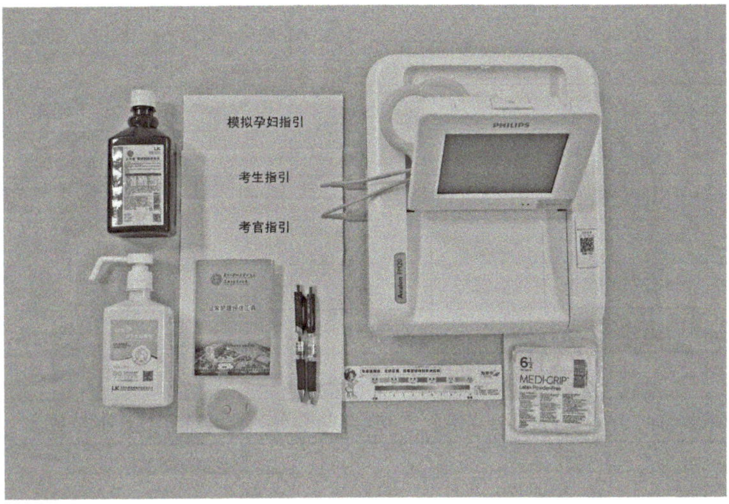

▲监考与评分注意事项

1. 请根据考核内容评分指引评分。

2. 评分项目完全做到得 2 分，部分做到或经由模拟孕妇提醒做到得 1 分，均未做到不得分。

3. 考核时间结束，立即停止考核，进入下一站点。

【考核内容评分指引一】

健康评估评分指引			
评分项目	完全做到 2 分	部分做到 1 分	未做到 0 分
现病史			
1. 自我介绍（姓名与职责），向孕妇解释沟通目的			
2. 核对孕妇身份（2 种及以上方式）			
3. 询问年龄、文化程度、有无规律产检			
4. 询问预产期及孕周			
5. 询问有无妊娠合并症（妊娠期糖尿病、OGTT 结果、近期血糖控制情况）			

(续表)

6. 询问规律宫缩开始时间			
7. 询问孕妇疼痛的部位、程度及伴随症状			
8. 询问并查看孕妇有无阴道流血、流液			
9. 询问有无肛门坠胀感			
10. 询问身高、体重(孕前与现在)			
既往史、孕产史、家族史、用药史、过敏史、个人生活史、一般资料			
11. 评估既往史(高血压、糖尿病等全身性疾病)			
12. 评估孕产史、月经史			
13. 评估家族史			
14. 评估用药史			
15. 评估过敏史			
16. 评估手术及外伤史			
17. 评估个人生活史:烟酒嗜好、饮食、睡眠、二便			
18. 评估一般资料:BMI、付费方式、社会支持等			
19. 评估心理状态			
20. 疼痛:与子宫收缩有关(依据:宫缩 45″/5′)			
21. 潜在并发症:产后出血(依据:巨大儿、高龄初产)			
22. 有胎儿受伤的风险:与糖尿病导致胎儿异常有关			
百分比分数计算评分	得分÷44(本站总分)×100×30%(本站权重)=本站得分		

【考核内容评分指引二】

健康评估评分指引			
评分项目	完全做到 2 分	部分做到 1 分	未做到 0 分
专科体检			
1. 自我介绍(姓名与职责),向孕妇解释沟通目的			
2. 注意隐私保护,拉床帘			
3. 取舒适卧位			
4. 视诊腹部皮肤情况			
5. 测量宫高、腹围(计算胎儿大小并告知孕妇)			
6. 四步触诊,确定胎方位			
7. 持续胎心监测			
8. 评估会阴情况			
9. 阴道检查并告知孕妇(宫口、胎膜、先露位置、宫颈质地)			
护理评估			
10. NRS 评分准确			

（续表）

11. Braden 评分准确			
12. 跌倒风险评估准确			
13. Caprini 评分准确			
14. Barthel 评分准确			
百分比分数计算评分	得分÷28（本站总分）×100×30%（本站权重）=本站得分		

注：根据模拟孕妇病情，NRS 评分 8 分，Braden 评分 23 分，跌倒风险临床判定不符合，Morse 评分 25 分，Caprini 评分 1 分，Barthel 评分 100 分。

考站二 临床问题处理站

【考生指引】

▲ 考核情境

钱女士，36 岁，G1P0 孕 40 周，妊娠期糖尿病，07：00 宫口开 2 cm 急诊入产房，于 07：30 胎膜自破，色清，量 10 mL。10：00 宫口开全指导使用腹压，因产妇疲劳，宫缩乏力，遵医嘱予缩宫素 2.5 U+生理盐水 500 mL 静滴，于 13：05 因第二产程延长行会阴侧切助产娩出一女婴，重 4 000 g，Apgar 评分 10 分-10 分。13：10 胎盘胎膜自娩完整，胎盘娩出后子宫收缩欠佳，予子宫按摩后好转，侧切伤口无延伸，常规缝合，产时共出血 350 mL，予缩宫素 20 U 持续静滴中，产后 2 小时于产房观察中。

▲ 考生任务

1. 产后 30 分钟，责任护士按压宫底，子宫轮廓不清，质软，宫底脐平，立即进行子宫按摩，排出大量凝血块，色暗红，称重增加 650 g，产妇面色苍白、烦躁，自诉口渴。P 104 次/分，BP 100/65 mmHg，请判断产妇可能发生了什么病情变化？并立即处理。

2. 正确判断病情，汇报医生，采取及时、有效的急救措施。

▲ 考核时间

8～10 分钟（读题 1 分钟，用物准备 1 分钟，考核 6～8 分钟）。

【考官指引】

▲ 考核目的

1. 考核考生对产后并发症的处理能力，并正确评估出血量。

2. 考核考生对产后出血的应急处理能力。

▲ 场景与用物设置

1. 场景：病床 1 张，模拟产妇 1 位（右手缩宫素静滴中，会阴下置产褥垫，心电监护），考官 2 位。

2. 用物：治疗车 1 辆，疼痛评分尺 1 把，产褥垫 1 张，电子秤 1 把，计算器 1 台，产后出血急救箱 1 个，导尿包 1 个，速干手消毒液 1 瓶，考生指引 1 份，模拟产妇指引 1 份，考官指引 2 份，笔 2 支，白纸数张。

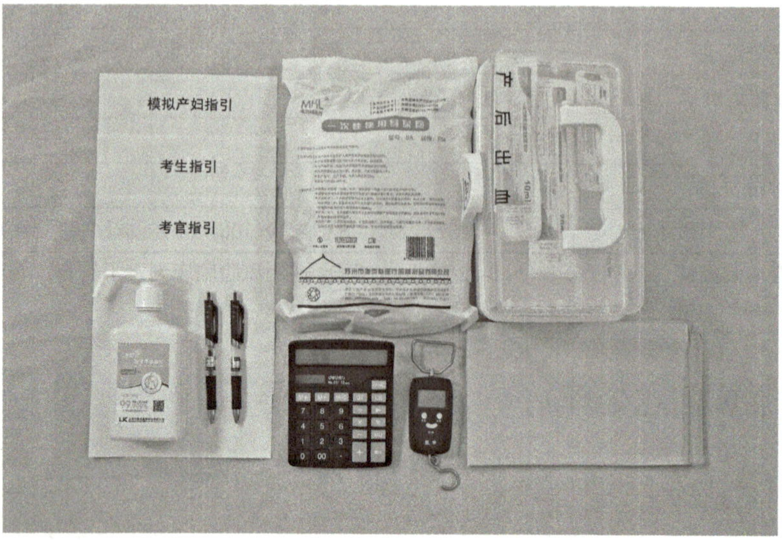

▲监考与评分注意事项

1. 请根据考核内容评分指引评分。

2. 评分项目完全做到得 2 分,部分做到或经由模拟产妇提醒做到得 1 分,均未做到不得分。

3. 考核时间结束,立即停止考核,进入下一站点。

【考核内容评分指引一】

临床问题处理评分指引			
评分项目	完全做到 2 分	部分做到 1 分	未做到 0 分
病情观察			
1. 核对产妇身份(2 种及以上方式)			
2. 观察体位是否舒适,以及产妇的神志、意识			
3. 查看心电监护的测量记录,复测生命体征,调节报警值			
4. 观察静脉通路是否通畅			
5. 评估膀胱充盈度			
6. 评估会阴伤口疼痛情况,进行 NRS 评分			
7. 观察会阴伤口渗血、红肿情况			
8. 按压腹部评估宫底高度及收缩情况			
9. 评估阴道出血量、速度及性状			
10. 立即进行子宫按摩(经腹部按摩法)			
正确评估出血量			
11. 称重法:失血量(mL)=[接血敷料湿重(g)− 接血前敷料干重(g)]/1.05(血液比重 g/mL)(出血 1 000 mL)			
百分比分数计算评分	得分÷22(本站总分)×100×40%(本站权重)=本站得分		

【考核内容评分指引二】

临床问题处理评分指引			
评分项目	完全做到 2 分	部分做到 1 分	未做到 0 分
病情变化的判断			
1. 产后出血			
评估出血的主要原因			
2. 子宫收缩乏力			
急救处理			
3. 立即启动二级预警，呼叫责任组长、医生，推抢救车			
4. 按摩子宫，协助医生查找出血原因并处理			
5. 调整卧位、保暖			
6. 调高氧流量至 10 L/min，面罩吸氧			
7. 持续心电监护			
8. 开放两路静脉通路(口述)			
9. 完善血常规检查，血凝标本送检，交叉配血，注意双人核对(口述)			
10. 严密监测生命体征、意识、瞳孔			
11. 观察子宫高度及硬度、出血量、速度及性状			
12. 遵医嘱用药：宫缩剂、抗感染、补液			
13. 积极快速补充液体			
14. 留置导尿管，监测每小时尿量			
15. 计算休克指数，汇报医生			
16. 安慰产妇及家属			
17. 洗手，做好护理记录			
百分比分数计算评分	得分÷34(本站总分)×100×40%(本站权重)=本站得分		

考站三　复训护理站

【考生指引】

▲考核情境

钱女士，36 岁，G1P0 孕 40 周，妊娠期糖尿病，入院当日 13:05 因第二产程延长行会阴侧切助产娩出一女婴，重 4 000 g，Apgar 评分 10 分-10 分，血糖 3.1 mmol/L。侧切伤口无延伸，常规缝合，产后共出血 1 000 mL，产后 1 小时生命体征平稳，子宫收缩好，宫底脐下 2 指，质硬，再次按压宫底出血 2 mL。

▲考生任务

1. 现新生儿哭闹，吸吮手指。作为责任护士，如何对新生儿进行观察及处理?

2. 阴道分娩后第3天，该产妇及新生儿状况良好，康复出院。作为责任护士，请对产妇及新生儿护理(包括饮食、活动、伤口、母乳喂养、妊娠期糖尿病宣教)进行出院健康指导。

▲考核时间

8～10分钟(读题1分钟，用物准备1分钟，考核6～8分钟)。

【考官指引】

▲考核目的

1. 考核考生正确进行母乳喂养及新生儿低血糖预防指导的能力。

2. 考核考生正确进行产妇和新生儿出院健康指导的能力。

▲场景与用物设置

1. 场景：病床1张，模拟产妇1位(保留导尿管)，模拟娃娃1个，考官2位。

2. 用物：治疗车1辆，健康宣教单1份，速干手消毒液1瓶，考生指引1份，模拟产妇指引1份，考官指引2份，笔2支，白纸数张。

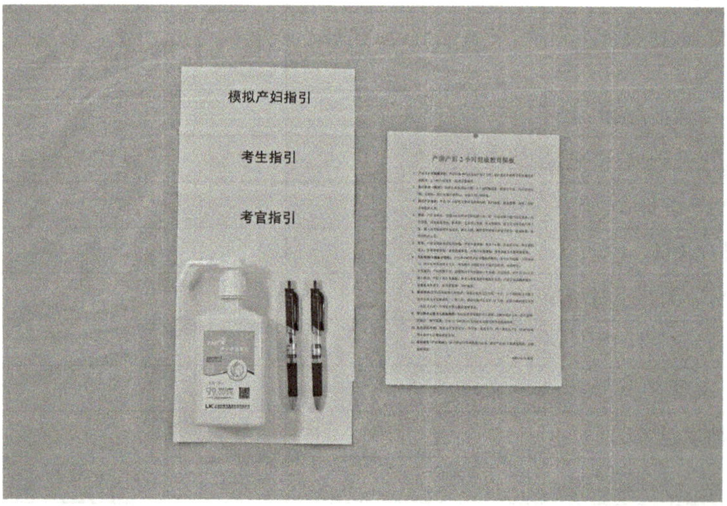

▲监考与评分注意事项

1. 请根据考核内容评分指引评分。

2. 评分项目完全做到得2分，部分做到或经由模拟产妇提醒做到得1分，均未做到不得分。

3. 考核时间结束，立即停止考核，进入下一站点。

【考核内容评分指引一】

复训护理评分指引			
评分项目	完全做到2分	部分做到1分	未做到0分
母乳喂养前评估			
1. 洗手，核对产妇及新生儿身份(2种及以上方式)			
2. 自我介绍并解释操作目的，调节温湿度，保护隐私			

（续表）

3. 视诊乳房情况（皮肤、大小对称、乳头情况）			
4. 触诊乳房情况（四个象限、乳汁分泌情况）			
5. 新生儿出生后监测血糖、大小便情况（血糖正常、无大小便）			
母乳喂养流程			
6. 协助产妇取舒适体位			
7. 将婴儿抱给产妇，并示范讲解正确抱法			
8. 协助婴儿身体紧贴产妇身体，头及身体呈一条直线，脸对着乳房，鼻子对着乳头，下颌贴紧乳房，产妇托着婴儿头、肩部及臀部			
9. 正确含接姿势：嘴张大，下唇外翻，舌呈勺状环绕乳房，面颊鼓起呈圆形。有慢而深的吸吮，能看到吞咽的动作和听到吞咽的声音，含接时可见上方乳晕比下方多			
预防新生儿低血糖母乳喂养健康指导			
10. 指导妊娠期糖尿病的产妇了解母乳喂养的好处（母乳喂养对妊娠期糖尿病产妇及其子女的心血管有保护作用）			
11. 指导产妇了解按需哺乳的概念（婴儿饿了渴了、母亲奶胀、睡眠时间不超过 3 小时）			
12. 指导产妇如何保持泌乳（母婴同室，按需哺乳，频繁、有效吸吮）			
13. 预防新生儿低血糖的发生，加强喂养（吮吸手指），可遵医嘱添加配方奶			
百分比分数计算评分	得分÷26（本站总分）×100×30%（本站权重）=本站得分		

【考核内容评分指引二】

复训护理评分指引			
评分项目	完全做到 2 分	部分做到 1 分	未做到 0 分
产妇产后指导			
1. 产后继续自我监测血糖（空腹血糖<5.3 mmol/L，餐后 2 小时血糖<6.7 mmol/L），产后 4～12 周再次进行 OGTT 检查			
2. 饮食：少量多餐，每日 5～6 餐，上午、下午及睡前各加餐一次，使血糖尽可能波动小，每日饮水量大于 2 500 mL，多进食升糖指数较低的食物，如大麦、绿豆、油菜、苹果、鸡肉等。			
3. 活动：指导产妇出院后下床活动，有利于恶露排出和子宫复旧，有利于促进肠蠕动，防止便秘，预防产后深静脉血栓			
4. 母乳喂养：推荐纯母乳喂养 6 个月，鼓励按需哺乳，及时排空乳房，保持泌乳通畅，如发生涨奶，应加强哺乳及挤奶，少饮汤水。如乳胀不能缓解，甚至疼痛、发热，应到医院就诊			
5. 每日开窗通风，室温 24～26 ℃，湿度 50%～60%			

(续表)

6. 观察会阴侧切伤口和恶露情况,有异常及时就诊			
7. 避孕:产后42天禁止性生活,哺乳期采用工具或者上环避孕,不可使用药物避孕			
8. 出院后随诊:42天产后来院体检,若出院后发生伤口疼痛、红肿,阴道出血增多,及时来院就诊			
新生儿指导			
9. 沐浴:建议每天给新生儿洗澡,洗澡室温26~28 ℃、水温38~41 ℃			
10. 脐部护理:每日消毒,观察有无渗血、渗液及异味,平时保持清洁干燥			
11. 臀部护理:注意观察尿不湿情况,及时更换,保持清洁干燥,避免红臀			
12. 黄疸观察:生理性黄疸2~3天,10~14天开始消退,每天观察黄疸程度,如黄疸加深或者超过14天未退及时就医			
13. 预防缺钙:出院后多晒太阳,促进新生儿对钙的吸收,出生15天后预防性补充维生素D			
评估健康教育的效果			
14. 评估产妇及家属对健康指导的掌握效果(如复述)			
百分比分数计算评分	得分÷28(本站总分)×100×30%(本站权重)=本站得分		

【模拟孕(产)妇指引】

一、基本信息

钱女士,36岁,身高163 cm,体重60 kg(孕前55 kg),BMI 22.58 kg/m^2,本科学历,职员,本地城镇居民医保,家庭支持良好。

二、病史详情

现病史:孕妇于07:00因“规律性腹痛2小时”来院就诊,急诊拟“G1P0孕40周临产LOA”收住入院。

既往史:既往体健。正规产检,24周时行OGTT:4.1-10.5-8.0 mmol/L。

护理评估:T 36.1 ℃,P 80次/分,R 17次/分,BP 110/65 mmHg,宫高38 cm,腹围100 cm,胎方位LOA,胎膜存,宫口2 cm,宫缩45″/5′。B超示:双顶径96 mm,腹周径365 mm,股骨长72 mm。孕妇因胎儿偏大十分焦虑,害怕剖宫产,希望尽快了解产程进展情况。

三、治疗、护理及预后

于07:30胎膜自破,色清,量10 mL。10:00宫口开全指导使用腹压,因孕妇疲劳,宫缩乏力,遵医嘱予缩宫素2.5 U+生理盐水500 mL静滴,13:05因第二产程延长行会阴侧切助产娩出一女婴,重4 000 g。13:10胎盘胎膜自娩完整,胎盘娩出后子宫收缩欠佳,予子宫按摩后好转,侧切伤口无延伸,常规缝合,产时共出血350 mL,现子宫收缩好,生命体征平稳,予缩宫素20 U持续静滴中,产后2小时于产房观察中。

13:40按压宫底,子宫轮廓不清,质软,宫底脐平,立即进行子宫按摩,排出大量凝血块,色暗红,称重增加650 g,产妇面色苍白、烦躁,自诉口渴。T 36.1 ℃,P 104次/分,R 26次/分,

BP 100/65 mmHg，SpO_2 97%。产后共出血 1 000 mL。立即启动二级预警，按摩子宫，协助医生查找出血原因并处理，调整卧位、保暖，吸氧，持续心电监护，开放两路静脉通路，完善血标本送检，遵医嘱使用宫缩剂，快速补充液体（必要时输血），予留置导尿管。

14:10 产妇生命体征平稳，子宫收缩好。新生儿出现哭闹，吸吮手指。产妇询问如何进行母乳喂养？新生儿喂养需要注意什么？责任护士指导母乳喂养及预防新生儿低血糖的注意事项。

产后 3 天，产妇及新生儿状况良好，康复出院。产妇对自身及新生儿护理（包括饮食、活动、伤口、母乳喂养、妊娠期糖尿病）不熟悉，请责任护士对产妇及新生儿进行出院健康指导。

【知识链接】

▲产后出血防治流程

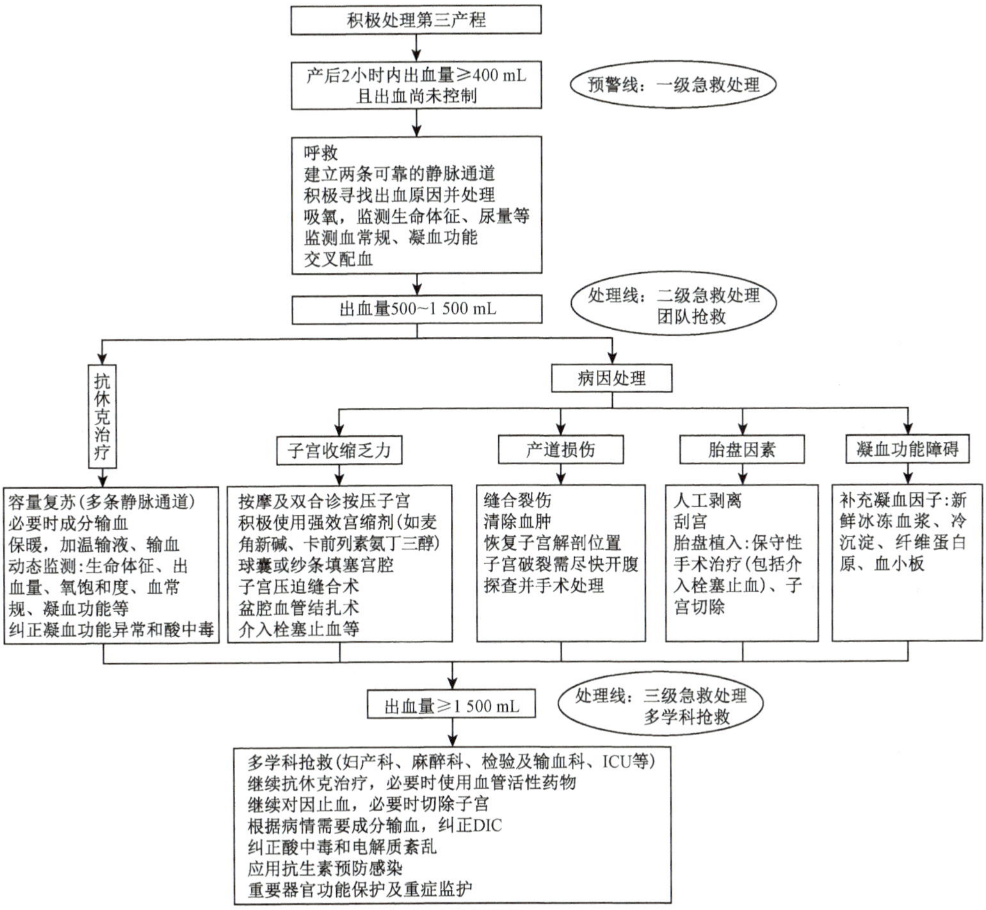

产后出血防治流程

注：ICU表示重症监护病房；DIC表示弥散性血管内凝血。

第五节　剖宫产护理

【概述】

剖宫产术（caesarean section）是指妊娠 28 周及之后切开产妇腹壁及子宫壁取出胎儿及

其附属物(胎盘、胎膜、脐带)的产科手术。剖宫产术是产科最常用的手术,是解决难产的重要手段。本节主要考查病史采集、护理评估、护理诊断与术后并发症的早期识别及健康指导等内容。

【培训目标】

知识:掌握病史采集、专科评估、病情观察要点及健康教育知识。

技能:掌握妊娠期高血压孕产妇并发症的观察及处理,掌握剖宫产术的术后交接,能够做好应急处理。

态度:全程语言流畅,保持对孕产妇的尊重、同情和关爱,展现良好的个人形象及辩证性思维能力。

考站一 健康评估站

【考生指引】

▲考核情境

钱女士,40岁,家庭妇女,身高158 cm,体重80 kg,因"停经34周,主诉头痛半天,血压升高3天,尿蛋白(+++)"来院就诊,其母亲有高血压,门诊拟"G1P0孕34周,子痫前期"收治入院。孕妇双下肢水肿,协助其卧床休息,测T 36.6 ℃,P 97次/分,R 16次/分,BP 160/105 mmHg。孕妇现希望尽快了解病情,进行治疗。

▲考生任务

1. 请采集该孕妇的现病史、既往史、家族史、用药史、过敏史、个人生活史、一般资料,并提出至少3个主要护理诊断。

2. 请进行专科体检及护理评分,包括疼痛评估(NRS评分)、静脉血栓栓塞症风险评估(Caprini评分)、压力性损伤风险评估(Braden评分)、日常生活能力评估(Barthel评分)、跌倒风险评估。

▲考核时间

8~10分钟(读题1分钟,用物准备1分钟,考核6~8分钟)。

【考官指引】

▲考核目的

1. 考查考生正确采集病史、提出护理诊断的能力。

2. 考查考生正确进行专科评估、护理评分的能力。

▲场景与用物设置

1. 场景:病床1张,模拟孕妇1位,考官2位。

2. 用物:治疗车1辆,卷尺1把,多普勒胎心仪1台,耦合剂1瓶,耳温枪1把,血压计1台,听诊器1个,疼痛评分尺1把,日常护理评估工具手册1本,速干手消毒液1瓶,考生指引1份,模拟孕妇指引1份,考官指引2份,笔2支,白纸数张。

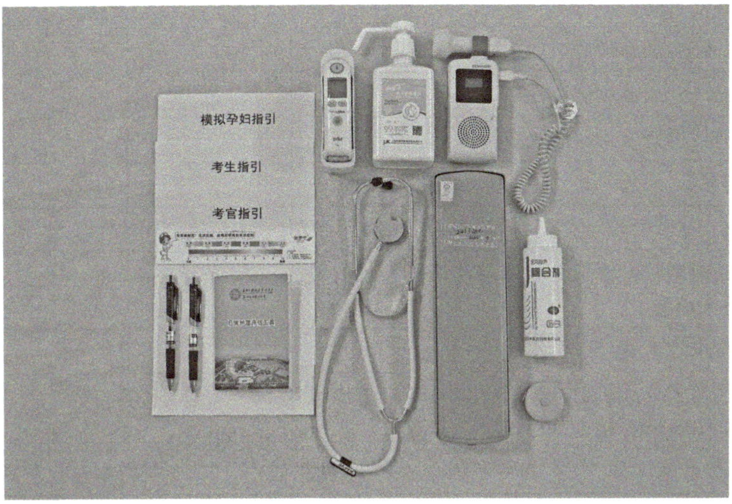

▲ 监考与评分注意事项

1. 请根据考核内容评分指引评分。

2. 评分项目完全做到得 2 分，部分做到或经由模拟孕妇提醒做到得 1 分，均未做到不得分。

3. 考核时间结束，立即停止考核，进入下一站点。

【考核内容评分指引一】

健康评估评分指引			
评分项目	完全做到 2 分	部分做到 1 分	未做到 0 分
现病史			
1. 自我介绍(姓名与职责)			
2. 核对产妇身份(2 种及以上方式)			
3. 评估孕产次、末次月经，核对孕周，关注产检资料(门诊妊娠风险等级，是否规律产检)			
4. 评估高血压出现时间			
5. 评估主诉是否有头晕眼花、视物模糊、胸闷气急、恶心呕吐等			
6. 查看有关的化验检查单(血尿常规、眼底检查、超声)			
7. 评估自备药、治疗效果			
8. 评估身高、体重，计算 BMI、孕期增重			
9. 评估睡眠、大小便情况			
10. 评估饮食、活动情况			
既往史、家族史、用药史、过敏史、个人生活史、一般资料			
11. 评估既往史			
12. 评估家族史(母亲高血压)			
13. 评估用药史、过敏史			

(续表)

14. 评估个人生活史:烟酒嗜好、饮食、睡眠、二便			
15. 评估手术及外伤史、输血史			
16. 评估一般资料:付费方式、社会支持等			
17. 评估心理状态			
护理诊断/问题			
18. 疼痛:与子痫前期脑血管阻力和脑灌注压均增加有关(依据:孕妇主诉头痛)			
19. 体液过多:与水肿有关[依据:水肿(+++)]			
20. 有潜在并发症:子痫、胎盘早剥、急性肾衰竭、脑出血等(依据:BP 160/105 mmHg,主诉头痛)			
百分比分数计算评分	得分÷40(本站总分)×100×30%(本站权重)=本站得分		

【考核内容评分指引二】

健康评估评分指引			
评分项目	完全做到 2 分	部分做到 1 分	未做到 0 分
专科体检			
1. 自我介绍(姓名与职责)			
2. 核对产妇身份(2 种及以上方式)			
3. 测量生命体征			
4. 评估主诉(头晕眼花、视物模糊、胸闷气急)			
5. 评估腹部形态(宫底高度)			
6. 测量宫高、腹围			
7. 评估阴道流水流液、见红情况			
8. 四步触诊			
9. 听诊胎心音			
10. 评估腹痛、宫缩			
11. 评估胎动情况			
12. 评估水肿分级			
护理评估			
13. NRS 评分准确			
14. Braden 评分准确			
15. 跌倒风险评估准确			
16. Caprini 评分准确			
17. Barthel 评分准确			
百分比分数计算评分	得分÷34(本站总分)×100×30%(本站权重)=本站得分		

注:根据模拟孕妇病情,NRS 评分 0 分,Braden 评分 23 分,跌倒风险临床判定不符合,Morse 评分 15 分,Caprini 评分 3 分,Barthel 评分 100 分。

考站二 临床问题处理站

【考生指引】

▲ 考核情境

钱女士，40 岁，诊断为"G1P0 孕 34 周，子痫前期"收治入院。入院后完善相关检查，因血压控制不佳急诊腰硬联合麻醉下行剖宫产术，分娩一男婴，重 2 400 g，Apgar 评分 10 分-10 分，术毕安返病房，与手术室护士交接。新生儿因早产入新生儿科，母婴分离，产妇术后带回静脉镇痛泵 1 个，心电监护 6 小时，导尿管 1 根，妥善固定，引流出尿液 200 mL，色清，带回右前臂留置针 1 根，予 0.9%氯化钠注射液 250 mL＋头孢唑啉钠 1.0 g 静脉输液治疗。

▲ 考生任务

1. 产妇术后回房，作为责任护士，与手术室护士进行交接。

2. 术后 2 小时，巡视病房，心电监护示：P 100 次/分，R 18 次/分，BP 168/98 mmHg。产妇突然自觉胸闷、气促，咳粉红色泡沫痰，听诊肺底部布满湿啰音，双下肢水肿，测 SpO_2 93%，作为责任护士，请作出相应处理。

▲ 考核时间

8～10 分钟（读题 1 分钟，用物准备 1 分钟，考核 6～8 分钟）。

【考官指引】

▲ 考核目的

1. 考核考生剖宫产术后交接及病情观察的能力。

2. 考核考生对妊娠期高血压产妇术后发生病情变化及并发症的应急处理能力。

▲ 场景与用物设置

1. 场景：麻醉床 1 张（床旁备输液泵 1 台、抢救车 1 辆、吸引装置 1 套），模拟产妇 1 位（心电监护、吸氧中），考官 2 位。

2. 用物：治疗车 1 辆，沙袋 1 个，产科回室交接单 1 张，耳温枪 1 把，输液治疗盘 1 个，速干手消毒液 1 瓶，考生指引 1 份，模拟产妇指引 1 份，考官指引 2 份，笔 2 支，白纸数张。

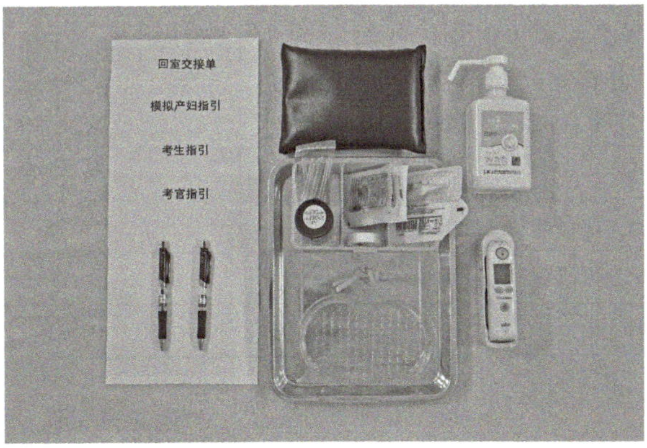

▲监考与评分注意事项

1. 请根据考核内容评分指引评分。

2. 评分项目完全做到得 2 分,部分做到或经由模拟产妇提醒做到得 1 分,均未做到不得分。

3. 考核时间结束,立即停止考核,进入下一站点。

【考核内容评分指引一】

临床问题处理评分指引			
评分项目	完全做到 2 分	部分做到 1 分	未做到 0 分
核对			
1. 自我介绍(姓名与职责)			
2. 核对产妇身份(2 种及以上方式)			
3. 拉上床帘,注意保护患者隐私			
评估术中情况			
4. 与手术室护士进行交接,了解手术过程			
5. 交接术中麻醉方式、出血量,有无特殊用药			
6. 交接术中生命体征情况,有无并发症			
7. 交接分娩时间、产时羊水性状,胎盘胎膜是否完整			
8. 交接新生儿性别、体重、评分			
9. 查看回室交接单,核对病历,交接签字			
病情观察			
10. 观察产妇神志、意识			
11. 测量生命体征(查看数值),打开监护项目报警系统,设置相应合理的报警界限			
12. 吸氧(口述)			
13. 洗手,查看留置针及补液情况,保证补液通畅,告知药物作用及不良反应			
14. 查看静脉镇痛泵置管情况,告知使用方法			
15. 洗手,查看乳房情况			
16. 观察剖宫产伤口敷料渗血、渗液情况			
17. 观察子宫收缩情况,按压产妇宫底,观察恶露量、色、气味(30 mL 暗红色、无异味),腹部放置沙袋			
18. 查看会阴部皮肤情况			
19. 查看导尿管固定情况,观察尿液的色、质、量			
20. 洗手,翻身查看背部皮肤情况,是否有压疮			
百分比分数计算评分	得分÷40(本站总分)×100×40%(本站权重)=本站得分		

【考核内容评分指引二】

临床问题处理评分指引			
评分项目	完全做到 2 分	部分做到 1 分	未做到 0 分
判断病情变化			
1. 判断产妇发生了急性肺水肿			
临床护理			
2. 自我介绍(姓名与职责)			
3. 核对产妇身份(2 种及以上方式)			
4. 查看心电监护,汇报医生			
5. 床边备抢救车、吸引器			
6. 协助端坐位,两腿下垂,以减少下肢静脉回心血量,减轻心脏负荷			
7. 高浓度吸氧(湿化瓶里加入 30%～50%乙醇溶液)			
8. 开通两路静脉通道(口述),遵医嘱用药(利尿、降压等)			
9. 拉上床帘,避免声光刺激			
10. 评估宫底高度、子宫收缩及阴道出血情况			
11. 评估伤口敷料有无渗血、渗液			
12. 评估管道(静脉通道、导尿管)			
13. 评估出入量			
14. 严密监测生命体征及产妇主诉(头晕、眼花、胸闷)			
健康宣教			
15. 指导休息			
16. 指导饮食(饮水量不超 1 500 mL)			
百分比分数计算评分	得分÷32(本站总分)×100×40%(本站权重)=本站得分		

考站三　复训护理站

【考生指引】

▲考核情境

钱女士,40 岁,术后诊断为“G1P1 孕 34 周,子痫前期,剖宫产术”。分娩一男婴,重 2 400 g,Apgar 评分 10 分-10 分,术毕安返病房,新生儿因早产入新生儿科,母婴分离,术后予解痉降压、消炎治疗。

▲考生任务

1. 术后第 2 天,产妇病情稳定,遵医嘱停保留导尿。作为责任护士,对产妇进行产后活动及母婴分离母乳喂养相关健康指导。

2. 术后第 5 天,产妇生命体征平稳康复出院,医嘱予出院带药(盐酸拉贝洛尔片 100 mg TID 口服),对产妇及家属进行出院健康指导。

▲考核时间

8～10 分钟(读题 1 分钟,用物准备 1 分钟,考核 6～8 分钟)。

【考官指引】

▲考核目的

1. 考核考生对产后活动及母婴分离母乳喂养进行健康指导的能力。
2. 考核考生对妊娠期高血压剖宫产产妇进行出院健康指导的能力。

▲场景与用物设置

1. 场景:病床 1 张,模拟产妇 1 位,考官 2 位。
2. 用物:治疗车 1 辆,耳温枪 1 把,听诊器 1 个,血压计 1 台,速干手消毒液 1 瓶,考生指引 1 份,模拟产妇指引 1 份,考官指引 2 份,笔 2 支,白纸数张。

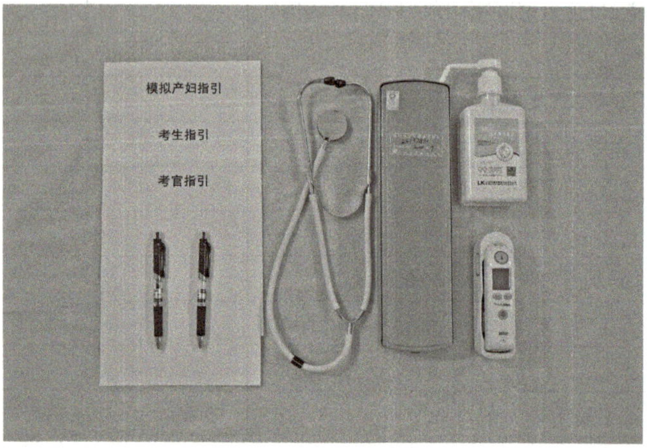

▲监考与评分注意事项

1. 请根据考核内容评分指引评分。
2. 评分项目完全做到得 2 分,部分做到或经由模拟产妇提醒做到得 1 分,均未做到不得分。
3. 考核时间结束,立即停止考核,进入下一站点。

【考核内容评分指引一】

复训护理评分指引			
评分项目	完全做到 2 分	部分做到 1 分	未做到 0 分
下床前准备工作			
1. 自我介绍			
2. 核对产妇身份(2 种及以上方式)			
3. 评估生命体征(体温、脉搏、呼吸、血压、SpO_2 均正常)			
4. 评估出血情况(20 mL)			

（续表）

5. 评估肌力(5 级)			
6. 抬高床头 45°～60°，取半卧位 15～20 分钟			
7. 评估有无头晕(无)			
8. 妥善固定输液管路，保持在位通畅，避免逆流			
9. 绑好腹带，松紧以产妇舒适为宜			
下床活动指导			
10. 协助产妇双腿下垂，床边坐 5～10 分钟，观察有无面色改变、胸闷、心慌、头晕			
11. 扶产妇站立 1～2 分钟，如无不适即可扶其行走，身体虚弱者扶住床栏沿床四周活动			
12. 活动时间根据产妇病情要求、体力、感觉而定			
13. 第一次排尿后缓慢起身，防止体位性低血压			
母婴分离母乳喂养知识指导			
14. 放松心情，喝一大杯温开水，消毒盛奶容器，洁净双手			
15. 温热毛巾湿敷 5 分钟			
16. 按摩：由乳房上端往乳头方向抚摸整个乳房。这个方式有助于放松及刺激喷乳反射			
17. C 型手法：拇指、乳头、食指（或食指＋中指）三点一线，手指置于距乳头 2 cm 左右处			
18. 两种力共同作用：向胸壁方向按压的力，向乳头方向挤压的力。变换角度：手挤奶过程中可以变换方向，以保证每一根乳腺管都挤到			
19. 指导产妇整个步骤的完成约 20～30 分钟			
20. 告知每天保证 8～12 次，白天间隔不超过 2 小时，晚上不超过 3 小时			
21. 告知储奶温度：室温（15～29 ℃）3 小时，冷藏（4～15 ℃）3 天，独立冷冻室（－18 ℃）3 个月			
沟通与关爱			
22. 思路清晰，表达清楚			
23. 与产妇有眼神交流，态度温和			
百分比分数计算评分	得分÷46（本站总分）×100×30%（本站权重）＝本站得分		

【考核内容评分指引二】

复训护理评分指引			
评分项目	完全做到 2 分	部分做到 1 分	未做到 0 分
核对			
1. 自我介绍（姓名与职责）			
2. 核对产妇身份（2 种及以上方式）			

(续表)

产妇出院健康指导			
3. 饮食:保持营养均衡,忌食生冷、油炸、辛辣食物,避免腌制和高胆固醇食品,建议低盐、低脂、高蛋白、高维生素饮食			
4. 活动:每日适当下床活动,促进恶露排出及子宫复旧,预防下肢静脉血栓			
5. 伤口护理:保持伤口干燥,观察有无红肿、渗液			
6. 母婴分离期间,每日挤奶 8~10 次以维持泌乳,挤奶前可热敷乳房促进排乳,注意手部清洁			
7. 母乳储存:室温 3 小时,冷藏 3 天,冷冻 3 个月			
8. 避孕:产后 42 天禁止性生活,剖宫产 6 个月后可上环,哺乳期采用工具或上环避孕			
9. 指导家属陪伴,避免母婴分离造成母亲焦虑			
10. 出院后随诊:产后 42 天常规妇科体检,心内科血压随诊。若出院后发生伤口疼痛、红肿,阴道出血增多等异常情况,及时就诊			
高血压相关健康教育			
11. 用药指导,不可随意停药或者更换剂量,如有异常及时就诊			
12. 指导正确监测血压:①测量血压前,被测者至少安静休息 5 分钟。②测量取坐位或卧位。注意肢体放松,袖带大小、松紧合适。③测量右上肢血压,袖带应与心脏处于同一水平。④必要时测量两臂,了解血压的增高情况			
13. 注意有无头痛、视力模糊、胸闷等症状,如有及时就医			
14. 指导预防体位性低血压,指导起床三部曲			
15. 指导保证充足睡眠,做到每日母儿同步休息			
16. 指导体重管理			
17. 评价产妇对妊娠期高血压剖宫产术后出院健康指导的掌握效果(如复述)			
百分比分数计算评分	得分÷34(本站总分)×100×30%(本站权重)=本站得分		

【模拟孕(产)妇指引】

一、基本信息

钱女士,40 岁,身高 158 cm,体重 80 kg,整个孕期增长了 20 kg,BMI 32 kg/m^2,大专学历,本地城镇居民医保,家庭支持良好。

二、病史详情

现病史:孕妇因“停经 34 周,主诉头痛半天,血压升高 3 天,尿蛋白(+++)”来院就诊,门诊拟“G1P0 孕 34 周,子痫前期”收治入院。

既往史:平素月经规律,末次月经 2024-03-11,预产期 2024-12-18。既往无糖尿病、高血压家族史,无慢性肾炎等慢性病史,无食物、药物过敏史,无手术史,无输血史,无吸烟喝酒等不良嗜好。

护理评估：T 36.6 ℃，P 97 次/分，R 16 次/分，BP 160/105 mmHg，神清。宫高 31 cm，腹围 109 cm，胎儿心率 145 次/分，腹部形态正常，LOA，头先露，胎动正常，无宫缩，无阴道流血、流液，水肿（+++）。

三、治疗、护理及预后

入院后完善相关检查，因血压控制不佳在急诊腰硬联合麻醉下行剖宫产术，分娩一男婴，重 2 400 g，评 10 分～10 分，术毕安返病房，新生儿因早产入新生儿科，母婴分离，产妇术后带回静脉镇痛泵 1 个，导尿管 1 根，妥善固定，引流出尿液 200 mL，色清，带回右前臂留置针 1 根，遵医嘱予 0.9%氯化钠注射液 250 mL+头孢唑啉钠 1.0 g 静脉输液治疗。术后心电监护 6 小时，回室 2 小时后测 T 37.1 ℃，P 100 次/分，R 18 次/分，BP 168/98 mmHg，产妇突然自觉胸闷、气促、咳粉红色泡沫痰，听诊肺底部布满湿啰音，SpO_2 降至 93%，遵医嘱硝苯地平片 10 mg 1 片舌下含服和 0.9%氯化钠注射液 100 mL+25%硫酸镁注射液 5 g 快滴解痉降压治疗，术后遵医嘱予降压、解痉、镇静、利尿等治疗后，病情趋于稳定，生命体征正常。

术后第 2 天，产妇病情稳定，遵医嘱停保留导尿。请责任护士进行产后活动及母婴分离母乳喂养相关健康指导。

术后第 5 天，产妇乳汁多，宫底脐下 3 指，宫缩好，恶露正常，腹部伤口干燥，生命体征平稳予出院，医嘱予出院带药（盐酸拉贝洛尔片 100 mg TID 口服），对产妇及家属进行出院健康指导。

【知识链接】

▲ 妊娠期高血压疾病的分类和定义

澳大利亚和新西兰产科医学会（Society of Obstetric Medicine of Australia and New Zealand，SOMANZ）指南的最新版本，增加了隐匿性高血压和白大衣高血压。

妊娠期高血压疾病的分类和定义

序号	分类和定义
1	子痫前期：一种多系统紊乱疾病，指妊娠 20 周后出现新发高血压（收缩压>140 mmHg 和/或舒张压>90 mmHg），并伴有以下一种或多种新发器官受累征象： • 肾脏受累（出现以下任何一种情况）： 蛋白尿增高（尿蛋白与肌酐的比值>30 mg/mmol） 血清肌酐>90 μmol • 肝脏受累： 血清转氨酶升高（排除其他诊断） • 血液系统受累（出现以下任何一种情况）： 血小板减少（<150 000/mL） 溶血特征：结合珠蛋白降低、红细胞碎片、乳酸脱氢酶升高 弥散性血管内凝血（不存在其他诊断的情况下） • 神经系统受累（出现以下任何一种情况）： 癫痫发作（子痫） 脑刺激征——肌张力过高，伴有持续性踝阵挛、持续性头痛、持续性视觉障碍（闪光幻觉、暗点、一过性失明、脑病综合征、视网膜血管痉挛等）和脑血管意外 • 肺水肿 • 胎盘功能障碍：脐动脉多普勒血流异常或与羊水少相关的胎儿生长受限，以及胎儿生长减速的超声特征（不存在其他诊断的情况下）

(续表)

序号	分类和定义
2	妊娠期高血压:在妊娠 20 周后出现新发的高血压,母体或胎儿没有任何子痫前期的特征,产后 3 个月内血压恢复正常
3	妊娠合并慢性高血压:孕前或妊娠 20 周前出现的高血压(收缩压>140 mmHg 和/或舒张压>90 mmHg)
4	白大衣高血压(white coat hypertension):在有临床医护人员在场的情况下血压升高(收缩压>140 mmHg 或舒张压>90 mmHg),而在非医疗环境(动态血压监测或家庭血压监测)中血压正常的现象
5	隐匿性高血压(masked hypertension):在诊室内测量血压时结果正常,但在非医疗环境(如动态血压监测或家庭血压监测)中血压升高(收缩压>140 mmHg 和/或舒张压>90 mmHg)的现象。注意这是一种在医疗环境中不易被发现的高血压状态

第七章
眼科、耳鼻喉科、口腔科护理

第一节　原发性闭角型青光眼护理

【概述】

原发性闭角型青光眼(primary angle-closure glaucoma,PACG)是因原先就存在的虹膜构型异常而发生的前房角被周边虹膜组织机械性阻塞,导致房水流出受阻,造成眼压升高的一类青光眼。原发性闭角型青光眼的发病有地域、种族、性别、年龄上的差异,该病主要分布在亚洲地区,尤其在我国最多见(占 47.5%),急性发作时属于眼科急症。甘露醇静脉输液治疗是降低眼压的重要手段,同时降眼压眼药水滴眼治疗是降低眼压的主要途径。本节主要考查病史采集、护理评估、护理诊断与评分、甘露醇的使用、出院后健康指导等内容。

【培训目标】

知识:掌握青光眼的病史采集、专科评估、病情观察要点及健康指导知识。

技能:掌握甘露醇的正确使用方法、滴眼药水的正确操作及对应操作的注意事项。

态度:全程语言流畅,保持对患者的尊重、同情和关爱,展现良好的个人形象及辩证性思维能力。

考站一　健康评估站

【考生指引】

▲考核情境

张女士,69 岁,家庭妇女,身高 157 cm,体重 65 kg,因“右眼胀痛伴视力下降 10 天”来院就诊,门诊拟“右眼急性闭角型青光眼”收治入院。患者右眼视力 0.15,前房浅,药物性缩瞳,瞳孔圆,直径 2 mm,眼压 30 mmHg;左眼视力 0.2,前房浅,药物性缩瞳,瞳孔圆,直径 2 mm,眼压 13 mmHg。患者既往有高血压病史,规律服药。测 T 36.3 ℃,P 70 次/分,R 16 次/分,BP 117/88 mmHg。

▲考生任务

1. 请采集该患者的现病史、既往史、家族史、用药史、过敏史、个人生活史、一般资料，并提出至少3个主要护理诊断。

2. 请进行专科体检及护理评分，包括疼痛评估(NRS评分)、静脉血栓栓塞症风险评估(Caprini评分)、压力性损伤风险评估(Braden评分)、跌倒风险评估、日常生活能力评估(Barthel评分)。

▲考核时间

8～10分钟(读题1分钟，用物准备1分钟，考核6～8分钟)。

【考官指引】

▲考核目的

1. 考查考生正确采集病史、提出护理诊断的能力。
2. 考查考生正确进行专科评估、护理评分的能力。

▲场景与用物设置

1. 场景：病床1张，模拟患者1位，考官2位。

2. 用物：治疗车1辆，手电筒1个，疼痛评分尺1把，日常护理评估工具手册1本，免洗手消毒液1瓶，考生指引1份，模拟患者指引1份，考官指引2份，笔2支，白纸数张。

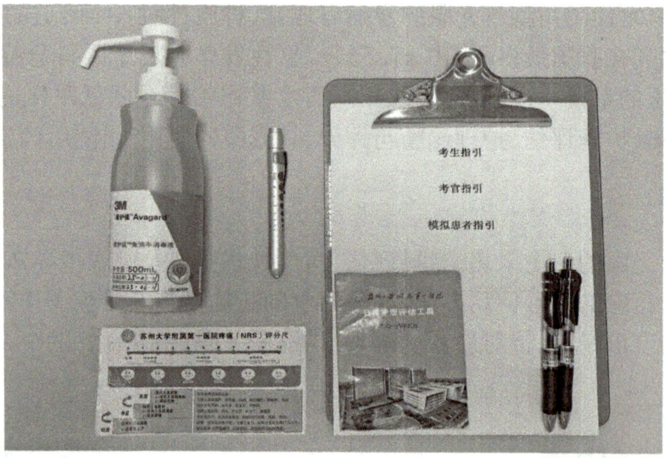

▲监考与评分注意事项

1. 请根据考核内容评分指引评分。
2. 评分项目完全做到得2分，部分做到或经由模拟患者提醒做到得1分，均未做到不得分。
3. 考核时间结束，立即停止考核，进入下一站点。

【考核内容评分指引一】

健康评估评分指引			
评分项目	完全做到2分	部分做到1分	未做到0分
现病史			
1. 自我介绍(姓名与职责)，向患者解释沟通目的			

（续表）

2. 核对患者身份(2 种及以上方式)			
3. 评估疼痛的具体部位及范围			
4. 评估右眼疼痛的性质与程度，进行疼痛评估			
5. 评估视力下降程度			
6. 评估疼痛发生时的伴随症状(有无恶心、呕吐等)			
7. 评估疼痛出现的时间			
8. 评估眼压、角膜水肿程度、瞳孔大小及对光反射			
9. 评估有无加重或缓解疼痛的因素			
10. 评估本病的诊治经过(药物、物理、手术治疗)及治疗效果			
既往史、家族史、用药史、过敏史、个人生活史、一般资料			
11. 评估既往史(高血压)			
12. 评估青光眼家族史			
13. 评估性格特征			
14. 评估用药史			
15. 评估过敏史			
16. 评估手术及外伤史			
17. 评估个人生活史：烟酒嗜好、饮食、睡眠、二便			
18. 评估一般资料：BMI、付费方式、社会支持等			
19. 评估心理状态			
护理诊断/问题			
20. 疼痛：与眼压增高有关(依据：患者主诉右眼疼痛)			
21. 知识缺乏：缺乏青光眼用药相关知识(依据：患者门诊就诊后，对如何用眼药水仍不了解)			
22. 焦虑：缺乏疾病相关知识(依据：患者十分焦虑，希望尽快了解病情)			
百分比分数计算评分	得分÷44(本站总分)×100×30%(本站权重)=本站得分		

【考核内容评分指引二】

健康评估评分指引			
评分项目	完全做到 2 分	部分做到 1 分	未做到 0 分
专科体检			
1. 自我介绍(姓名与职责)，向患者解释沟通目的			
2. 视诊双眼外观，眼睑有无红肿，启闭是否自如			
3. 结膜有无充血			
4. 评估视力、眼压、角膜水肿程度			

(续表)

5. 评估双侧瞳孔直径、对光反射			
护理评估			
6. NRS 评分准确			
7. Caprini 评分准确			
8. Braden 评分准确			
9. Barthel 评分准确			
10. 跌倒风险评估准确			
百分比分数计算评分	得分÷20(本站总分)×100×30%(本站权重)=本站得分		

注:根据模拟患者病情,NRS 评分 4 分,Caprini 评分 3 分,Braden 评分 23 分,Barthel 评分 90 分,跌倒风险评估高风险。

考站二 临床问题处理站

【考生指引】

▲考核情境

张女士,69 岁,诊断"右眼急性闭角型青光眼"收治入院。患者在入院当天晚睡前突感右眼疼痛加剧,眼压测不出,指测眼压 T+2。NRS 评分 6 分。

▲考生任务

1. 患者诉右眼胀痛,医生现开具医嘱:20%甘露醇 250 mL 静脉输液,作为责任护士,请立即执行输液医嘱。

2. 作为责任护士,遵医嘱立即予 20%甘露醇 250 mL 静脉输液降眼压治疗,请对患者进行甘露醇用药相关指导及病情观察。

▲考核时间

8~10 分钟(读题 1 分钟,用物准备 1 分钟,考核 6~8 分钟)。

【考官指引】

▲考核目的

1. 考核考生正确使用甘露醇的能力。

2. 考核考生对甘露醇使用相关注意事项进行宣教的能力。

▲场景与用物设置

1. 场景:病床 1 张,模拟患者 1 位,考官 2 位。

2. 用物:治疗车 1 辆,20%甘露醇 250 mL 1 瓶,治疗盘 1 个,复合碘消毒棉签 1 瓶,棉签 1 袋,止血带 1 根,输液器 1 副,输液贴 1 袋,医嘱执行单 1 份,输液巡视卡 1 张,瓶贴 1 块,锐器盒 1 个,免洗手消毒液 1 瓶,考生指引 1 份,模拟患者指引 1 份,考官指引 2 份,笔 2 支,白纸数张。

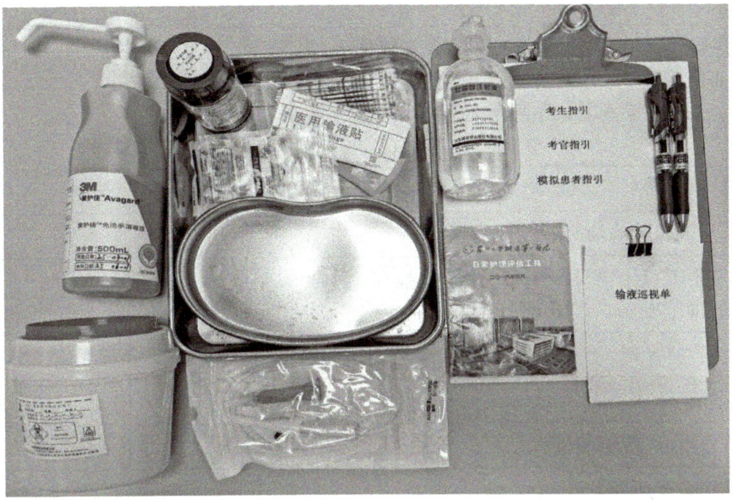

▲监考与评分注意事项

1. 请根据考核内容评分指引评分。

2. 评分项目完全做到得 2 分，部分做到或经由模拟患者提醒做到得 1 分，均未做到不得分。

3. 考核时间结束，立即停止考核，进入下一站点。

【考核内容评分指引一】

临床问题处理评分指引			
评分项目	完全做到 2 分	部分做到 1 分	未做到 0 分
甘露醇静脉滴注			
1. 核对临时医嘱：患者姓名、床号和操作名称			
2. 自我介绍(姓名与职责)，向患者解释操作目的			
3. 核对患者身份(2 种及以上方式)			
4. 评估患者：年龄、病情、意识、过敏史、穿刺部位皮肤及血管情况			
5. 评估病室环境			
6. 交代患者做好个人准备(如排尿)，使之了解静脉输液过程及注意事项，其愿意配合			
7. 护士准备：衣着整洁，修剪指甲，洗手，戴口罩			
8. 物品准备：用物齐全，摆放有序合理，检查用物有效期及包装完整性			
9. 环境准备：环境整洁、安全			
10. 检查核对：核对医嘱执行单，核对药液标签，检查药液质量，核对并贴瓶签			
11. 插输液器：检查输液器，将输液管插入瓶塞至根部			
12. 核对解释：携带用物至患者床旁，核对床头卡、腕带，再次核对药液，协助患者取舒适体位			

(续表)

13. 排气:取出并整理输液器,关闭调节器,输液瓶挂于输液架上,倒置茂菲氏滴管,打开调节器,当液面达茂菲氏滴管 1/3～1/2 时,迅速倒置滴管,检查有无气泡,将输液器挂输液架上			
14. 备输液贴			
15. 导管冲洗器连接静脉输液针,排气备用			
16. 选择静脉,在穿刺点上方 10～15 cm 扎止血带,消毒穿刺部位皮肤,消毒范围为 8～10 cm,自然待干			
17. 再次核对,取下护针帽			
18. 排气,穿刺,固定			
19. 分离导管冲洗器,连接输液器			
20. 按照医嘱调节输液速度			
21. 操作后再次核对,填写输液卡;取出止血带,整理床单元,协助患者取舒适体位			
22. 向患者进行健康指导,将呼叫器放至患者易取处			
23. 输液完毕处理:停止输液时,调慢调节器,撕下小胶布,将干棉签置于穿刺点上方,迅速拔出针头,按压穿刺点至不出血为止			
24. 整理用物,洗手,记录			
25. 评价操作过程规范,遵守无菌原则,严格查对			
26. 评价操作技术熟练,患者输液通畅,未给患者造成伤害			
健康指导			
27. 20%甘露醇 250 mL 须在 30 分钟内快速输注完成,输液中指导患者不要随意调节滴速,如出现液体不滴、胸闷、皮肤发痒、手臂疼痛等不适症状,请立即呼叫护士			
28. 告知患者输液后拔针用拇指顺着血管方向按压,按压后不要揉按,避免手臂用力,并保持针眼干燥,最佳按压时间为 3～5 分钟,凝血机制异常或使用抗凝药物者需按压 15 分钟以上			
29. 患者既往有高血压病史,静滴后需卧床休息,以防出现体位性低血压			
百分比分数计算评分	得分÷58(本站总分)×100×40%(本站权重)=本站得分		

【考核内容评分指引二】

临床问题处理评分指引			
评分项目	完全做到 2 分	部分做到 1 分	未做到 0 分
专科评估			
1. 评估患者眼部疼痛时间、性质及伴随症状			
2. 使用疼痛尺评估患者疼痛等级			

（续表）

3. 告知患者疼痛可能的原因			
4. 告知患者疼痛的处理方法			
5. 关注患者疼痛主诉，重视患者主观感受			
甘露醇用药指导			
6. 解释操作目的：护理人员应清楚、简洁地向患者解释甘露醇静脉输液的目的			
7. 告知可能的副作用：告知患者可能会出现的常见副作用，如头痛、恶心、寒战或口干，并告知患者如有不适及时告知护理人员			
8. 告知患者患肢抬高制动，禁止按摩、热敷			
9. 说明输液过程中的注意事项：向患者说明输液过程中需要注意的事项，如保持安静、避免大幅度运动，并让患者知道会监测他们的反应			
10. 输液后健康指导：提醒患者输液后可能会感到口干或尿量增多，必要时适当调整饮水量，青光眼患者每次饮水不超过 300 mL			
11. 并发症预防指导：告知患者输液后可能的并发症（如静脉炎、过敏反应等），并强调如有不适或反应加重应立即报告			
12. 进一步观察的安排：告知患者后续需要进行进一步的观察，评估用药效果			
百分比分数计算评分	得分÷24（本站总分）×100×40%（本站权重）＝本站得分		

考站三　复训护理站

【考生指引】

▲ 考核情境

张女士，69 岁，家庭妇女，初中学历，诊断“右眼急性闭角型青光眼”收治入院。入院完善相关检查后，已在局部麻醉下行右眼小梁切除术＋白内障超声乳化吸除伴人工晶体一期植入术。现术后第 3 天，患者术眼安静，未见眼部分泌物，结膜轻度充血，病情平稳拟于次日出院。出院带药：术眼予妥布霉素地塞米松滴眼液滴眼治疗，对侧眼予硝酸毛果芸香碱、盐酸卡替洛尔、布林佐胺滴眼治疗。

▲ 考生任务

1. 指导患者出院后遵医嘱正确滴眼药水。
2. 患者主诉不了解出院后的注意事项，作为责任护士，请对患者进行健康指导。

▲ 考核时间

8～10 分钟（读题 1 分钟，用物准备 1 分钟，考核 6～8 分钟）。

【考官指引】

▲考核目的

1. 考核考生正确指导患者使用眼药水的能力。

2. 考核考生正确进行出院后青光眼患者自我防护宣教的能力。

▲场景与用物设置

1. 场景:病床1张,模拟患者1位,考官2位。

2. 用物:治疗车1辆,干棉签1包,弯盘1个,出院指导1份,青光眼宣教单1份,免洗手消毒液1瓶,考生指引1份,模拟患者指引1份,考官指引2份,笔2支,白纸数张。

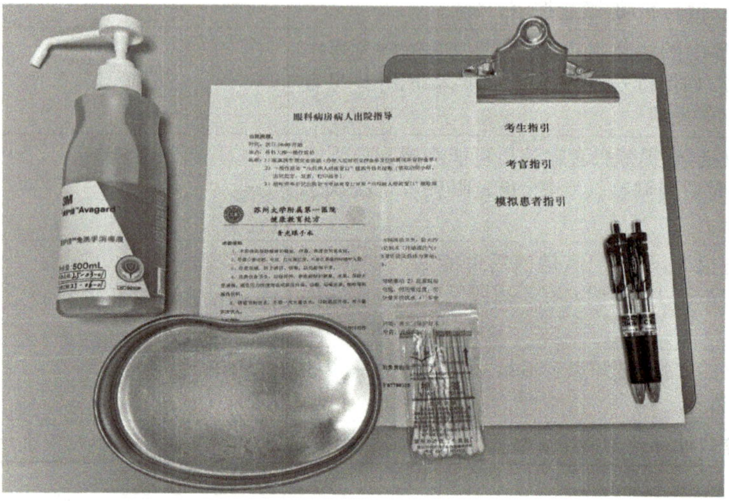

▲监考与评分注意事项

1. 请根据考核内容评分指引评分。

2. 评分项目完全做到得2分,部分做到或经由模拟患者提醒做到得1分,均未做到不得分。

3. 考核时间结束,立即停止考核,进入下一站点。

【考核内容评分指引一】

复训护理评分指引			
评分项目	完全做到2分	部分做到1分	未做到0分
沟通与解释			
1. 解释操作目的:向患者解释滴眼药水的目的			
2. 告知药物副作用:告知患者可能出现的轻微副作用			
3. 检查患者对操作的理解:询问患者是否理解操作流程,并进行必要的纠正和补充			
操作指导			
4. 手卫生:指导患者在滴眼药水前正确洗手			
5. 体位安置:指导患者取仰卧或坐位,头部稍后仰			

(续表)

6. 指导患者用干净的手指指腹轻轻扒开下眼睑，暴露结膜囊			
7. 指导患者握住眼药水瓶，瓶口距离眼睛 2～3 cm，避免接触眼睛，污染药液			
8. 指导患者正确滴入 1～2 滴药水到结膜囊内，避免药液浪费			
9. 指导患者在滴完某些眼药水(硝酸毛果芸香碱滴眼液)后轻按内眦处 3～5 分钟			
10. 指导患者闭眼休息 3～5 分钟，避免药物流失			
用药后处理			
11. 指导患者使用干净材料擦拭多余药水			
12. 指导患者用完眼药水后立即盖好瓶盖，避免污染			
健康教育			
13. 按时用药：告知患者应严格按照医嘱按时使用眼药水，需点用 2 种以上滴眼液时，要有时间间隔，不可同时点入，间隔时间至少 5 分钟			
14. 眼药水保存条件：指导患者将眼药水存放在阴凉、干燥处，避免阳光直射			
15. 青光眼特殊眼药水的使用注意事项：如阿托品凝胶滴眼液，只能用于青光眼术后眼别，未手术的青光眼患者禁用；如毛果芸香碱具有一定的毒性，故使用后应用棉签按压内眦处，避免流入鼻腔，过多吸收			
16. 复诊与观察：提醒患者按医嘱定期复诊，并观察眼部反应			
百分比分数计算评分	得分÷32(本站总分)×100×30%(本站权重)=本站得分		

【考核内容评分指引二】

复训护理评分指引			
评分项目	完全做到 2 分	部分做到 1 分	未做到 0 分
健康教育前评估			
1. 评估患者健康教育内容需求			
2. 评估患者对伤口护理的了解情况			
3. 评估患者对术后饮食、用药及生活方式的了解情况			
4. 评估患者对复诊知识的了解情况			
基础防护教育			
5. 手术后的用眼保护：告知患者避免用力揉眼或挤眼，防止对术眼造成损伤			
6. 防止感染：指导患者洗手后再接触眼睛，避免脏手或异物接触术眼			

(续表)

7. 眼部清洁：指导患者正确清洁眼周，可使用无菌纱布或医用棉签擦拭眼部分泌物			
滴眼药水指导			
8. 正确滴眼药水：指导患者按医嘱滴眼药水，尤其注意区分左右眼用药，避免遗漏或过量滴用			
9. 眼药水保存：告知患者将眼药水存放在干燥、阴凉处，避免污染			
生活方式调整			
10. 避免剧烈运动：告知患者术后1个月内避免弯腰、重体力劳动、剧烈运动等，防止术眼人工晶体移位、对侧眼眼压升高			
11. 睡姿与休息：告知患者睡觉时避免压迫术眼，建议仰卧或非术侧侧卧休息			
12. 避免低头动作：告知患者术后避免频繁低头动作，如系鞋带、捡物等，以避免术眼人工晶体移位、对侧眼眼压升高			
13. 光线与环境调节：指导患者不可在暗的环境待太久，避免长时间看电视、玩手机等			
14. 饮食指导：指导患者避免摄入辛辣刺激性食物，建议多摄入富含维生素和抗氧化剂的食物			
随访与并发症预防			
15. 术后并发症识别：告知患者识别术后异常症状(如红肿、剧痛、视力急剧下降等)，并及时就医			
16. 定期随访：告知患者按医嘱定期到医院复查，监测眼压和术后恢复情况			
17. 提醒患者遵医嘱保证复查频率：如每周1次，手术后1个月内需复查数次			
评估健康教育的效果			
18. 评估患者对健康教育的掌握效果(如复述)			
百分比分数计算评分	得分÷36(本站总分)×100×30%(本站权重)=本站得分		

【模拟患者指引】

一、基本信息

张女士，69岁，身高157 cm，体重65 kg，因“右眼胀痛伴视力下降10天”来院就诊，门诊拟“右眼急性闭角型青光眼”收治入院。初中学历，家庭妇女，本地城镇居民医保，家庭支持良好。

二、病史详情

现病史：患者右眼视力0.15，前房浅，药物性缩瞳，瞳孔圆，直径2 mm，眼压30 mmHg；左眼视力0.2，前房浅，药物性缩瞳，瞳孔圆，直径2 mm，眼压13 mmHg。

既往史：高血压病史，规律服药，平素血压控制可。饮食、睡眠、二便可。否认冠心病、糖尿病等其他慢性病史，否认药物、食物、皮肤过敏史，否认烟酒史，否认外伤手术史，否认家族史。

护理评估：T 36.3 ℃，P 70 次/分，R 16 次/分，BP 117/88 mmHg。患者神志清，精神可，言语交流好，对青光眼用药知识不了解，情绪焦虑，希望尽快了解病情，进行治疗。

三、治疗、护理及预后

患者入院后予硝酸毛果芸香碱、盐酸卡替洛尔、布林佐胺滴眼治疗，完善相关术前检查。入院当晚睡前患者突感右眼疼痛加剧，眼压测不出，指测眼压 T+2，NRS 评分 6 分。遵医嘱立即予 20%甘露醇 250 mL 静脉输液降眼压治疗，治疗后眼压指测 T+1，NRS 评分 3 分。入院第 3 天，患者在局部麻醉下行右眼小梁切除术+白内障超声乳化吸除伴人工晶体一期植入术，术后伤口敷料干燥，安置卧床休息，术眼予妥布霉素地塞米松滴眼液滴眼治疗，对侧眼予硝酸毛果芸香碱、盐酸卡替洛尔、布林佐胺滴眼治疗。

术后第 3 天，患者术眼安静，未见眼部分泌物，结膜轻度充血，病情平稳拟于次日出院。出院带药：术眼予妥布霉素地塞米松滴眼液滴眼治疗，对侧眼予硝酸毛果芸香碱、盐酸卡替洛尔、布林佐胺滴眼治疗。患者主诉年纪较大，未完全掌握如何滴眼药水和术后相关康复知识，希望责任护士再次进行详细的健康宣教。

【知识链接】

▲ 原发性闭角型青光眼(PACG)的诊断

(1) 定义：原发性房角关闭所导致的急性或慢性眼压升高，伴有或不伴有青光眼性视盘改变和视野损害。根据临床表现，原发性闭角型青光眼可分为急性和慢性两种类型。

(2) 筛查：建议针对高龄、具有浅前房、窄房角解剖特征的人群进行以医院为基础的机会性筛查。前期文献已证实，房角镜检查和超声生物显微镜(UBM)检查的一致性在 80%以上，因此这两种方法均可用于闭角型青光眼的筛查，建议优先考虑用房角镜，有条件的医院建议用房角镜联合 UBM 检查。

(3) 分期：原发性急性闭角型青光眼按传统的分类方法分为临床前期、先兆期、急性期、缓解期、慢性期。原发性慢性闭角型青光眼分为早期、进展期和晚期。完全失明的患眼为绝对期。

(4) 激发试验：对闭角型青光眼患者采用改良的激发试验，即监测短期房角闭合状态(采用明暗光 UBM 或 3 分钟暗适应对房角进行评估)，随后以 1 小时的暗室试验判断眼压水平。改良后的闭角型青光眼激发试验以房角关闭及眼压升高两项指标为判断标准，从而决定是否对闭角型青光眼的高危眼进行及时处理。激发试验阳性可作为诊断依据，激发试验阴性不能排除原发性闭角型青光眼。

第二节 孔源性视网膜脱离护理

【概述】

视网膜脱离(retinal detachment，RD)是指视网膜神经上皮与色素上皮分离。孔源性视网膜脱离(rhegmatogenous retinal detachment，RRD)是玻璃体和视网膜共同参与的病理过程。视网膜萎缩变性或玻璃体牵引形成视网膜神经上皮全层裂孔，因变性而液化的玻璃体经裂孔进入视网膜下形成视网膜脱离。孔源性视网膜脱离是临床上常见的严重致盲性眼底病之一，会导致视野缺失、视力下降，视网膜长期脱离不治疗可引起眼球萎缩，造成彻底失明。玻璃体切割术(pars plana vitrectomy，PPV)是临床治疗孔源性视网膜脱离的首选治疗方法之一。本节主要考查病史采集、护理评估、护理诊断与评分、孔源性视网膜脱离的体位护理、冲洗结膜囊专科操作及玻璃体切割术后健康指导等内容。

【培训目标】

知识：掌握孔源性视网膜脱离的病史采集、专科评估、病情观察要点及玻璃体切割术后健康教育知识。

技能：掌握孔源性视网膜脱离的体格检查方法、体位护理及冲洗结膜囊专科操作流程。

态度：全程语言流畅，保持对患者的尊重、同情和关爱，展现良好的个人形象及辩证性思维能力。

考站一 健康评估站

【考生指引】

▲ 考核情境

林女士，65岁，家庭妇女，身高160 cm，体重55 kg，因“右眼视物模糊伴眼前黑影3天”来院就诊，门诊拟“右眼孔源性视网膜脱离”收治入院。患者右眼视力0.2(矫正不提高)，左眼视力0.8(矫正后1.0)，双眼眼压正常，右眼颞上方9～11点方向可见一马蹄形裂孔，视网膜青灰色隆起，晶状体、玻璃体稍浑浊。协助其卧床休息，测T 36.2 ℃，P 76次/分，R 16次/分，BP 118/70 mmHg。

▲ 考生任务

1. 请采集该患者的现病史、既往史、家族史、用药史、过敏史、个人生活史、一般资料，并提出至少3个主要护理诊断。

2. 请进行专科体检及护理评分，包括静脉血栓栓塞症风险评估(Caprini 评分)、压力性损伤风险评估(Braden 评分)、跌倒风险评估、日常生活能力评估(Barthel 评分)、疼痛评估(NRS 评分)。

▲ 考核时间

8～10分钟(读题1分钟，用物准备1分钟，考核6～8分钟)。

【考官指引】

▲ 考核目的

1. 考查考生正确采集病史、提出护理诊断的能力。

2. 考查考生正确进行专科评估、护理评分的能力。

▲ 场景与用物设置

1. 场景：病床1张，模拟患者1位，考官2位。

2. 用物：治疗车 1 辆，弯盘 1 个，棉签 1 包，手电筒 1 个，日常护理评估工具手册 1 本，免洗手消毒液 1 瓶，考生指引 1 份，模拟患者指引 1 份，考官指引 2 份，笔 2 支，白纸数张。

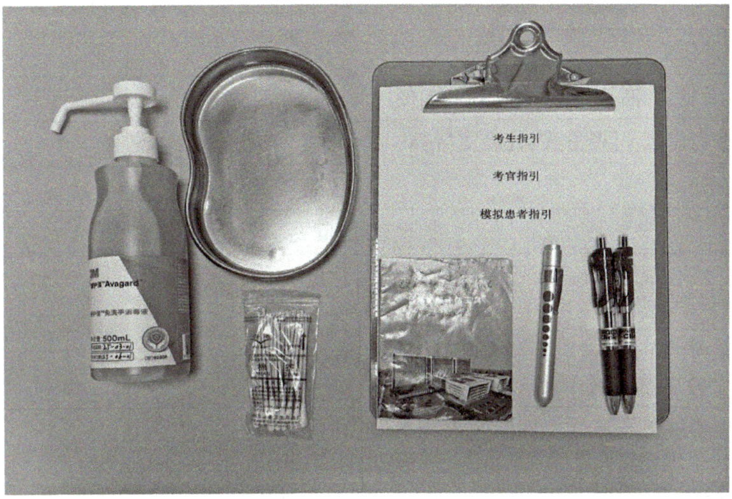

▲ **监考与评分注意事项**

1. 请根据考核内容评分指引评分。

2. 评分项目完全做到得 2 分，部分做到或经由模拟患者提醒做到得 1 分，均未做到不得分。

3. 考核时间结束，立即停止考核，进入下一站点。

【考核内容评分指引一】

健康评估评分指引			
评分项目	完全做到 2 分	部分做到 1 分	未做到 0 分
现病史			
1. 自我介绍（姓名与职责），向患者解释沟通目的			
2. 核对患者身份（2 种及以上方式）			
3. 评估症状发生的时间及前驱症状			
4. 了解疾病发生、发展及转归			
5. 评估患者视野变化			
6. 评估是否有眼前闪光点和眼前黑影飘动			
7. 评估视力下降程度			
8. 评估血压、血糖、高度近视和眼外伤病史			
9. 评估患者对疾病的认知状态			
10. 评估本病的诊治经过（药物、物理、手术治疗）及治疗效果			
既往史、家族史、用药史、过敏史、个人生活史、一般资料			
11. 评估既往史（双眼高度近视）			
12. 评估视网膜脱离家族史			

(续表)

13. 评估用药史			
14. 评估过敏史			
15. 评估手术及外伤史			
16. 评估个人生活史:烟酒嗜好、饮食、睡眠、二便			
17. 评估一般资料:BMI、付费方式、社会支持等			
18. 评估心理状态			
护理诊断/问题			
19. 有受伤的风险:与视力下降、视野受损有关(依据:患者右眼视物模糊伴眼前黑影)			
20. 焦虑:与突发视力下降、担心预后有关(依据:患者突发视力下降,现十分焦虑,担心预后)			
21. 知识缺乏:患者缺乏孔源性视网膜脱离相关知识(依据:患者希望尽快了解病情)			
百分比分数计算评分	得分÷42(本站总分)×100×30%(本站权重)=本站得分		

【考核内容评分指引二】

健康评估评分指引			
评分项目	完全做到2分	部分做到1分	未做到0分
专科体检			
1. 自我介绍(姓名与职责),向患者解释沟通目的			
2. 视诊双眼外观,眼睑有无红肿,启闭是否自如			
3. 测量瞳孔大小、是否等圆、对光反射是否存在			
4. 评估双眼视力情况			
5. 评估视野变化			
6. 评估视网膜脱离部位,正确安置体位,将裂孔放置最低位(该患者脱离部位为右眼颞上方9~11点方向,故安置右侧卧位休息)			
7. 评估结膜有无充血			
护理评估			
8. NRS评分准确			
9. Caprini评分准确			
10. Braden评分准确			
11. Barthel评分准确			
12. 跌倒风险评估准确			
百分比分数计算评分	得分÷24(本站总分)×100×30%(本站权重)=本站得分		

注:根据模拟患者病情,NRS评分0分,Caprini评分2分,Braden评分23分,Barthel评分90分,跌倒风险评估高风险。

考站二 临床问题处理站

【考生指引】

▲ 考核情境

林女士，65 岁，家庭妇女，门诊拟“右眼孔源性视网膜脱离”收治入院。入院后完善专科检查，手术当天予冲洗结膜囊，在局麻下行右眼玻璃体切割术，术中注入硅油 4 mL，安返病房，安置其面朝下体位休息，伤口敷料干燥。术后予妥布霉素地塞米松滴眼液、复方托吡卡胺滴眼液消炎扩瞳治疗。

▲ 考生任务

1. 患者术前需冲洗结膜囊，医生开具医嘱后，作为责任护士，请执行相应操作。

2. 患者术毕返回病房，安置面朝下体位卧床休息，你作为责任护士巡视病房，请对患者进行病情观察与健康指导。

▲ 考核时间

8～10 分钟（读题 1 分钟，用物准备 1 分钟，考核 6～8 分钟）。

【考官指引】

▲ 考核目的

1. 考核考生冲洗结膜囊专科操作的能力。

2. 考核考生对视网膜脱离患者进行体位护理、病情观察及健康指导的能力。

▲ 场景与用物设置

1. 场景：病床 1 张，模拟患者 1 位，考官 2 位。

2. 用物：治疗车 1 辆，输液器 1 副，弯盘 1 个，棉签 1 包，受水器 1 个，冲洗溶液 1 瓶，治疗巾 1 张，考生指引 1 份，模拟患者指引 1 份，考官指引 2 份，笔 2 支，白纸数张。

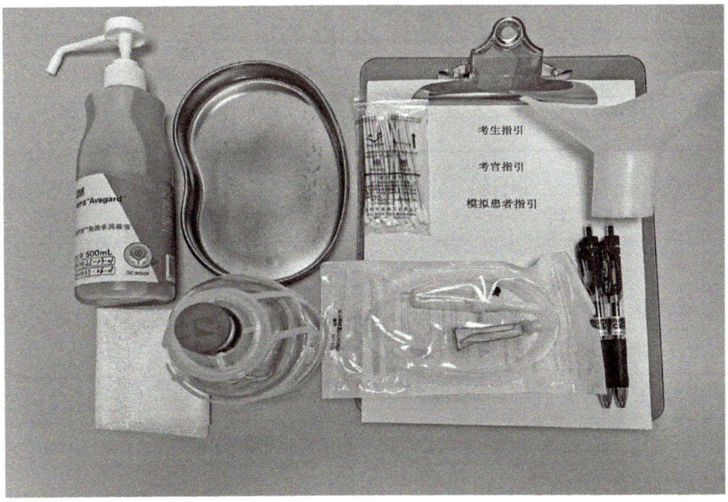

▲监考与评分注意事项

1. 请根据考核内容评分指引评分。

2. 评分项目完全做到得 2 分,部分做到或经由模拟患者提醒做到得 1 分,均未做到不得分。

3. 考核时间结束,立即停止考核,进入下一站点。

【考核内容评分指引一】

临床专科操作评分指引			
评分项目	完全做到 2 分	部分做到 1 分	未做到 0 分
冲洗结膜囊的操作			
1. 核对医嘱,准备用物			
2. 洗手,个人准备			
3. 核对患者身份(2 种及以上方式)			
4. 体位安置(取仰卧位,头偏患侧),垫治疗巾			
5. 冲洗液排气			
6. 受水器紧贴颞侧,冲洗液冲洗眼部皮肤			
7. 用棉签充分暴露结膜囊,冲洗结膜			
8. 处理用物			
9. 洗手、记录			
健康指导			
10. 指导患者保持体位,不随意摆动头部,以防冲洗液弄湿床单位			
11. 告知患者眼球上下左右转动,充分暴露冲洗部位			
12. 冲洗过程中告知患者若出现任何不适症状,要及时告知护士			
13. 指导患者冲洗结束后勿用手揉眼,眼周残留水分可用清洁纱布轻轻拭去			
百分比分数计算评分	得分÷26(本站总分)×100×40%(本站权重)=本站得分		

【考核内容评分指引二】

临床问题处理评分指引			
评分项目	完全做到 2 分	部分做到 1 分	未做到 0 分
病情观察			
1. 观察患者视力、眼压情况			
2. 评估伤口疼痛情况,进行疼痛评估			
3. 观察伤口敷料情况,是否有渗血、渗液情况			
4. 观察皮肤完整性			
5. 观察体位:保持面朝下体位,每天坚持 16~18 小时			

（续表）

6. 观察有无剧烈头痛、呕吐、眩晕、眼胀痛等不适及视功能改变，及时汇报医师处理			
7. 观察血糖、血压变化			
健康指导			
8. 加强体位宣教，告知患者卧位的目的和意义，术后需保持面朝下体位，可采用坐位面朝下与卧位面朝下姿势交替，注硅油患者常规需保持面朝下体位1～3个月			
9. 饮食：指导患者进清淡易消化软食，少量多餐，细嚼慢咽。适当进食蔬菜、水果等富含纤维素的食品，保持大便通畅			
10. 疼痛：告知患者可能与手术后水肿高发期及面朝下体位有关，及时与医务人员沟通			
11. 活动：指导患者术后1天绝对卧床休息，头部少动。避免用力咳嗽及打喷嚏，不要大声说笑，以防头部震动；长时间俯卧位患者起床时采取起床三部曲，避免发生体位性低血压			
12. 用药：遵医嘱使用扩瞳剂、抗生素、降眼压眼药水，告知患者药物作用及副作用			
13. 自我防护：指导患者3～6个月内禁止重体力劳动及剧烈运动，如扛重物、拳击、球类运动，可进行散步、太极等柔和运动			
14. 并发症的预防：指导患者适当变换受压部位，保持皮肤完整性			
百分比分数计算评分	得分÷28（本站总分）×100×40%（本站权重）＝本站得分		

考站三　复训护理站

【考生指引】

▲ 考核情境

林女士，65岁，诊断为“右眼孔源性视网膜脱离”收治入院。入院后完善专科检查，手术当天予冲洗结膜囊，在局麻下行右眼玻璃体切割术，术中注入硅油4 mL，安返病房，安置其面朝下体位休息，伤口敷料干燥。术后予妥布霉素地塞米松滴眼液、复方托吡卡胺滴眼液消炎扩瞳治疗。查右眼视力FC/40 cm，右眼眼压16 mmHg，现病情平稳康复中，予次日出院。出院带药：术眼妥布霉素地塞米松滴眼液、复方托吡卡胺滴眼液滴眼治疗。

▲ 考生任务

1. 指导患者出院后遵医嘱正确滴眼药水。
2. 患者主诉不了解出院后的注意事项，作为责任护士，请对患者进行健康指导。

▲考核时间

8～10 分钟(读题 1 分钟,用物准备 1 分钟,考核 6～8 分钟)。

【考官指引】

▲考核目的

1. 考核考生正确指导患者使用眼药水的能力。

2. 考核考生正确进行玻璃体切割术后注意事项健康宣教的能力。

▲场景与用物设置

1. 场景:病床 1 张,模拟患者 1 位,考官 2 位。

2. 用物:治疗车 1 辆,出院指导 1 份,滴眼药水宣教单 1 份,免洗手消毒液 1 瓶,考生指引 1 份,模拟患者指引 1 份,考官指引 2 份,笔 2 支,白纸数张。

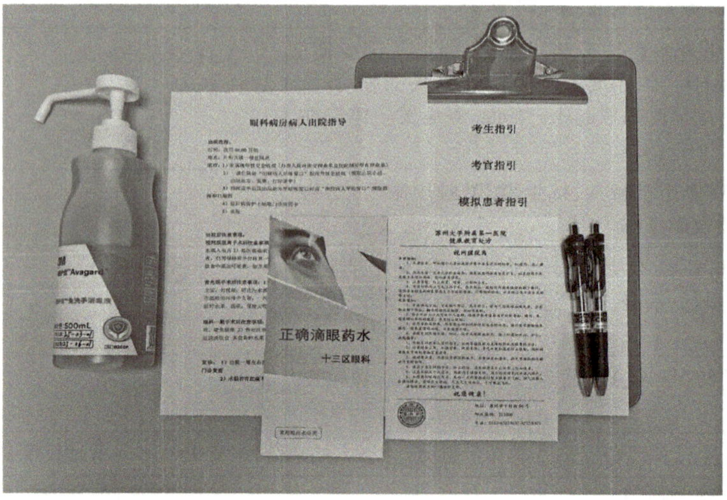

▲监考与评分注意事项

1. 请根据考核内容评分指引评分。

2. 评分项目完全做到得 2 分,部分做到或经由模拟患者提醒做到得 1 分,均未做到不得分。

3. 考核时间结束,立即停止考核,进入下一站点。

【考核内容评分指引一】

术后护理评分指引			
评分项目	完全做到 2 分	部分做到 1 分	未做到 0 分
沟通与解释			
1. 自我介绍(姓名与职责)			
2. 向患者解释滴眼药水的目的			
3. 告知患者可能出现的药物副作用			
4. 检查患者对操作的理解:询问患者是否理解操作流程,并进行必要的纠正和补充			

（续表）

滴眼药水指导			
5. 手卫生：指导患者在滴眼药水前洗手			
6. 体位安置：指导患者取仰卧位或坐位，头部稍后仰			
7. 指导患者用干净的手指指腹轻轻扒开下眼睑，暴露结膜囊			
8. 指导患者握住眼药水瓶，瓶口距离眼睛 2～3 cm，避免接触眼睛，污染药液			
9. 指导患者正确滴入 1～2 滴药水到结膜囊内，避免药液浪费			
10. 指导患者闭眼休息 3～5 分钟，避免药物流失			
用药后处理			
11. 指导患者使用干净材料擦拭多余药水			
12. 指导患者用完药水后立即盖好瓶盖，避免污染			
健康教育			
13. 按时用药：告知患者应严格按照医嘱按时使用眼药水，需点用 2 种以上滴眼液时，要有时间间隔，不可同时点入，间隔时间 3～5 分钟			
14. 眼药水保存条件：指导患者将眼药水存放在阴凉、干燥处，避免阳光直射			
15. 散瞳眼液使用后注意事项：告知患者应做好眼睛避光处理，出门时佩戴墨镜及遮阳帽。同时避免剧烈运动，不可进行高空作业、驾车等			
16. 复诊与观察：提醒患者按医嘱定期复诊，并观察眼部反应			
百分比分数计算评分	得分÷32(本站总分)×100×30%(本站权重)＝本站得分		

【考核内容评分指引二】

复训护理评分指引			
评分项目	完全做到 2 分	部分做到 1 分	未做到 0 分
健康教育前评估			
1. 评估患者健康教育内容需求			
2. 评估患者对伤口护理的了解情况			
3. 评估患者对术后饮食及用药的了解情况			
4. 评估患者对术后体位依从性的了解情况			
5. 评估患者对复诊知识的了解情况			
眼部护理指导			
6. 指导患者注意个人卫生，及时清除眼周分泌物			
7. 告知患者保持伤口敷料清洁干燥，每天更换；如有渗血、渗液，及时更换			

(续表)

8. 指导患者勿压迫眼球、勿揉眼			
9. 告知患者注意观察伤口情况,如有红、肿、热、痛及异常情况,及时就诊			
饮食与用药指导			
10. 指导患者进清淡、易消化软食,少量多餐,细嚼慢咽			
11. 告知患者适当进食蔬菜、水果等富含纤维素的食物,保持大便通畅			
12. 正确滴眼药水:指导患者按医嘱滴眼药水,避免遗漏或过量滴用			
13. 指导患者滴眼前进行手卫生,避免污染滴眼液			
14. 眼药水保存条件:指导患者将眼药水存放在阴凉、干燥处,避免阳光直射			
术后并发症的预防指导			
15. 指导患者保持术眼卫生,勿用手揉眼,防止污水进入眼内,严格执行消毒隔离制度,换药、滴眼液时注意无菌操作,避免交叉感染,药品和器械应专人专用			
16. 告知患者面朝下体位休息,头部少动,勿做用力挤眼等动作。起床遵循三部曲,注意术眼安全,避免碰撞			
17. 告知患者 3～6 个月内避免增加腹压的因素,如提重物、咳嗽等,保持大便通畅			
18. 指导患者术后遵医嘱应用激素、抗生素及散瞳滴眼液,以减少炎症反应			
19. 指导患者术后避免头部碰撞及震动环境,如勿大声谈笑,勿食带骨或需费力咀嚼的食物,勿揉擦术眼			
20. 告知患者适当改变体位,避免压力性损伤,保护皮肤完整性			
复诊指导			
21. 说明定期医院复诊的重要性,指导患者出院 1 周后门诊复查			
22. 指导患者保持积极心态,配合康复治疗			
评估健康教育的效果			
23. 评估患者对健康指导的掌握效果(如复述)			
百分比分数计算评分	得分÷46(本站总分)×100×30%(本站权重)=本站得分		

【模拟患者指引】

一、基本信息

林女士,汉族,65 岁,身高 160 cm,体重 55 kg,因“右眼视物模糊伴眼前黑影 3 天”来院就诊,门诊拟“右眼孔源性视网膜脱离”收治入院。初中学历,家庭主妇,本地城镇居民医保,家庭支持良好。

二、病史详情

现病史：患者右眼视力 0.2(矫正不提高)，左眼视力 0.8(矫正后 1.0)，双眼眼压正常，右眼颞上方 9～11 点方向可见一马蹄形裂孔，视网膜青灰色隆起，晶状体、玻璃体稍浑浊。

既往史：双眼高度近视，否认高血压、冠心病、糖尿病等其他慢性病史，否认药物、食物、皮肤过敏史，否认烟酒史，否认外伤及手术史，否认家族史。饮食、睡眠、二便可。

护理评估：T 36.2 ℃，P 76 次/分，R 16 次/分，BP 118/70 mmHg。患者神志清，精神可，言语交流好。患者因突发视力下降，现非常焦虑，担心预后效果，希望尽快了解病情，进行治疗。

三、治疗、护理及预后

患者入院后予左氧氟沙星、复方托吡卡胺滴眼液滴右眼治疗，安置其右侧卧位休息，完善专科检查，手术当天予冲洗结膜囊，在局麻下行右眼玻璃体切割术，术中注入硅油 4 mL，安返病房，术后安置其面朝下体位休息，伤口敷料干燥。术后予妥布霉素地塞米松、复方托吡卡胺滴眼液滴眼消炎扩瞳治疗。

术后第 3 天，伤口敷料干燥，查右眼视力 FC/40 cm，右眼眼压 16 mmHg，现病情平稳康复中，拟次日出院。医生开具出院带药医嘱：妥布霉素地塞米松、复方托吡卡胺滴眼液滴右眼。患者主诉年纪较大，不会正确进行滴眼，未完全掌握伤口、饮食、用药、并发症的预防、复诊等健康指导，希望责任护士再次进行详细的健康宣教。

【知识链接】

▲孔源性视网膜脱离(RRD)手术方式的选择

充气性视网膜固定术(pneumatic retinopexy，PR)，即通过巩膜冷冻封闭裂孔合并玻璃体腔注气治疗孔源性视网膜脱离。充气性视网膜固定术具有术后视力较好、眼球变形较小、白内障进展较慢且手术费用较低的优点。然而，由于该术式术后视网膜复位率较低，故不宜用于下方视网膜裂孔及术前有人工晶状体眼的患者。

巩膜扣带术(scleral buckling，SB)的手术原理是在巩膜外使用垫压块或环扎带形成一定的压力，使巩膜向内压陷，形成隆起的手术嵴，达到顶压裂孔，以减少或消除玻璃体对视网膜的牵引，从而促使视网膜神经上皮与色素上皮接触，达到封闭裂孔和视网膜复位的目的。有晶状体眼的视网膜脱离患者在巩膜扣带术后视网膜复位率较高，并且对其视力改善也更明显。然而，该术式术后白内障进展加快，还可能诱发脉络膜脱离，建议用于术前有晶状体的年轻孔源性视网膜脱离患者。

玻璃体切割术(pars plana vitrectomy，PPV)可以清除眼内混浊的屈光间质，对发现视网膜裂孔及其他病变更加方便，并且可以直接解除玻璃体与视网膜的牵拉粘连，切除玻璃体，分离剥除增殖膜，松解视网膜的固定皱褶，平复网膜，还可以放出视网膜下液，更方便进行眼内电凝、光凝及冷凝等操作，为填充物提供空间，使脱离的视网膜达到解剖复位。因此，对于复杂性视网膜脱离，如后极部视网膜裂孔、玻璃体出血和增生性玻璃体视网膜病变，玻璃体切除术为首选的治疗方法。

对下方视网膜裂孔引起的复杂性视网膜脱离，传统的治疗方法为玻璃体切除联合巩膜扣带术。有学者指出联合手术有助于提高孔源性视网膜脱离患者一次性手术的视网膜复位率，尤其是对于下方孔源性视网膜脱离。联合手术适用于下方裂孔的复杂视网膜脱离且无法承受术后长期俯卧位体位的患者，但缺点是手术时间长，同时这种联合手术所带来的并发症也有所增多。

第三节　慢性鼻窦炎护理

【概述】

慢性鼻窦炎(chronic rhinosinusitis,CRS)是指发生在鼻腔鼻窦黏膜,病程超过 12 周的一种慢性炎症性疾病,主要临床表现为鼻塞、流涕、头面部胀痛、嗅觉障碍及记忆力减退等。慢性鼻窦炎具有长期反复发作等特点,严重影响患者日常生活。慢性鼻窦炎药物治疗无效后,功能性鼻内镜鼻窦手术(functional endoscopic sinus surgery,FESS)是首选的外科治疗手段。本节主要考查病史采集、护理评估、护理诊断与评分、鼻腔滴药方法、术后并发症的识别与处理及健康指导等内容。

【培训目标】

知识:掌握慢性鼻窦炎的病史采集、专科评估、病情观察要点及健康教育知识。

技能:掌握慢性鼻窦炎的体格检查方法、鼻腔滴药方法及发生鼻出血的处理流程。

态度:全程语言流畅,保持对患者的尊重、同情和关爱,展现良好的个人形象及辩证性思维能力。

考站一　健康评估站

【考生指引】

▲考核情境

李某,51 岁,工人,身高 178 cm,体重 83 kg,因“无明显原因出现间断性双侧鼻腔阻塞伴流脓涕,伴前额胀痛,嗅觉减退 8 年”来院就诊,门诊拟“慢性鼻窦炎”收治入院。患者主诉头闷胀感,偶感头痛,伴记忆力减退,注意力不集中。右鼻腔黏膜稍微充血,鼻腔见少量分泌物。协助其卧床休息,测 T 36.5 ℃,P 80 次/分,R 18 次/分,BP 135/82 mmHg。

▲考生任务

1. 请采集该患者的现病史、既往史、家族史、用药史、过敏史、个人生活史、一般资料,并提出至少 3 个主要护理诊断。

2. 请进行专科体检及护理评分,包括疼痛评估(NRS 评分)、静脉血栓栓塞症风险评估(Caprini 评分)、压力性损伤风险评估(Braden 评分)、跌倒风险评估、日常生活能力评估(Barthel 评分)。

▲考核时间

8~10 分钟(读题 1 分钟,用物准备 1 分钟,考核 6~8 分钟)。

【考官指引】

▲考核目的

1. 考查考生正确采集病史、提出护理诊断的能力。

2. 考查考生正确进行专科评估、护理评分的能力。

▲场景与用物设置

1. 场景：病床 1 张，模拟患者 1 位，考官 2 位。

2. 用物：治疗车 1 辆，手电筒 1 个，疼痛评分尺 1 把，日常护理评估工具手册 1 本，免洗手消毒液 1 瓶，考生指引 1 份，模拟患者指引 1 份，考官指引 2 份，笔 2 支，白纸数张。

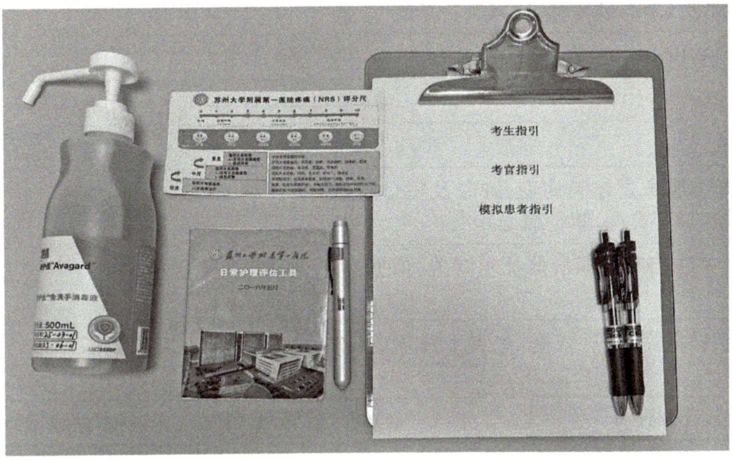

▲监考与评分注意事项

1. 请根据考核内容评分指引评分。

2. 评分项目完全做到得 2 分，部分做到或经由模拟患者提醒做到得 1 分，均未做到不得分。

3. 考核时间结束，立即停止考核，进入下一站点。

【考核内容评分指引一】

健康评估评分指引			
评分项目	完全做到 2 分	部分做到 1 分	未做到 0 分
现病史			
1. 自我介绍(姓名与职责)，向患者解释沟通目的			
2. 核对患者身份(2 种及以上方式)			
3. 评估疼痛的具体部位及范围			
4. 评估头部疼痛的性质与程度，进行疼痛评估			
5. 评估疼痛出现的时间与诱因			
6. 评估流脓涕的时间			
7. 评估鼻塞的时间与程度			
8. 评估嗅觉减退的时间			

(续表)

9. 评估本病的诊治经过(药物、物理、手术治疗)及治疗效果			
既往史、家族史、用药史、过敏史、个人生活史、一般资料			
10. 评估既往史			
11. 评估家族史			
12. 评估用药史			
13. 评估过敏史			
14. 评估手术及外伤史			
15. 评估个人生活史:烟酒嗜好、饮食、睡眠、二便			
16. 评估一般资料:BMI、付费方式、社会支持等			
17. 评估心理状态			
护理诊断/问题			
18. 感知改变:与鼻腔鼻窦黏膜病变、肿胀及窦口阻塞有关(依据:右鼻流脓涕伴鼻塞,嗅觉减退)			
19. 舒适度的改变:与鼻腔黏膜肿胀压迫有关(依据:头闷胀感,偶感头痛)			
20. 焦虑:缺乏疾病相关知识(依据:患者十分焦虑,希望尽快了解病情)			
百分比分数计算评分	得分÷40(本站总分)×100×30%(本站权重)=本站得分		

【考核内容评分指引二】

健康评估评分指引			
评分项目	完全做到 2 分	部分做到 1 分	未做到 0 分
专科体检			
1. 自我介绍(姓名与职责),向患者解释沟通目的			
2. 视诊外鼻形态、颜色、活动是否正常			
3. 评估鼻前庭皮肤有无红肿、糜烂、结痂、鼻毛脱落及有无赘生物			
4. 评估双侧鼻腔嗅觉障碍程度			
护理评估			
5. NRS 评分准确			
6. Caprini 评分准确			
7. Braden 评分准确			
8. Barthel 评分准确			
9. 跌倒风险评估准确			
百分比分数计算评分	得分÷18(本站总分)×100×30%(本站权重)=本站得分		

注:根据模拟患者病情,NRS 评分 1 分,Caprini 评分 2 分,Braden 评分 23 分,Barthel 评分 100 分,跌倒风险临床判定不符合,Morse 评分 0 分。

考站二　临床问题处理站

【考生指引】

▲ 考核情境

李某，51 岁，诊断为“慢性鼻窦炎”收治入院。完善检查，在全麻下行功能性鼻内镜下鼻窦病损切除术，安返病房，右鼻腔予纱条填塞中，伤口少量渗血。带回右前臂留置针 1 根，予 0.9%氯化钠注射液 100 mL＋头孢唑林钠 1 g 静脉输液治疗。患者神志清，心电监护、吸氧中，T 37.1 ℃，P 90 次/分，R 18 次/分，BP 148/98 mmHg。

▲ 考生任务

1. 患者术毕返回病房，卧床休息，作为责任护士巡视病房，请对患者进行病情观察与健康指导。

2. 术后第 2 天，患者拔鼻腔填塞物后右鼻腔活动性出血，量约 20 mL，开具医嘱：注射用矛头蝮蛇血凝酶 1 U 静脉推注一次。作为责任护士，请作出相应处理。

▲ 考核时间

8～10 分钟(读题 1 分钟，用物准备 1 分钟，考核 6～8 分钟)。

【考官指引】

▲ 考核目的

1. 考核考生对鼻内窥镜术后病情观察及健康指导的能力。

2. 考核考生对鼻内窥镜术后鼻出血的处理能力。

▲ 场景与用物设置

1. 场景：病床 1 张，模拟患者 1 位(心电监护、吸氧、右手抗生素静脉输液治疗中)，考官 2 位。

2. 用物：治疗车 1 辆，疼痛评分尺 1 把，注射用矛头蝮蛇血凝酶 1 支，静脉注射盘 1 个，清洁纱布 1 张，冰袋 1 个，免洗手消毒液 1 瓶，考生指引 1 份，模拟患者指引 1 份，考官指引 2 份，笔 2 支，白纸数张。

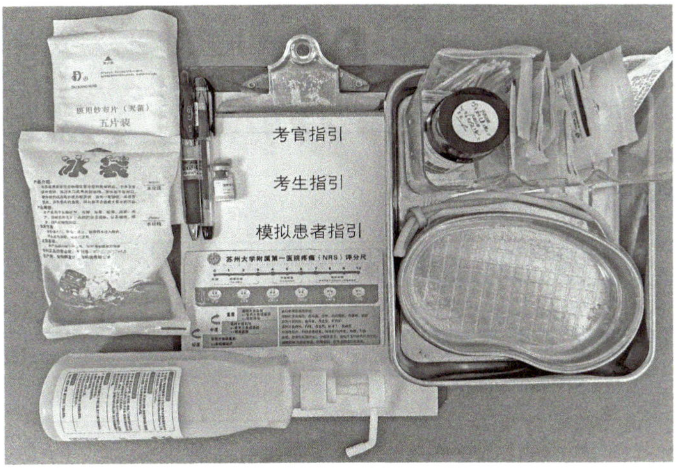

▲监考与评分注意事项

1. 请根据考核内容评分指引评分。
2. 评分项目完全做到得 2 分,部分做到或经由模拟患者提醒做到得 1 分,均未做到不得分。
3. 考核时间结束,立即停止考核,进入下一站点。

【考核内容评分指引一】

临床问题处理评分指引			
评分项目	完全做到 2 分	部分做到 1 分	未做到 0 分
病情观察			
1. 观察患者神志、意识			
2. 查看心电监护的测量记录,复测生命体征,调节报警值			
3. 评估患者是否有麻醉反应(恶心、呕吐、头晕等)			
4. 评估伤口疼痛情况,进行 NRS 评分			
5. 观察伤口渗血、渗液情况			
6. 观察鼻腔填塞是否在位			
7. 观察体位:意识清醒者 1～2 小时床头可抬高 20°,2～4 小时抬高 30°,4 小时后可抬高至 45°以上			
8. 观察患者有无头痛、流泪等不适现象			
9. 观察静脉通路是否通畅,补液滴速是否符合要求(60～80 滴/分)			
10. 观察患者有无脑脊液漏、颅内感染、眶内血肿、鼻腔粘连、视力障碍等并发症			
健康指导			
11. 伤口:指导患者勿擅自拔除鼻腔填塞物,避免用力咳嗽、打喷嚏等增加腹压的动作			
12. 饮食:告知患者术后如无恶心、呕吐等反应,可少量饮水,6 小时进食软食			
13. 口干:指导患者行分流呼吸(经口腔呼吸,但呼吸的时候用舌尖轻轻抵住上腭),或将纱布打湿后覆盖于口唇上			
14. 疼痛:告知患者可能与手术有关,应及时与医务人员沟通			
15. 活动:指导患者进行踝泵运动、抬臀训练等			
百分比分数计算评分	得分÷30(本站总分)×100×40%(本站权重)=本站得分		

【考核内容评分指引二】

临床问题处理评分指引			
评分项目	完全做到 2 分	部分做到 1 分	未做到 0 分
鼻出血的处理			
1. 核对医嘱,准备用物			

（续表）

2. 核对患者身份(2种及以上方式)			
3. 协助患者卧床休息			
4. 观察患者鼻腔及口腔分泌物情况			
5. 遵医嘱静脉推注注射用矛头蝮蛇血凝酶1 U			
6. 予冰袋冷敷患侧颈部或额头			
7. 洗手,记录患者鼻腔出血情况、出血量及用药反应			
健康教育			
8. 指导患者将口内分泌物轻轻抿出,勿咽下,以免血液刺激胃部引起呕吐			
9. 指导患者避免长时间低头,避免增加腹压的运动			
10. 指导患者洗脸、洗澡时水温勿过高			
11. 告知患者多饮水,大于1 500 mL/d,保持大便通畅			
12. 指导患者避免用力咳嗽和打喷嚏,如想打喷嚏可用手指按人中、做深呼吸或用舌尖抵住上腭以制止			
百分比分数计算评分	得分÷24(本站总分)×100×40%(本站权重)=本站得分		

考站三　复训护理站

【考生指引】

▲ 考核情境

李某,51岁,初中学历,诊断为"慢性鼻窦炎"收治入院。完善检查后,已在全麻下行功能性鼻内镜下鼻窦病损切除术,现已拔除鼻腔填塞物,伤口少量渗血,NRS评分1分,病情平稳康复中。

▲ 考生任务

1. 术后第3天,医嘱予盐酸麻黄碱、复方薄荷油滴鼻液滴鼻。指导患者正确使用滴鼻液滴鼻。

2. 术后第5天,患者恢复良好,医嘱予次日出院。患者不了解出院后的注意事项,作为责任护士,请对患者进行健康指导。

▲ 考核时间

8～10分钟(读题1分钟,用物准备1分钟,考核6～8分钟)。

【考官指引】

▲ 考核目的

1. 考核考生正确指导患者使用滴鼻液滴鼻的能力。

2. 考核考生正确进行鼻内窥镜术后健康指导的能力。

▲场景与用物设置

1. 场景:病床 1 张,模拟患者 1 位,考官 2 位。

2. 用物:治疗车 1 辆,滴鼻液 1 瓶,清洁棉球 1 包,宣教单 1 份,免洗手消毒液 1 瓶,考生指引 1 份,模拟患者指引 1 份,考官指引 2 份,笔 2 支,白纸数张。

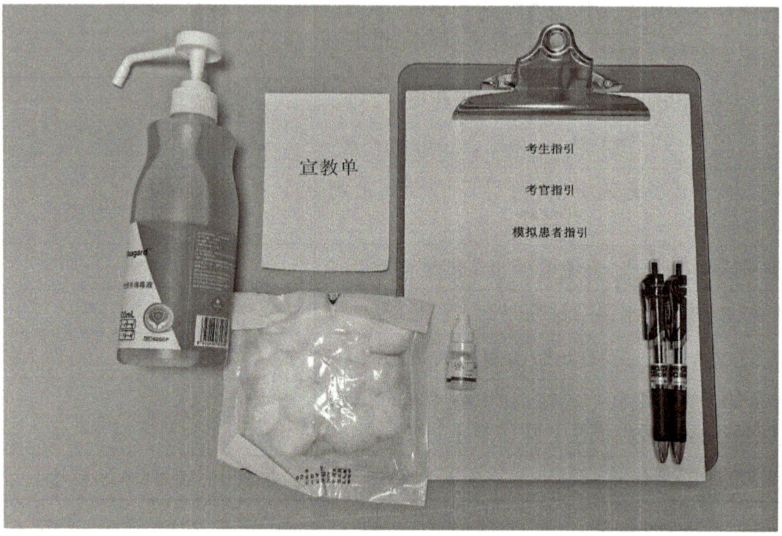

▲监考与评分注意事项

1. 请根据考核内容评分指引评分。

2. 评分项目完全做到得 2 分,部分做到或经由模拟患者提醒做到得 1 分,均未做到不得分。

3. 考核时间结束,立即停止考核,进入下一站点。

【考核内容评分指引一】

复训护理评分指引			
评分项目	完全做到 2 分	部分做到 1 分	未做到 0 分
操作前评估			
1. 评估患者病情及合作程度			
2. 评估患者伤口、手术方式及鼻腔情况			
3. 评估周围环境,床旁无障碍物,确保患者安全			
4. 讲解操作目的、配合方法及注意事项			
患者准备			
5. 嘱患者轻轻擤出鼻涕			
滴鼻液的使用			
6. 协助患者取仰卧位,肩下垫枕头或头悬于床缘,头尽量后仰,使头部与身体成直角,头低肩高			
7. 滴药:每侧鼻腔滴 3～4 滴药水,轻轻按压鼻翼,使药液均匀分布在鼻黏膜上			

（续表）

8. 指导患者保持体位 2～3 分钟后坐起，用棉球或纸巾擦去外流的药液			
9. 关注有无头晕等不适			
健康教育			
10. 指导患者使用滴鼻液滴鼻前需检查鼻腔分泌物情况			
11. 指导患者滴药时体位要正确			
12. 指导患者滴药时，滴管口或瓶口勿触及鼻孔，以免污染			
13. 指导患者滴药时勿吞咽，以免药液进入咽部引起不适			
14. 对于鼻侧切开患者，滴鼻后嘱患者患侧卧位，使药液进入术腔			
15. 鼓励患者遵医嘱定期使用滴鼻液进行滴鼻			
百分比分数计算评分	得分÷30（本站总分）×100×30%（本站权重）=本站得分		

【考核内容评分指引二】

复训护理评分指引			
评分项目	完全做到 2 分	部分做到 1 分	未做到 0 分
健康教育前评估			
1. 评估患者健康教育内容需求			
2. 评估患者对伤口护理的了解情况			
3. 评估患者对术后饮食及用药的了解情况			
4. 评估患者对术后鼻部护理的掌握情况（雾化吸入、鼻腔冲洗、鼻腔滴药、擤鼻方法）			
5. 评估患者对复诊知识的了解情况			
伤口护理指导			
6. 防止上呼吸道感染：告知患者注意保暖			
7. 指导患者保持鼻腔清洁，洗澡、游泳时勿使污水进入鼻腔			
8. 指导患者勿用力挖鼻、擤鼻			
9. 告知患者坚持遵医嘱进行鼻腔药物治疗，每日行鼻腔冲洗			
10. 指导患者观察伤口红、肿、热、痛，如有异常及时就诊			
饮食与运动指导			
11. 指导患者合理饮食，摄入高蛋白、高维生素的软食，避免进食辛辣刺激食物，多饮水，保持大便通畅，适当减重			
12. 告知患者戒烟戒酒			
13. 指导患者合理运动，增加机体抵抗力，出院 3 周内避免剧烈运动，避免鼻部碰撞或外伤			

(续表)

鼻部局部治疗指导			
14. 综合康复计划:告知患者手术仅仅是治疗的第一步,术后仍需进行综合康复治疗(鼻腔滴药、鼻腔冲洗、复诊)			
15. 坚持鼻腔药物治疗:告知患者恢复期间遵医嘱用药,不可擅自调整或停止用药,药物治疗计划应根据复查结果随时调整			
16. 定期鼻腔冲洗:指导患者每日定期鼻腔冲洗,持续3~6个月,有利于鼻腔分泌物排出,使窦口引流通畅,消除鼻黏膜充血、水肿,促进鼻黏膜愈合			
复诊指导			
17. 说明定期医院复诊的重要性,指导患者出院后1、3、6个月及1年门诊复查,明确术腔黏膜恢复情况			
18. 指导患者保持积极心态,配合康复治疗			
评估健康教育的效果			
19. 评估患者对健康指导的掌握效果(如复述)			
百分比分数计算评分	得分÷38(本站总分)×100×30%(本站权重)=本站得分		

【模拟患者指引】

一、基本信息

李某,男,汉族,51岁,身高178 cm,体重83 kg,BMI 26.20 kg/m^2,因“无明显原因出现间断性双侧鼻腔阻塞伴流脓涕,伴前额胀痛,嗅觉减退8年”来院就诊,门诊拟“慢性鼻窦炎”收治入院。初中学历,工人,本地城镇居民医保,家庭支持良好。

二、病史详情

现病史:患者主诉近8年间断流脓涕伴鼻塞,头闷胀感,偶感头痛,白天加重,夜间减轻,伴记忆力减退,注意力不集中。右鼻腔黏膜稍微充血,鼻腔见少量分泌物。

既往史:既往体健,否认冠心病、肝病等其他慢性病史,否认药物、食物、皮肤过敏史,否认外伤及手术史,否认家族史。患者吸烟,约10支/天,饮食、睡眠情况一般,二便可。

护理评估:T 36.5 ℃,P 80次/分,R 18次/分,BP 135/82 mmHg。患者神志清,精神可,言语交流好。患者入院时十分焦虑,希望尽快了解病情,进行治疗。

三、治疗、护理及预后

患者入院后予盐酸麻黄碱滴鼻液滴鼻治疗,入院后完善相关检查,第2天在全麻下行功能性鼻内镜鼻窦病损切除术,术后鼻腔填塞中,伤口少量渗血。右前臂留置针1根,予0.9%氯化钠注射液100 mL+头孢唑林钠1 g静脉输液治疗。回房时患者神志清,心电监护、吸氧中,T 37.1 ℃,P 90次/分,R 18次/分,BP 148/98 mmHg。安置去枕平卧位休息中。

术后第2天,拔除鼻腔填塞物,右鼻腔活动性出血,量约20 mL,汇报医生,遵医嘱予注射用矛头蝮蛇血凝酶1 U静脉推注一次。处理后活动性出血减少,取半卧位卧床休息。

术后第3天,伤口少量渗血,NRS评分1分,病情平稳康复中。医生开具医嘱:予盐酸麻黄碱、复方薄荷油滴鼻液滴鼻治疗。患者表示不会正确使用滴鼻液。

术后第 5 天，恢复良好，医嘱予次日出院。患者主诉年纪较大，未完全掌握伤口、饮食、运动、鼻腔护理、复诊等健康指导，希望责任护士再次进行详细的健康宣教。

【知识链接】

▲ 慢性鼻窦炎的诊断标准

慢性鼻窦炎的诊断标准

序号	症状或体征
1	病程超过 12 周的鼻窦黏膜慢性炎症
2	主要症状：鼻塞、黏性或黏脓性鼻涕
3	次要症状：头面部胀痛、嗅觉减退或丧失
满足诊断标准 1 和 2、3 中的两种以上相关症状，其中必须包括 2 中的一种症状，可诊断慢性鼻窦炎	

注：参照《中国慢性鼻窦炎诊断和治疗指南(2018)》。

▲ 慢性鼻窦炎推荐的鼻腔冲洗

根据《中国慢性鼻窦炎诊断和治疗指南(2018)》，鼻腔盐水冲洗作为单一疗法或辅助治疗对成人和儿童慢性鼻窦炎均有效，还可用作难治性鼻窦炎的长期治疗，以及妊娠期慢性鼻窦炎的维持治疗。慢性鼻窦炎患者术后早期进行鼻腔盐水盥洗对于清除鼻腔结痂和防止粘连具有良好的效果。临床推荐使用，疗程不少于 4 周。

鼻腔盐水冲洗可以改善患者的症状和生活质量，其作用在于清除鼻腔鼻窦黏液，增强纤毛活动，破坏和清除各种抗原、生物膜及炎性介质，保护鼻窦黏膜。鼻腔冲洗方法主要有盥洗法(高容量低压力)和喷雾法(低容量高压力)，前者可能更容易使盐水通过窦口进入上颌窦和额隐窝，但何种冲洗方法的疗效更确切证据尚不充分。儿童行鼻腔冲洗适合用喷雾法，尤其低龄儿童不宜使用盥洗法，以免发生呛水、耳痛等不良反应。

第四节 慢性扁桃体炎护理

【概述】

慢性扁桃体炎(chronic tonsillitis)为腭扁桃体的慢性非特异性炎症，多由急性扁桃体炎反复发作或因扁桃体隐窝引流不畅，窝内细菌、病毒滋生感染而演变为慢性炎症。患者常有咽痛、急性扁桃体炎反复发作史。本节主要考查病史采集、护理评估、护理诊断与评分、舌操方法、术后并发症的识别与处理及健康指导等内容。

【培训目标】

知识：掌握慢性扁桃体炎的病史采集、专科评估、病情观察要点及健康教育知识。

技能：掌握慢性扁桃体炎的体格检查方法、舌操方法及发生创口出血的处理流程。

态度：全程语言流畅，保持对患者的尊重、同情和关爱，展现良好的个人形象及辩证性思维能力。

考站一 健康评估站

【考生指引】

▲考核情境

周先生，31岁，男性，身高172 cm，体重77 kg，因"反复咽痛伴发热4年，每年发作4～5次"就诊，门诊拟"慢性扁桃体炎"收治入院。患者主诉口干，咽部发痒，有异物感。咽部略充血，少许淋巴滤泡增生，扁桃体Ⅱ度肿大，隐窝未见干酪样分泌物，咽反射灵敏。测T 36.9 ℃，P 72次/分，R 16次/分，BP 123/75 mmHg。

▲考生任务

1. 请采集该患者的现病史、既往史、家族史、用药史、过敏史、个人生活史、一般资料，并提出至少2个主要护理诊断。

2. 请进行专科体检及护理评分，包括疼痛评估(NRS评分)、静脉血栓栓塞症风险评估(Caprini评分)、压力性损伤风险评估(Braden评分)、跌倒风险评估、日常生活能力评估(Barthel评分)。

▲考核时间

8～10分钟(读题1分钟，用物准备1分钟，考核6～8分钟)。

【考官指引】

▲考核目的

1. 考查考生正确采集病史、提出护理诊断的能力。
2. 考查考生正确进行专科评估、护理评分的能力。

▲场景与用物设置

1. 场景：病床1张，模拟患者1位，考官2位。

2. 用物：治疗车1辆，手电筒1个，压舌板1个，疼痛评分尺1把，日常护理评估工具手册1本，免洗手消毒液1瓶，考生指引1份，模拟患者指引1份，考官指引2份，笔2支，白纸数张。

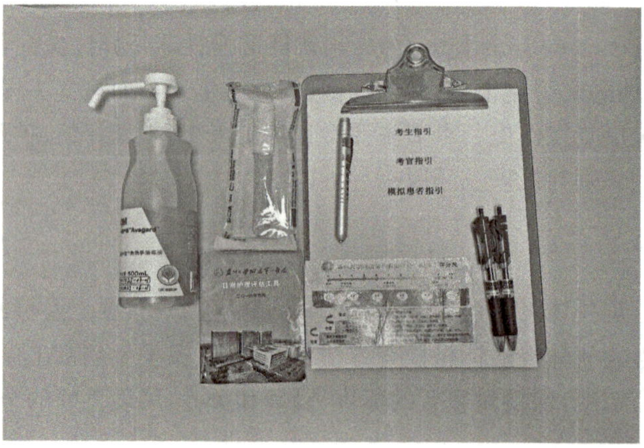

▲监考与评分注意事项

1. 请根据考核内容评分指引评分。

2. 评分项目完全做到得 2 分，部分做到或经由模拟患者提醒做到得 1 分，均未做到不得分。

3. 考核时间结束，立即停止考核，进入下一站点。

【考核内容评分指引一】

健康评估评分指引			
评分项目	完全做到 2 分	部分做到 1 分	未做到 0 分
现病史			
1. 自我介绍(姓名与职责)，向患者解释沟通目的			
2. 核对患者身份(2 种及以上方式)			
3. 评估咽痛出现的时间与诱因			
4. 评估有无其他伴随症状(口臭、头痛、乏力、打鼾等)			
5. 评估本病的诊治经过(药物、物理、手术治疗)及治疗效果			
既往史、家族史、用药史、过敏史、个人生活史、一般资料			
6. 评估既往史			
7. 评估家族史			
8. 评估用药史			
9. 评估过敏史			
10. 评估手术及外伤史			
11. 评估个人生活史：烟酒嗜好、饮食、睡眠、二便			
12. 评估一般资料：BMI、付费方式、社会支持等			
13. 评估心理状态			
护理诊断/问题			
14. 舒适度的改变：与扁桃体炎症有关(依据：反复咽痛 4 年)			
15. 知识缺乏：缺乏慢性扁桃体炎手术相关知识(依据：患者希望尽快了解手术方式)			
百分比分数计算评分	得分÷30(本站总分)×100×30%(本站权重)=本站得分		

【考核内容评分指引二】

健康评估评分指引			
评分项目	完全做到 2 分	部分做到 1 分	未做到 0 分
专科体检			
1. 自我介绍(姓名与职责)，向患者解释沟通目的			
2. 视诊患者有无痛苦表情			

(续表)

3. 压舌板轻压患者舌前2/3处,依次观察双侧腭舌弓、腭咽弓、咽侧壁及咽后壁			
4. 评估咽黏膜有无充血、溃疡、假膜、脓痂、干燥、肿胀和隆起			
5. 评估两侧腭扁桃体的大小形态及分级			
6. 评估隐窝口有无分泌物、异物及新生物			
护理评估			
7. NRS评分准确			
8. Caprini评分准确			
9. Braden评分准确			
10. Barthel评分准确			
11. 跌倒风险评估准确			
百分比分数计算评分	得分÷22(本站总分)×100×30%(本站权重)=本站得分		

注:根据模拟患者病情,NRS评分1分,Caprini评分1分,Braden评分23分,Barthel评分100分,跌倒风险临床判定不符合,Morse评分0分。

考站二 临床问题处理站

【考生指引】

▲考核情境

周先生,31岁,诊断为“慢性扁桃体炎”收治入院。完善检查,在全麻下行等离子扁桃体切除术,安返病房,伤口无渗血。带回右前臂留置针1根,予0.9%氯化钠注射液100 mL+头孢唑林钠1 g静脉输液治疗。患者神志清,心电监护、吸氧中,T 37.3 ℃,P 90次/分,R 18次/分,BP 134/88 mmHg。

▲考生任务

1. 患者术毕返回病房,卧床休息,作为责任护士巡视病房,请对患者进行病情观察与健康指导。

2. 术后第2天,患者进食坚果后口内少量渗血,开具医嘱:心电监护,卡络磺钠注射液100 mL QD静脉滴注。作为责任护士,请作出相应处理。

▲考核时间

8~10分钟(读题1分钟,用物准备1分钟,考核6~8分钟)。

【考官指引】

▲考核目的

1. 考核考生对慢性扁桃体炎术后病情观察及健康指导的能力。
2. 考核考生对慢性扁桃体炎术后发生创口出血的应急处理能力。

▲场景与用物设置

1. 场景：病床 1 张，模拟患者 1 位（心电监护、吸氧、右手抗生素静脉输液治疗中），考官 2 位。

2. 用物：治疗车 1 辆，疼痛评分尺 1 把，手电筒 1 个，冰袋 1 个，卡络磺钠注射液 1 瓶，输液治疗盘 1 个，免洗手消毒液 1 瓶，考生指引 1 份，模拟患者指引 1 份，考官指引 2 份，笔 2 支，白纸数张。

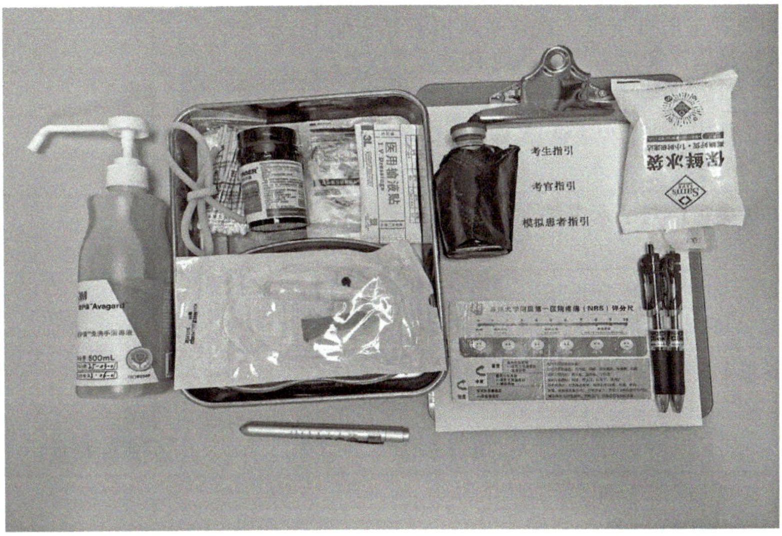

▲监考与评分注意事项

1. 请根据考核内容评分指引评分。

2. 评分项目完全做到得 2 分，部分做到或经由模拟患者提醒做到得 1 分，均未做到不得分。

3. 考核时间结束，立即停止考核，进入下一站点。

【考核内容评分指引一】

临床问题处理评分指引			
评分项目	完全做到 2 分	部分做到 1 分	未做到 0 分
病情观察			
1. 观察患者神志、意识			
2. 查看心电监护的测量记录，复测生命体征，调节报警值			
3. 评估患者口腔分泌物状态，是否存在口干情况			
4. 评估伤口疼痛情况，进行 NRS 评分			
5. 观察伤口渗血、渗液情况			
6. 观察体位：去枕平卧位，头偏向一侧			
7. 评估患者口内分泌物颜色			

(续表)

8. 观察静脉通路是否通畅,补液滴速是否符合要求(60~80滴/分)			
健康指导			
9. 加强宣教:指导患者轻轻抿出口内分泌物并观察颜色,如为鲜血及时汇报,告知患者术后出现口干症状属正常现象,不必过分紧张			
10. 饮食:告知患者术后可少量多次饮水以缓解口干症状,6小时进食冷流质饮食,术后第1天进食半流质饮食,10天内忌粗、硬、过热食物			
11. 讲话:指导患者手术当日少讲话,禁咳嗽,术后第1天鼓励说话			
12. 疼痛:告知患者可能与手术有关,应及时沟通予冰袋间断冰敷颈部			
13. 伤口:告知患者次日创面会形成一层白膜,具有保护作用,勿触动之,以免出血和感染			
14. 活动:指导患者进行踝泵运动、抬臀训练等,术后第1天后如无不适即可每日行2次舌操运动			
百分比分数计算评分	得分÷28(本站总分)×100×40%(本站权重)=本站得分		

【考核内容评分指引二】

临床问题处理评分指引			
评分项目	完全做到2分	部分做到1分	未做到0分
创口出血的处理			
1. 核对医嘱,准备用物			
2. 核对患者身份(2种及以上方式)			
3. 指导患者卧床休息,颈部间断冰敷			
4. 监测患者生命体征			
5. 遵医嘱静脉滴注卡络磺钠注射液100 mL QD			
6. 严密观察患者口内分泌物颜色			
7. 洗手,做好护理记录			
健康教育			
8. 加强饮食宣教:告知患者出血期间暂禁食			
9. 指导患者冰袋冰敷颈部			
百分比分数计算评分	得分÷18(本站总分)×100×40%(本站权重)=本站得分		

考站三　复训护理站

【考生指引】

▲ 考核情境

周先生，31岁，高中学历，诊断为“慢性扁桃体炎”收治入院。完善检查，已在全麻下行等离子扁桃体切除术，现伤口无渗血，伤口疼痛较前明显好转，病情平稳恢复中。

▲ 考生任务

1. 术后第5天，指导患者正确进行舌操活动。

2. 术后第6天，拟次日出院，患者主诉不了解出院后的注意事项，作为责任护士，请对患者进行健康指导。

▲ 考核时间

8～10分钟（读题1分钟，用物准备1分钟，考核6～8分钟）。

【考官指引】

▲ 考核目的

1. 考核考生正确指导患者进行舌操的能力。

2. 考核考生正确进行扁桃体切除术后健康指导的能力。

▲ 场景与用物设置

1. 场景：病床1张，模拟患者1位，考官2位。

2. 用物：治疗车1辆，疼痛评分尺1把，舌操宣教手册1份，免洗手消毒液1瓶，考生指引1份，模拟患者指引1份，考官指引2份，笔2支，白纸数张。

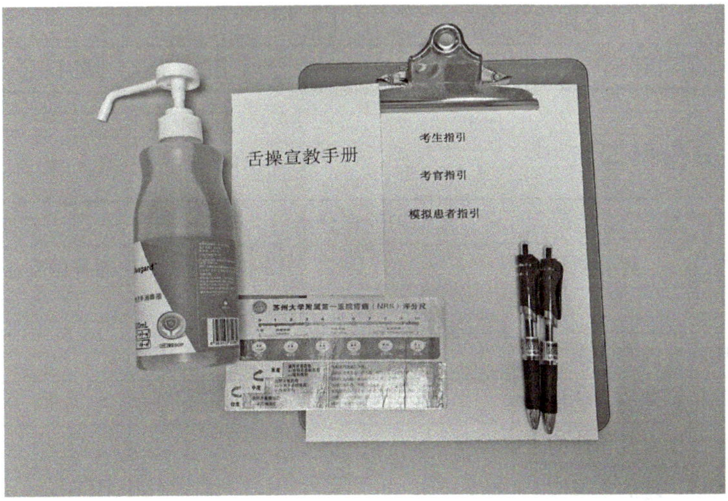

▲ 监考与评分注意事项

1. 请根据考核内容评分指引评分。

2. 评分项目完全做到得 2 分，部分做到或经由模拟患者提醒做到得 1 分，均未做到不得分。

3. 考核时间结束，立即停止考核，进入下一站点。

【考核内容评分指引一】

复训护理评分指引			
评分项目	完全做到 2 分	部分做到 1 分	未做到 0 分
操作前评估			
1. 评估患者病情及合作程度			
2. 评估患者创面情况、疼痛程度			
3. 讲解操作目的、配合方法及注意事项			
舌操的具体步骤			
4. 第 1 步(口部开合)：双手食指放于脸部下颌关节处，张口做打哈欠动作，反复 10 次，舌根尽量向下用力压，扩大气道直径			
5. 第 2 步("蛇吐信")：自然闭合唇部，做伸舌运动，舌体尽量外伸，以舌根感觉疼痛为止，反复 10 次			
6. 第 3 步(钟摆运动)：自然闭合唇部，伸舌尽力向口唇左右两侧伸展，舌尖指向同侧耳垂，左右各 10 次			
7. 第 4 步(舔唇运动)：自然闭合唇部，舌体外伸，环口唇做画圆运动，共旋转 10 圈			
健康教育			
8. 告知患者舌操可减轻疼痛及舌根僵硬程度			
9. 舌操频次：指导患者术后第 1 周每天 2 次，第 2 周每天 3 次，共做 2 个月			
10. 指导患者伤口出血时停做舌操			
11. 鼓励患者遵医嘱进行康复训练			
百分比分数计算评分	得分÷22(本站总分)×100×30%(本站权重)=本站得分		

【考核内容评分指引二】

复训护理评分指引			
评分项目	完全做到 2 分	部分做到 1 分	未做到 0 分
健康教育前评估			
1. 评估患者健康教育内容需求			
2. 评估患者对伤口护理的了解情况			
3. 评估患者对术后饮食及用药的了解情况			
4. 评估患者对术后护理的掌握情况(漱口、舌操)			
5. 评估患者对复诊知识的了解情况			

（续表）

伤口护理指导			
6. 指导患者注意个人卫生，进食后漱口			
7. 告知患者切口伪膜在7～10天脱落，易发生伤口出血，如有白膜吐出为正常现象，不必惊慌			
饮食与生活指导			
8. 指导患者出院后继续进食1～2周软食，避免进食粗糙性食物			
9. 指导患者遵医嘱口服抗生素预防感染			
10. 指导患者注意保暖，避免感冒，避免剧烈活动			
复诊指导			
11. 说明定期医院复诊的重要性，指导患者出院后2周和1、3、6个月门诊复查			
12. 指导患者保持积极心态，配合治疗			
评估健康教育的效果			
13. 评估患者对健康指导的掌握效果（如复述）			
百分比分数计算评分	得分÷26（本站总分）×100×30%（本站权重）=本站得分		

【模拟患者指引】

一、基本信息

周先生，汉族，31岁，身高172 cm，体重77 kg，BMI 26.03 kg/m²，因"反复咽痛伴发热4年，每年发作4～5次"就诊，门诊拟"慢性扁桃体炎"收治入院。高中学历，职工，本地城镇居民医保，家庭支持良好。

二、病史详情

现病史：患者主诉口干，咽部发痒，有异物感，反复咽痛伴发热4年，每年发作4～5次，无其他伴随症状。咽部略充血，少许淋巴滤泡增生，扁桃体Ⅱ度肿大，隐窝未见干酪样分泌物，咽反射灵敏。

既往史：患者既往体健，饮食、睡眠、二便可。否认冠心病、肝炎等其他慢性病史，否认药物、食物、皮肤过敏史，否认烟酒史，否认外伤及手术史，否认家族史。

护理评估：T 36.9 ℃，P 72次/分，R 16次/分，BP 123/75 mmHg。患者神志清，精神可，言语交流好。患者希望尽早了解手术方式，进行治疗。

三、治疗、护理及预后

入院后完善相关检查，第2天在全麻下行等离子扁桃体切除术，安返病房，伤口无渗血。带回右前臂留置针1根，予0.9%氯化钠注射液100 mL+头孢唑林钠1 g静脉输液治疗。回房时患者神志清，心电监护、吸氧中，T 37.3 ℃，P 90次/分，R 18次/分，BP 134/88 mmHg。安置患者去枕平卧位，头偏向一侧。

术后第2天，患者进食坚果后口内少量渗血，汇报医生，遵医嘱予心电监护，卡络磺钠注射液100 mL QD静脉滴注。经过处理后出血减少，口内吐出分泌物仅带少量血丝。

术后第5天，患者伤口无渗血，伤口疼痛较前明显好转，NRS评分2分，病情平稳恢复中。责任护士告知可进行舌操活动,患者表示希望责任护士详细指导。

术后第6天,患者恢复良好,医嘱予次日出院。患者主诉不了解伤口、饮食、用药、复诊等健康指导,希望责任护士再次进行详细的健康宣教。

【知识链接】

▲扁桃体肿大分级

扁桃体肿大分级

分级	划分标准
Ⅰ度肿大	扁桃体超过舌腭弓,不超过咽腭弓
Ⅱ度肿大	扁桃体超过咽腭弓,但未达到咽后壁中线
Ⅲ度肿大	扁桃体达到或超过咽后壁中线

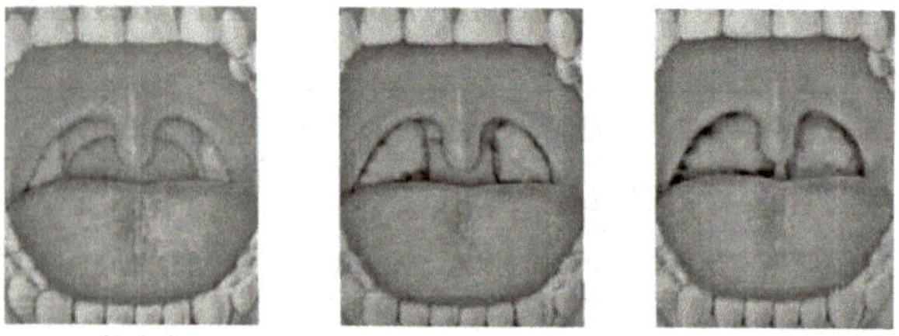

Ⅰ度肿大　　Ⅱ度肿大　　Ⅲ度肿大

扁桃体肿大示意图

第五节　喉癌护理

【概述】

喉癌(laryngeal carcinoma,LC)是一类发生于声门上区、声门区及声门下区的恶性肿瘤总称,是头颈部常见的恶性肿瘤,在呼吸系统肿瘤发病率中位列第二。喉癌的治疗手段目前多采用以手术为主、辅助放化疗的综合治疗。本节主要考查病史采集、护理评估、护理诊断与评分、更换气垫方法、术后并发症的识别与处理及健康指导等内容。

【培训目标】

知识:掌握喉癌的病史采集、专科评估、病情观察要点及健康教育知识。

技能:掌握喉癌的体格检查方法、更换气垫及吸痰的流程。

态度:全程语言流畅,保持对患者的尊重、同情和关爱,展现良好的个人形象及辩证性思维能力。

考站一 健康评估站

【考生指引】

▲考核情境

王某，70 岁，农民，身高 170 cm，体重 65 kg，因“声音嘶哑 1 年，加重半月余”来院就诊，门诊病理结果示鳞状上皮高级别上皮内瘤变。门诊拟“喉癌”收治入院。患者主诉咽异物感，偶有痰中带血，夜间常感气短。协助其卧床休息，测 T 36.2 ℃，P 68 次/分，R 20 次/分，BP 132/80 mmHg。术前间接喉镜下见双声带稍充血，左侧声带新生物，累及喉前庭及右侧声带前端。

▲考生任务

1. 请采集该患者的现病史、既往史、家族史、用药史、过敏史、个人生活史、一般资料，并提出至少 3 个主要护理诊断。

2. 请进行专科体检及护理评分，包括疼痛评估（NRS 评分）、营养风险筛查（NRS 2002 评分）、静脉血栓栓塞症风险评估（Caprini 评分）、压力性损伤风险评估（Braden 评分）、跌倒风险评估、日常生活能力评估（Barthel 评分）。

▲考核时间

8～10 分钟（读题 1 分钟，用物准备 1 分钟，考核 6～8 分钟）。

【考官指引】

▲考核目的

1. 考查考生正确采集病史、提出护理诊断的能力。

2. 考查考生正确进行专科评估、护理评分的能力。

▲场景与用物设置

1. 场景：病床 1 张，模拟患者 1 位，考官 2 位。

2. 用物：治疗车 1 辆，日常护理评估工具手册 1 本，免洗手消毒液 1 瓶，考生指引 1 份，模拟患者指引 1 份，考官指引 2 份，笔 2 支，白纸数张。

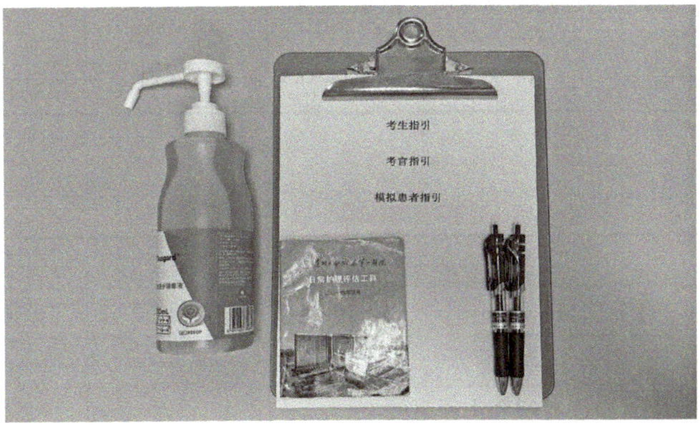

▲监考与评分注意事项

1. 请根据考核内容评分指引评分。
2. 评分项目完全做到得 2 分,部分做到或经由模拟患者提醒做到得 1 分,均未做到不得分。
3. 考核时间结束,立即停止考核,进入下一站点。

【考核内容评分指引一】

健康评估评分指引			
评分项目	完全做到 2 分	部分做到 1 分	未做到 0 分
现病史			
1. 自我介绍(姓名与职责),向患者解释沟通目的			
2. 核对患者身份(2 种及以上方式)			
3. 评估声音嘶哑的时间与程度			
4. 评估痰中带血的时间			
5. 评估呼吸困难出现的时间与程度			
6. 评估本病的诊治经过(药物、物理、手术治疗)及治疗效果			
既往史、家族史、用药史、过敏史、个人生活史、一般资料			
7. 评估既往史			
8. 评估家族史			
9. 评估用药史			
10. 评估过敏史			
11. 评估手术及外伤史			
12. 评估个人生活史:烟酒嗜好、长期接触工业废气、饮食、睡眠、二便			
13. 评估一般资料:文化程度、BMI、付费方式、社会支持等			
14. 评估心理状态			
护理诊断/问题			
15. 焦虑:与被诊断为癌症有关(依据:担心患病后生存质量)			
16. 气体交换受损:与肿瘤压迫气道有关(依据:夜间常感气短)			
17. 知识缺乏:缺乏手术治疗、预后相关知识(依据:患者想了解手术预后情况)			
百分比分数计算评分	得分÷34(本站总分)×100×30%(本站权重)=本站得分		

【考核内容评分指引二】

健康评估评分指引			
评分项目	完全做到 2 分	部分做到 1 分	未做到 0 分
专科体检			
1. 自我介绍(姓名与职责),向患者解释沟通目的			

（续表）

2. 观察喉部外形大小、位置			
3. 观察甲状软骨是否居中、对称			
4. 评估甲状软骨、环状软骨、环甲间隙有无肿胀、触痛、畸形			
5. 评估颈部有无肿大淋巴结或皮下气肿			
护理评估			
6. NRS 2002 评分准确			
7. NRS 评分准确			
8. Caprini 评分准确			
9. Braden 评分准确			
10. Barthel 评分准确			
11. 跌倒风险评估准确			
百分比分数计算评分	得分÷22(本站总分)×100×30%(本站权重)=本站得分		

注：根据模拟患者病情，NRS 2002 评分 2 分，NRS 评分 1 分，Caprini 评分 4 分，Braden 评分 23 分，Barthel 评分 100 分，跌倒风险临床判定不符合，Morse 评分 0 分。

考站二　临床问题处理站

【考生指引】

▲考核情境

王某，70 岁，诊断为“喉癌”收治入院。完善检查，在全麻下行喉部分切除术+气管切开术+功能性颈淋巴结清扫术，安返病房，带回一次性气切套管 1 根，气囊充气中，经气切套管内吸引 1 次为血性分泌物，2 次净。带回鼻胃管 1 根、伤口引流管 1 根，妥善固定，引流出血性液体 30 mL，伤口敷料干燥。患者神志清，心电监护、吸氧中，T 36.4 ℃，P 89 次/分，R 18 次/分，BP 146/92 mmHg，SpO_2 100%。

▲考生任务

1. 患者术毕返回病房，卧床休息，作为责任护士巡视病房，请对患者进行病情观察与健康指导。

2. 术后第 2 天，患者痰液较多，咳痰无力，痰鸣音明显，作为责任护士，请判断患者可能发生了什么病情变化并及时处理。

▲考核时间

8～10 分钟(读题 1 分钟，用物准备 1 分钟，考核 6～8 分钟)。

【考官指引】

▲考核目的

1. 考核考生对喉部分切除术后病情观察及健康指导的能力。

2. 考核考生对喉部分切除术后吸痰的操作能力。

▲场景与用物设置

1. 场景：病床 1 张，模拟患者 1 位(心电监护、雾化吸入、右手抗生素静脉输液治疗中，气切套管 1 根、伤口引流管 1 根、鼻胃管 1 根)，床旁已备中心吸引装置，考官 2 位。

2. 用物：治疗车 1 辆，疼痛评估尺 1 把，听诊器 1 个，手电筒 1 个，一次性吸痰管、吸痰杯各 2 个，灭菌纯化水 1 瓶，纱布若干，一次性治疗巾 1 条，免洗手消毒液 1 瓶，考生指引 1 份，模拟患者指引 1 份，考官指引 2 份，笔 2 支，白纸数张。

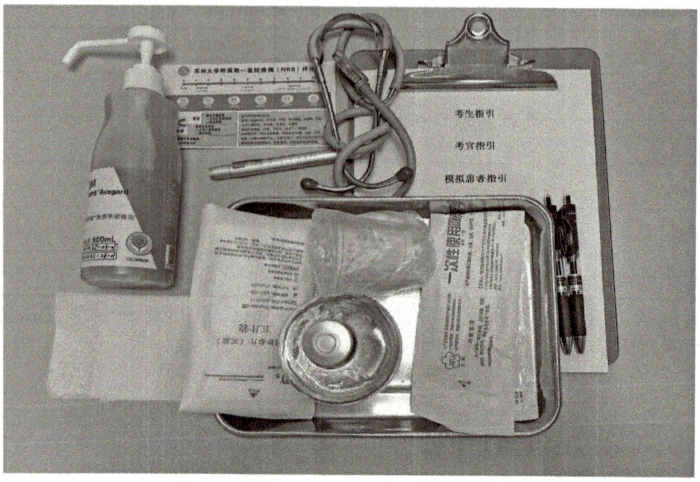

▲监考与评分注意事项

1. 请根据考核内容评分指引评分。
2. 评分项目完全做到得 2 分，部分做到或经由模拟患者提醒做到得 1 分，均未做到不得分。
3. 考核时间结束，立即停止考核，进入下一站点。

【考核内容评分指引一】

临床问题处理评分指引			
评分项目	完全做到 2 分	部分做到 1 分	未做到 0 分
病情观察			
1. 观察患者神志、意识			
2. 查看心电监护的测量记录，复测生命体征，调节报警值			
3. 评估患者是否存在麻醉反应(恶心、呕吐、头晕等)			
4. 评估伤口疼痛情况，进行 NRS 评分			
5. 观察伤口渗血、渗液情况			
6. 观察鼻胃管、引流管是否固定妥善、通畅，引流液色、质、量情况			
7. 观察气切套管是否妥善固定，监测气囊压力			
8. 观察患者气管分泌物情况，室内保持适宜的温湿度			
9. 观察体位：保持头部相对制动			

（续表）

10. 观察静脉通路是否通畅，补液滴速是否符合要求（60～80 滴/分）			
健康指导			
11. 加强体位宣教，指导患者保持头部相对制动，术后 1 周头不可过度后仰			
12. 饮食：告知患者术后 6 小时予鼻饲流质，不可经口进食，1 周内不做吞咽动作			
13. 疼痛：告知患者可能与手术有关，应及时与医务人员沟通			
14. 管道：指导患者翻身时避免牵拉管道，避免管道受压			
15. 保持呼吸道通畅：鼓励患者有效咳嗽，按需吸痰，避免堵塞气切口，保持气切口周围皮肤清洁			
16. 活动：指导患者踝泵运动、抬臂训练等			
百分比分数计算评分	得分÷32（本站总分）×100×40%（本站权重）＝本站得分		

【考核内容评分指引二】

临床问题处理评分指引			
评分项目	完全做到 2 分	部分做到 1 分	未做到 0 分
吸痰处理			
1. 核对医嘱，准备用物			
2. 核对患者身份（2 种及以上方式）			
3. 评估患者咳痰能力并听诊患者痰鸣音，检查口鼻黏膜和分泌物，以及呼吸道分泌物的量、黏稠度			
4. 调高氧流量（5～10 L/min）30～60 秒，倒灭菌纯化水			
5. 正确调节吸引器负压（80～150 mmHg）			
6. 进行吸痰操作（注意无菌、吸痰时间＜15 秒，同时观察患者面色、呼吸、监护仪参数）			
7. 评价吸痰效果，听诊呼吸音			
8. 观察患者面色、呼吸是否改善			
9. 安置患者，帮助患者恢复舒适体位			
10. 洗手，做好护理记录			
健康教育			
11. 吸痰过程中鼓励患者咳嗽			
12. 吸痰后指导患者进行有效咳痰			
13. 吸痰后指导家属翻身拍背的方法			
百分比分数计算评分	得分÷26（本站总分）×100×40%（本站权重）＝本站得分		

考站三 复训护理站

【考生指引】

▲考核情境

王某,70岁,小学学历,农民,诊断为“喉癌”收治入院。完善相关检查后,已在全麻下行喉部分切除术+气管切开术+功能性颈淋巴结清扫术,现伤口敷料干燥,伤口引流管已拔除,病情平稳康复中。

▲考生任务

1. 术后第7天,气切套管更换为金属气切套管,指导患者及家属更换气垫的方法。

2. 术后第20天,患者试吃无呛咳,予拔除鼻胃管,拟次日带气切套管出院。患者主诉不了解出院后的注意事项,作为责任护士,请对患者进行健康指导。

▲考核时间

8～10分钟(读题1分钟,用物准备1分钟,考核6～8分钟)。

【考官指引】

▲考核目的

1. 考核考生正确指导更换气垫的能力。

2. 考核考生正确进行喉部分切除术后健康指导的能力。

▲场景与用物设置

1. 场景:病床1张,模拟患者1位,考官2位。

2. 用物:治疗车1辆,气垫纱布1包,胶布1卷,安尔碘棉签1盒,止血钳1把,生理盐水1瓶,无菌棉球1包,金属套管内芯1个,弯盘1个,宣教单1份,免洗手消毒液1瓶,考生指引1份,模拟患者指引1份,考官指引2份,笔2支,白纸数张。

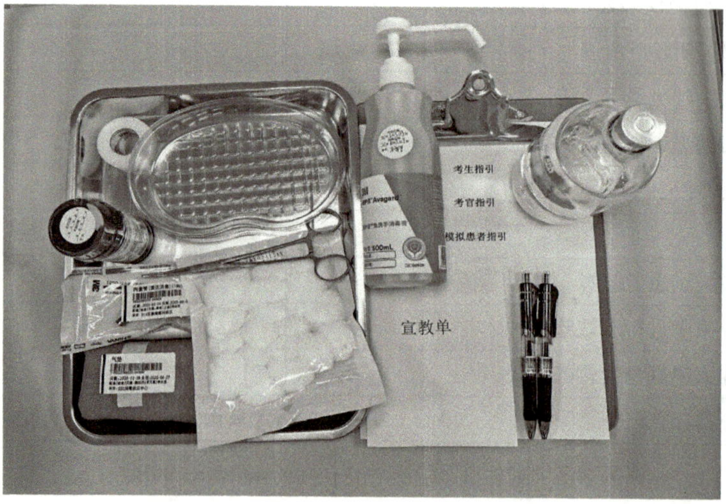

▲监考与评分注意事项

1. 请根据考核内容评分指引评分。

2. 评分项目完全做到得 2 分，部分做到或经由模拟患者提醒做到得 1 分，均未做到不得分。

3. 考核时间结束，立即停止考核，进入下一站点。

【考核内容评分指引一】

复训护理评分指引			
评分项目	完全做到 2 分	部分做到 1 分	未做到 0 分
操作前评估			
1. 评估患者病情及合作程度			
2. 协助患者取舒适体位			
3. 检查气切套管固定是否良好，松紧度以 1～2 指为宜			
4. 取下污染的气垫纱布			
5. 检查气切伤口情况(有无红肿、化脓、渗血等)			
6. 用安尔碘棉签，以气切套管口为中心(不接触伤口)，由内向外消毒周围皮肤 3 遍，待干			
7. 用止血钳持生理盐水棉球以弧形方式清洁气切伤口，左右各 2 遍，待干			
8. 更换已消毒金属套管内芯			
9. 更换气垫，气垫完全覆盖气切口			
10. 固定带有污染时及时更换			
11. 安置患者，洗手记录			
健康教育			
12. 指导患者/家属更换气垫时严格执行无菌操作			
13. 指导患者/家属检查系带松紧度，以 1～2 指为宜			
14. 指导患者/家属动作轻柔，以免引起呛咳			
百分比分数计算评分	得分÷28(本站总分)×100×30%(本站权重)＝本站得分		

【考核内容评分指引二】

复训护理评分指引			
评分项目	完全做到 2 分	部分做到 1 分	未做到 0 分
健康教育前评估			
1. 评估患者健康教育内容需求			
2. 评估患者对伤口护理的了解情况			
3. 评估患者对术后饮食及生活的了解情况			

(续表)

4. 评估患者对术后并发症观察的掌握情况			
5. 评估患者对复诊知识的了解情况			
伤口护理指导			
6. 指导患者每日消毒气切套管内套管2～3次，观察气切口是否有痰痂或痰痂附着，痰液黏稠或有痰痂时可增加消毒次数			
7. 告知患者保持伤口敷料清洁干燥，每日更换气垫纱布2～3次，或有污染时及时更换			
8. 指导患者经常检查气切套管系带是否牢固，以伸入1～2指为宜			
9. 告知患者切勿用纸巾、棉签擦拭气切口痰液，以免痰液误入气管			
10. 指导患者观察伤口有无红、肿、热、痛，如有异常及时就诊			
饮食及生活指导			
11. 指导患者合理饮食，摄入高蛋白、高维生素食物，选择柔软细腻、湿润、温凉无刺激的黏团状食物，后期逐步过渡到半流质食物、软食、饮水			
12. 进食方式指导：小口进食，避免吞食过急和饮食时谈笑，先在口腔中将食物嚼成团，然后用舌头将食物送至咽部，将下颌靠近胸骨，然后缓慢吞咽，避免发生呛咳			
13. 告知患者适当增加液体摄入，保持呼吸道黏膜湿润			
14. 指导患者家中环境保持适宜的温湿度			
15. 指导患者避免到人群密集的地方，适当参加体育锻炼，避免重体力活动			
16. 告知患者带管期间外出或沐浴时保护气切口，外出时可用有系带的清洁纱布遮住气管造口入口，防止异物吸入；淋浴、盆浴时注意勿使水流入气切套管			
并发症观察			
17. 指导患者自我检查颈部淋巴结的方法			
18. 指导患者观察造瘘口有无出血，如呼吸困难、造瘘口有新生物或颈部扪及肿块，及时就诊			
复诊指导			
19. 说明定期复诊的重要性，1个月内每两周1次，3个月内每月1次，1年内每季度1次，1年后每半年1次			
20. 指导患者保持积极心态，配合康复治疗			
评估健康教育的效果			
21. 评估患者对健康指导的掌握效果(如复述)			
百分比分数计算评分	得分÷42(本站总分)×100×30%(本站权重)=本站得分		

【模拟患者指引】

一、基本信息

王某，男，汉族，70 岁，身高 170 cm，体重 65 kg，因“声音嘶哑 1 年，加重半月余”来院就诊，门诊病理结果示鳞状上皮高级别上皮内瘤变。门诊拟“喉癌”收治入院。小学学历，农民，本地城镇居民医保，家庭支持良好。

二、病史详情

现病史：患者主诉咽异物感，偶有痰中带血，夜间常感气短。门诊病理结果示鳞状上皮高级别上皮内瘤变。术前间接喉镜下见双声带稍充血，左侧声带新生物，累及喉前庭及右侧声带前端。

既往史：患者既往体健，睡眠一般，饮食、二便可。否认冠心病、肝炎等慢性病，否认药物、食物、皮肤过敏史，否认烟酒史，否认外伤及手术史，否认家族史。

护理评估：T 36.2 ℃，P 68 次/分，R 20 次/分，BP 132/80 mmHg。患者神志清，精神可，言语交流好。患者担心患病后生存质量，想了解手术预后情况。

三、治疗、护理及预后

入院后完善相关检查，第 3 天在全麻下行喉部分切除术＋气管切开术＋功能性颈淋巴结清扫术，术后带回一次性气切套管 1 根，气囊充气中，经气切套管内吸引 1 次为血性分泌物，2 次净。带回鼻胃管 1 根、伤口引流管 1 根，妥善固定，引流出血性液体 30 mL，伤口敷料干燥。回房时患者神志清，心电监护、吸氧中，T 36.4 ℃，P 89 次/分，R 18 次/分，BP 146/92 mmHg，SpO_2 100%。安置患者去枕头平卧位，保持头部相对制动。

术后第 2 天，患者痰液较多，咳痰无力，痰鸣音明显。责任护士给予患者气管内吸痰，吸痰处理后患者痰鸣音明显减轻，经责任护士健康指导后，患者掌握有效咳痰方法。

术后第 7 天，伤口敷料干燥，伤口引流管已拔除，病情平稳康复中。气切套管更换为金属气切套管，责任护士指导患者及家属更换气垫的方法。

术后第 20 天，患者试吃无呛咳，予拔除鼻胃管，医嘱拟次日带气切套管出院。患者主诉未完全掌握出院后的注意事项，希望责任护士再次进行详细的健康指导。

【知识链接】

▲喉癌的 TNM 分期

参照美国国立综合癌症网络（National Comprehensive Cancer Network，NCCN）2024 年头颈部肿瘤指南，喉癌的 TNM 分期标准如下。

声门上区：

T1：局限于一个部位，声带活动正常；

T2：侵犯声门或声门外多个相邻亚区黏膜，无喉固定；

T3：局限于喉部，声带固定和/或侵犯以下任何部位，包括环后区、会厌前间隙、副声门间隙和/或甲状腺软骨内皮层；

T4a：中晚期局部肿瘤穿透甲状软骨，累及/未累及喉外组织；

T4b：极晚期局部肿瘤侵袭椎前筋膜，包裹颈动脉，或累及纵隔结构。

声门区：

T1：局限于声带；

T2:延伸至声门上和/或声门下;

T3:局限于喉部的肿瘤且侵犯喉内部位,如甲状/环状软骨、气管、软组织等;

T4a:中晚期局部肿瘤穿透甲状软骨,累及/未累及喉外组织;

T4b:极晚期局部肿瘤侵袭椎前筋膜,包裹颈动脉,或累及纵隔结构。

声门下区:

T1:局限于声门下区;

T2:侵犯声带;

T3:局限于喉内,声带固定;

T4a:中晚期局部肿瘤穿透环状/甲状软骨,累及/未累及喉外组织;

T4b:极晚期局部肿瘤侵袭椎前筋膜,包裹颈动脉,或累及纵隔结构。

N1:单个同侧淋巴结转移,最大直径≤3 cm且未见淋巴结被膜外侵犯[ENE(−)];

N2:单/多个+同/双侧淋巴结转移灶,3 cm<最大直径≤6 cm且未见淋巴结被膜外侵犯[ENE(−)];

N3:淋巴结最大直径>6 cm,或见淋巴结被膜外侵犯[ENE(+)]。

M0:无远处转移;

M1:远处转移。

第六节　下颌骨肿瘤护理

【概述】

下颌骨肿瘤是口腔与颌面外科常见疾病,多为牙源性、自源性的下颌骨及周围组织病理性增生的疾病。下颌骨肿瘤可能引起咀嚼功能的障碍、病理性的感染损伤及面貌缺陷。下颌骨切除术是治疗下颌骨肿瘤的常用治疗方法,缺损的修复首选血管化骨移植。本节主要考查病史采集、护理评估、护理诊断与评分、口腔冲洗方法、术后并发症的识别与处理及健康指导等内容。

【培训目标】

知识:掌握下颌骨肿瘤的病史采集、专科评估、病情观察要点及健康教育知识。

技能:掌握下颌骨肿瘤的体格检查方法、口腔冲洗方法及发生深静脉血栓的处理流程。

态度:全程语言流畅,保持对患者的尊重、同情和关爱,展现良好的个人形象及辩证性思维能力。

考站一　健康评估站

【考生指引】

▲考核情境

黄女士,43岁,工人,身高158 cm,体重55 kg,因“左面颊部肿胀伴疼痛3月”

来院就诊，门诊拟“下颌骨肿瘤”收治入院。患者左面颊部可见一肿物，约 4 cm×3 cm 大小，质硬，按压乒乓球样感，无明显触压痛。左颊部扪及明显骨质膨隆，部分区域按压囊性，无明显触压痛。张口度约一指半，开口型无特殊。46 残根，表面可见腐质。左侧颌下及颈部可扪及两枚肿大淋巴结，右侧颌下及颈部未扪及明显肿大淋巴结。协助其卧床休息，测 T 36.9 ℃，P 82 次/分，R 19 次/分，BP 131/69 mmHg。

▲考生任务

1. 请采集该患者的现病史、既往史、家族史、用药史、过敏史、个人生活史、一般资料，并提出至少 2 个主要护理诊断。

2. 请进行专科体检及护理评分，包括疼痛评估(NRS 评分)、静脉血栓栓塞症风险评估(Caprini 评分)、压力性损伤风险评估(Braden 评分)、跌倒风险评估、日常生活能力评估(Barthel 评分)。

▲考核时间

8～10 分钟(读题 1 分钟，用物准备 1 分钟，考核 6～8 分钟)。

【考官指引】

▲考核目的

1. 考查考生正确采集病史、提出护理诊断的能力。

2. 考查考生正确进行专科评估、护理评分的能力。

▲场景与用物设置

1. 场景：病床 1 张，模拟患者 1 位，考官 2 位。

2. 用物：治疗车 1 辆，手电筒 1 个，压舌板 1 个，疼痛评分尺 1 把，日常护理评估工具手册 1 本，免洗手消毒液 1 瓶，考生指引 1 份，模拟患者指引 1 份，考官指引 2 份，笔 2 支，白纸数张。

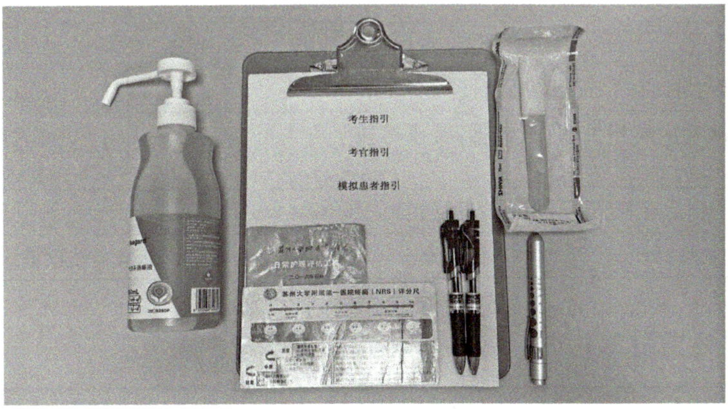

▲监考与评分注意事项

1. 请根据考核内容评分指引评分。

2. 评分项目完全做到得 2 分，部分做到或经由模拟患者提醒做到得 1 分，均未做到不得分。

3. 考核时间结束，立即停止考核，进入下一站点。

【考核内容评分指引一】

健康评估评分指引			
评分项目	完全做到 2 分	部分做到 1 分	未做到 0 分
现病史			
1. 自我介绍(姓名与职责),向患者解释沟通目的			
2. 核对患者身份(2 种及以上方式)			
3. 评估疼痛的具体部位及范围			
4. 评估面颊部疼痛的性质与程度,进行疼痛评估			
5. 评估疼痛出现的时间与诱因			
6. 评估疼痛发生时的伴随症状(有无肿胀、张口受限)			
7. 评估肿胀出现的时间			
8. 评估有无加重或缓解疼痛、肿胀、张口受限的因素			
9. 评估本病的诊治经过(药物、物理、手术治疗)及治疗效果			
既往史、家族史、用药史、过敏史、个人生活史、一般资料			
10. 评估既往史			
11. 评估家族史			
12. 评估用药史			
13. 评估过敏史			
14. 评估手术及外伤史			
15. 评估个人生活史:烟酒嗜好、饮食、睡眠、二便、月经			
16. 评估一般资料:BMI、付费方式、社会支持等			
17. 评估心理状态			
护理诊断/问题			
18. 疼痛:与下颌骨肿瘤有关(依据:左面颊部疼痛 3 月)			
19. 知识缺乏:缺乏疾病相关知识(依据:希望尽快了解病情)			
20. 焦虑:与担心预后有关(依据:担心容貌受损)			
百分比分数计算评分	得分÷40(本站总分)×100×30%(本站权重)=本站得分		

【考核内容评分指引二】

健康评估评分指引			
评分项目	完全做到 2 分	部分做到 1 分	未做到 0 分
专科体检			
1. 自我介绍(姓名与职责),向患者解释沟通目的			
2. 视诊患者面部是否对称,口角有无歪斜			

（续表）

3. 评估面部肿物范围、大小和质地			
4. 扪诊面部肿物，有无触痛、波动			
5. 评估患者张口度			
6. 评估患者有无义齿及牙齿松动度			
7. 评估患者颈部淋巴结是否肿大			
8. 评估拟供皮区皮肤是否完好及肢体活动情况			
护理评估			
9. NRS 评分准确			
10. Caprini 评分准确			
11. Braden 评分准确			
12. Barthel 评分准确			
13. 跌倒风险评估准确			
百分比分数计算评分	得分÷26（本站总分）×100×30%（本站权重）＝本站得分		

注：根据模拟患者病情，NRS 评分 4 分，Caprini 评分 1 分，Braden 评分 23 分，Barthel 评分 100 分，跌倒风险临床判定不符合，Morse 评分 0 分。

考站二　临床问题处理站

【考生指引】

▲考核情境

黄女士，43 岁，诊断为“下颌骨肿瘤”收治入院。完善检查，在全麻下行下颌骨部分切除术＋血管化腓骨肌皮瓣游离移植术，安返病房，带回鼻胃管、伤口引流管、导尿管各 1 根，妥善固定，腓骨肌瓣供区伤口被弹力绷带加压包扎，伤口敷料干燥。带回右前臂留置针 1 根，予 0.9%氯化钠注射液 250 mL＋头孢呋辛钠 1.5 g 静脉输液治疗。患者神志清，心电监护、吸氧中，T 37.0 ℃，P 89 次/分，R 18 次/分，BP 132/82 mmHg。

▲考生任务

1. 患者术毕返回病房，卧床休息，作为责任护士巡视病房，请对患者进行病情观察与健康指导。

2. 术后第 4 天，患者拔除引流管，复查双下肢彩超，结果示右下肢腓静脉血栓形成，汇报医生，开具医嘱：依诺肝素钠注射液 0.4 mL QD 皮下注射，作为责任护士，请做出相应处理。

▲考核时间

8～10 分钟（读题 1 分钟，用物准备 1 分钟，考核 6～8 分钟）。

【考官指引】

▲考核目的

1. 考核考生在下颌骨切除术后进行病情观察与健康指导的能力。

2. 考核考生对下颌骨切除术后发生下肢深静脉血栓的应急处理能力。

▲场景与用物设置

1. 场景:病床 1 张,模拟患者 1 位(心电监护、吸氧、右手抗生素静脉输液治疗中,伤口引流管、鼻胃管、导尿管各 1 根),考官 2 位。

2. 用物:治疗车 1 辆,疼痛评分尺 1 把,卷尺 1 个,彩超报告 1 份,依诺肝素钠注射液 1 支,免洗手消毒液 1 瓶,考生指引 1 份,模拟患者指引 1 份,考官指引 2 份,笔 2 支,白纸数张。

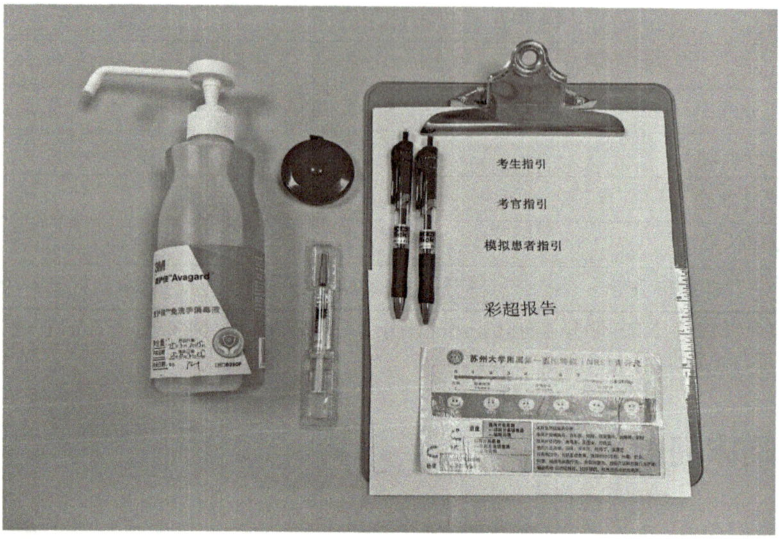

▲监考与评分注意事项

1. 请根据考核内容评分指引评分。

2. 评分项目完全做到得 2 分,部分做到或经由模拟患者提醒做到得 1 分,均未做到不得分。

3. 考核时间结束,立即停止考核,进入下一站点。

【考核内容评分指引一】

临床问题处理评分指引			
评分项目	完全做到 2 分	部分做到 1 分	未做到 0 分
病情观察			
1. 观察患者神志、意识			
2. 查看心电监护的测量记录,复测生命体征,调节报警值			
3. 评估患者是否存在麻醉反应(恶心、呕吐、头晕等)			
4. 评估伤口疼痛情况,进行 NRS 评分			
5. 观察伤口渗血、渗液情况,以及口底有无肿胀			
6. 观察颈部伤口敷料是否干燥			
7. 观察各管道是否固定妥善、通畅,引流液色、质、量情况			

（续表）

8. 观察体位：保持平卧头部正中位			
9. 评估供皮区敷料是否干燥、肢体有无肿胀			
10. 观察静脉通路是否通畅，补液滴速是否符合要求（60～80 滴/分）			
健康指导			
11. 加强体位宣教，保持头部平卧正中位，相对制动			
12. 饮食：指导患者术后 6 小时予鼻饲流质饮食，与营养科协作制订营养计划			
13. 管道：指导患者避免管道受压、折叠、扭曲			
14. 活动：指导患者进行踝泵运动、抬臀训练等			
百分比分数计算评分	得分÷28（本站总分）×100×40%（本站权重）＝本站得分		

【考核内容评分指引二】

临床问题处理评分指引			
评分项目	完全做到 2 分	部分做到 1 分	未做到 0 分
深静脉血栓的处理			
1. 查看彩超结果，核对医嘱，准备用物			
2. 核对患者身份（2 种及以上方式）			
3. 指导卧床休息，患肢抬高制动			
4. 正确测量双下肢腿围并记录（髌骨中点向上 15 cm 和向下 10 cm）			
5. 评估患肢末梢血运情况（皮温、皮色、肢体活动、肿胀程度、毛细血管充盈时间、足背动脉搏动情况）			
6. 遵医嘱每天皮下注射抗凝剂			
7. 洗手，做好护理记录			
健康教育			
8. 指导患者勿热敷注射部位；注意安全，避免磕碰			
9. 指导患者重视并学会自我监测，关注大便、尿液、皮肤黏膜、牙龈等有无出血倾向			
10. 告知患者患肢抬高制动，禁止按摩、热敷			
11. 指导患者保持大便通畅			
12. 关注有无肺栓塞的症状，告知患者如有胸闷、胸痛等症状，及时告知医护人员			
13. 定期复测血结果（血常规、血凝常规）和双下肢彩超			
百分比分数计算评分	得分÷26（本站总分）×100×40%（本站权重）＝本站得分		

考站三 复训护理站

【考生指引】

▲考核情境

黄女士，43岁，初中学历，工人，诊断为"下颌骨肿瘤"收治入院。完善检查，已在全麻下行下颌骨部分切除术+血管化腓骨肌皮瓣游离移植术，现伤口敷料干燥，口底无肿胀，NRS评分1分，病情平稳康复中。

▲考生任务

1. 术后第6天，为保证口腔清洁，请予口腔冲洗专科操作。

2. 术后第15天，鼻胃管已拔除，拟次日出院。患者主诉不了解出院后的注意事项，作为责任护士，请对患者进行健康指导。

▲考核时间

8～10分钟(读题1分钟，用物准备1分钟，考核6～8分钟)。

【考官指引】

▲考核目的

1. 考核考生正确进行口腔冲洗操作的能力。

2. 考核考生正确进行下颌骨切除术后健康指导的能力。

▲场景与用物设置

1. 场景：病床1张，模拟患者1位，考官2位(床旁已安装中心负压吸引装置)。

2. 用物：治疗车1辆，手电筒1个，压舌板1个，听诊器1个，弯盘2个，吸痰杯2个，吸痰管1根，输液器1个(剪去过滤器、头皮针)，口镜1个，纱布1包，干棉签1包，液状石蜡1瓶，漱口液1瓶，免洗手消毒液1瓶，考生指引1份，模拟患者指引1份，考官指引2份，笔2支，白纸数张。

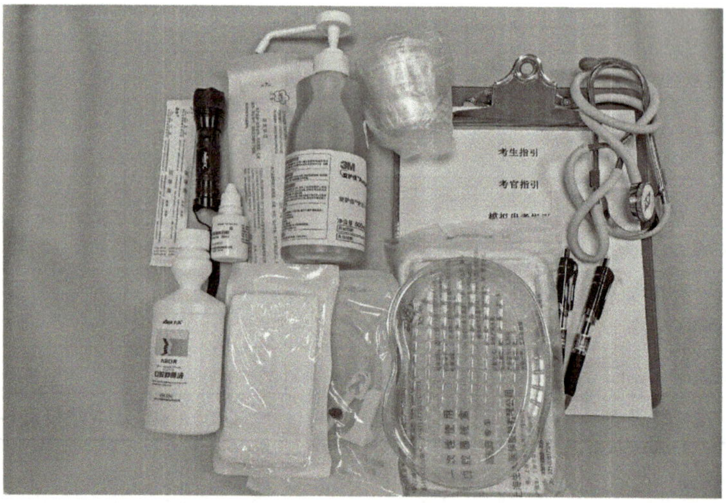

▲监考与评分注意事项

1. 请根据考核内容评分指引评分。
2. 评分项目完全做到得 2 分，部分做到或经由模拟患者提醒做到得 1 分，均未做到不得分。
3. 考核时间结束，立即停止考核，进入下一站点。

【考核内容评分指引一】

复训护理评分指引			
评分项目	完全做到 2 分	部分做到 1 分	未做到 0 分
冲洗前评估			
1. 评估患者病情及合作程度			
2. 评估口腔黏膜情况、口腔卫生状况			
3. 讲解操作目的、配合方法及注意事项			
冲洗液的选择			
4. 根据患者病情，选择合适的冲洗液			
5. 保证冲洗液温度适宜(35 ℃左右)			
口腔冲洗的实施			
6. 调节中心负压为−0.04～0.06 MPa			
7. 将网兜套在漱口液瓶上，插输液器于漱口液瓶中，倒挂漱口液瓶于输液架上，关闭输液调节器			
8. 抬高床头 30°，协助患者取仰卧位，头偏向一侧			
9. 吸痰管连接负压吸引装置，打开负压开关			
10. 嘱患者张口，打开输液调节器，调节适当滴速，右手持输液器，将出水端靠近口腔冲洗的部位，左手持吸痰管配合吸引，边冲边吸			
11. 冲洗过程中观察患者有无不适，注意吸痰管放置在口腔健侧，避免创面受损			
12. 冲洗结束后，再次观察患者口腔情况			
13. 洗手，记录患者口腔卫生状况、黏膜情况和口内伤口情况			
健康教育			
14. 指导患者冲洗过程中勿咽下冲洗液			
15. 指导患者注意口腔卫生			
百分比分数计算评分	得分÷30(本站总分)×100×30%(本站权重)=本站得分		

【考核内容评分指引二】

复训护理评分指引			
评分项目	完全做到 2 分	部分做到 1 分	未做到 0 分
健康教育前评估			
1. 评估患者健康教育内容需求			

(续表)

2. 评估患者对伤口护理的了解情况			
3. 评估患者对术后饮食及用药的了解情况			
4. 评估患者对术后康复锻炼的掌握情况			
5. 评估患者对复诊知识的了解情况			
伤口护理指导			
6. 指导患者注意个人卫生,用柔软牙刷刷牙,每餐后漱口			
7. 指导患者保持伤口清洁干燥,避免洗脸、洗头时污水污染伤口			
8. 指导患者避免压迫、撞击术区,供皮区肢体勿做剧烈运动			
9. 指导患者观察伤口红、肿、热、痛,如有异常及时就诊			
饮食与用药指导			
10. 指导合理饮食,摄入高蛋白、高维生素的温凉饮食			
11. 指导患者小口进食,食物置于患者口腔健侧颊部或健侧舌后方			
12. 指导患者定期监测体重、营养摄入和营养状况,必要时使用营养补充剂			
13. 指导患者避免接触烟草、酒精(包括含酒精的漱口水)、辛辣或磨蚀性食物、极端温度液体、含糖口香糖或含糖软饮料、酸性或含柠檬酸的液体			
康复训练指导			
14. 口唇康复锻炼:舌运动,指导患者进行缩舌、伸舌训练,反复10～15次,并指导其使用舌尖进行唇周轮廓的刮滑,10～15圈;下颌运动,叮嘱患者跟随护理人员口令,将双唇张开的同时,做咀嚼食物动作训练,重复10～15次;口唇闭锁,告知患者紧闭口唇,做鼓腮动作,重复10～15次			
15. 张口受限康复措施:推荐患者在术后3～4周或放疗前1～3周,根据自身情况进行主动(张口法、叩齿)或被动(手指掰开法、支撑法)张口锻炼。张口法:口腔迅速张开,然后闭合,张口到最大限度,停5秒,再闭口;每次练习2～3分钟,3～5次/天			
复诊指导			
16. 说明定期医院复诊的重要性,指导患者出院后2周及1、3、6个月门诊复查,后每3个月复查1次,行颈部放疗者定期监测促甲状腺激素			
17. 指导患者保持积极心态,配合康复治疗			
评估健康教育的效果			
18. 评估患者对健康指导的掌握效果(如复述)			
百分比分数计算评分	得分÷36(本站总分)×100×30%(本站权重)=本站得分		

【模拟患者指引】

一、基本信息

黄女士，汉族，43 岁，身高 158 cm，体重 55 kg，因“左面颊部肿胀伴疼痛 3 月”来院就诊，门诊拟“下颌骨肿瘤”收治入院。初中学历，工人，本地城镇居民医保，家庭支持良好。

二、病情详情

现病史：患者自述 3 个月前无诱因出现左面颊部疼痛，未作处理。1 个月前发现左面颊部肿物，并逐渐增大，质地硬。术前患者左面颊部可见一肿物，约 4 cm×3 cm 大小，质硬，按压乒乓球样感，无明显触压痛。左颊部扪及明显骨质膨隆，部分区域按压囊性，无明显触压痛。张口度约一指半，开口型无特殊。46 残根，表面可见腐质。左侧颌下及颈部可扪及两枚肿大淋巴结，右侧颌下及颈部未扪及明显肿大淋巴结。

既往史：患者既往体健，否认冠心病、肝炎等慢性病史，否认药物、食物、皮肤过敏史，否认烟酒史，否认外伤及手术史，否认家族史。饮食、睡眠、二便可。

护理评估：T 36.9 ℃，P 82 次/分，R 19 次/分，BP 131/69 mmHg。患者神志清，精神可，言语交流好。患者入院时十分焦虑，担心术后容貌受损，希望尽快了解病情，进行治疗。

三、治疗、护理及预后

入院后完善相关检查，第 3 天在全麻下行下颌骨部分切除术＋血管化腓骨肌皮瓣游离移植术，术后带回鼻胃管、伤口引流管、导尿管各 1 根，妥善固定，腓骨肌瓣供区伤口被弹力绷带加压包扎，伤口敷料干燥。带回右前臂留置针 1 根，予 0.9%氯化钠注射液 250 mL＋头孢呋辛钠 1.5 g 静脉输液治疗。回房时患者神志清，心电监护、吸氧中，T 37.0 ℃，P 89 次/分，R 18 次/分，BP 132/82 mmHg。安置患者去枕平卧位，保持头部平卧正中位，相对制动。

术后第 4 天，患者拔除引流管，复查双下肢彩超，结果示右下肢腓静脉血栓形成。汇报医生，遵医嘱予依诺肝素钠注射液 0.4 mL QD 皮下注射。患者半卧位休息中，右下肢抬高制动，掌握深静脉血栓相关知识健康指导内容。

术后第 6 天，患者伤口敷料干燥，口底无肿胀，NRS 评分 1 分，病情平稳康复中，遵医嘱予行口腔冲洗。

术后第 15 天，患者鼻胃管已拔除，医嘱拟次日出院。患者主诉不了解出院后的注意事项及康复锻炼的方法，希望护士能进行详细的指导。

【知识链接】

▲张口受限状况评估

① 轻度张口受限，即上下切牙切缘间距仅可垂直置入两横指，最大切牙间距（MIO）为 20～25 mm。

② 中度张口受限，即上下切牙切缘间距仅可垂直置入一横指，MIO 为 10～<20 mm。

③ 重度张口受限，即上下切牙切缘间距不到一横指，MIO<10 mm。

④ 完全张口受限，即完全不能张口，也称牙关紧闭。

参考文献

1. 中华人民共和国国家卫生健康委员会医政医管局.甲状腺癌诊疗指南(2022年版)[J].中国实用外科杂志,2022,42(12):1343-1357,1363.
2. 中国抗癌协会乳腺癌专业委员会,中华医学会肿瘤学分会乳腺肿瘤学组.中国抗癌协会乳腺癌诊治指南与规范(2024年版)[J].中国癌症杂志,2023,33(12):1092-1186.
3. 国家卫生健康委办公厅.胰腺癌诊疗指南(2022年版)[J].临床肝胆病杂志,2022,38(5):1006-1015.
4. 中华医学会神经外科学分会功能神经外科学组,中国医师协会神经外科医师分会功能神经外科学组.听神经瘤围手术期面瘫防治中国专家共识[J].中华神经外科杂志,2021,37(5):433-438.
5. 中国医师协会神经外科医师分会神经重症专家委员会,北京医学会神经外科学分会神经外科危重症学组.神经外科中枢神经系统感染诊治中国专家共识(2021版)[J].中华神经外科杂志,2021,37(1):2-15.
6. 吴欣娟,高远,王洁.骨科专科护理[M].北京:人民卫生出版社,2024.
7. 熊云新,叶国英.外科护理学[M].4版.北京:人民卫生出版社,2018.
8. 马燕飞,宁宁,周宗科,等.老年患者全髋关节置换术后跌倒预防的最佳证据总结[J].华西医学,2024,39(10):1585-1591.
9. 中华医学会物理医学与康复学分会,四川大学华西医院.中国膝骨关节炎康复治疗指南(2023版)[J].中国循证医学杂志,2024,24(1):1-14.
10. 林焱斌,陈晓梅.老年髋部骨折围术期管理与手术治疗[M].北京:人民卫生出版社:2019.
11. 邬波.老年骨折的合并症与并发症[M].沈阳:辽宁科学技术出版社:2020.
12. 国家癌症中心,中国医师协会胸外科医师分会,中华医学会胸心血管外科学分会,等.中国可切除食管癌围手术期诊疗实践指南(2023版)[J].中华消化外科杂志,2023,22(11):1272-1290.
13. 中华护理学会.胸腔闭式引流护理:T/CNAS 25—2023[S].
14. 中华医学会胸心血管外科分会瓣膜病外科学组.风湿性二尖瓣病变外科治疗指征中国专家共识[J].中华胸心血管外科杂志,2022,38(3):132-137.
15. 中华医学会器官移植学分会,中国医疗保健国际交流促进会肾脏移植学分会.中国肾脏移植手术技术操作指南(2023版)[J].中华器官移植杂志,2024,45(9):573-581.

16. 中华医学会器官移植学分会. 中国肾脏移植术前准备操作指南(2023 版)[J]. 中华器官移植杂志,2024,45(9):563-572.
17. 孔北华,马丁,段涛. 妇产科学[M]. 10 版. 北京:人民卫生出版社,2024.
18. 杨培增,范先群. 眼科学[M]. 9 版. 北京:人民卫生出版社,2018.
19. 席淑新,肖惠明. 眼耳鼻咽喉科护理学[M]. 5 版. 北京:人民卫生出版社,2021.
20. 顾芬,王悦平,杨文玉,等. 口腔颌面头颈肿瘤术后康复护理专家共识[J]. 上海交通大学学报(医学版),2023,43(10):1289-1296.

附录

一、疼痛评估量表

数字分级评分法(NRS评分)

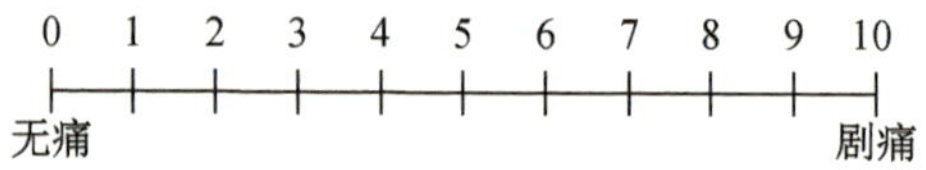

使用方法:将疼痛程度用数字 0～10 依次表示,0 表示无疼痛,10 表示最剧烈的疼痛。交由患者自己选择一个最能代表自身疼痛程度的数字,或由医护人员询问患者疼痛有多严重,由医护人员根据患者对疼痛的描述选择相应的数字。按照疼痛对应的数字将疼痛程度分为:轻度疼痛(1～3),中度疼痛(4～6),重度疼痛(7～10)。

二、压力性损伤风险评估量表

压力性损伤风险评估量表

评价内容	1 分	2 分	3 分	4 分
感知能力	完全受限	非常受限	轻微受限	无损害
潮湿度	持续潮湿	非常潮湿	偶尔潮湿	罕见潮湿
活动能力	卧床	坐椅子	偶尔步行	经常步行
移动能力	完全不能移动	非常受限	轻微受限	不受限
营养摄取能力	非常差	可能不足	充足	良好
摩擦力和剪切力	存在问题	潜在问题	不存在问题	—

风险判断:

轻度危险:15～16 分;中度危险:13～14 分;高度危险:10～12 分;极高度危险:≤9 分。

量表使用说明:

(1) 新入院/新入科患者进行首次评估,并记录于护理记录单上。评分结果≤9 分需填写压力性损伤预警上报表。

(2) 评分低于 16 分预测有压力性损伤发生的危险,每周评估并记录,记录内容包括措施、评价。

(3) 病情发生变化时,及时再评估并记录。

三、跌倒风险临床判定法

跌倒风险临床判定法

跌倒风险等级	患者情况
跌倒低风险	昏迷或完全瘫痪
跌倒中风险	存在以下情况之一： (1) 过去 24 小时内曾有手术镇静史； (2) 使用 2 种及以上高跌倒风险药物
跌倒高风险	存在以下情况之一： (1) 年龄≥80 岁； (2) 住院前 6 个月内有 2 次及以上跌倒经历，或此次住院期间有跌倒经历； (3) 存在步态不稳、下肢关节和/或肌肉疼痛、视力障碍等； (4) 6 小时内使用过镇静、镇痛、安眠药物

注：当患者不符合跌倒风险临床判定法中任何条目时，宜使用莫尔斯(Morse)跌倒评估量表进行评估，根据总分判定为跌倒低风险、跌倒中风险、跌倒高风险。

四、莫尔斯(Morse)跌倒评估量表

莫尔斯(Morse)跌倒评估量表

项目	评分标准	分值
跌倒史	无	0
	有	25
超过一个疾病诊断	无	0
	有	15
使用助行器具	没有需要/卧床休息/坐轮椅/护士帮助	0
	拐杖/手杖/助行器	15
	依扶家具	30
静脉输液	否	0
	是	20
步态	正常/卧床休息/轮椅	0
	虚弱	10
	受损	20
精神状态	正确评估自我能力	0
	高估/忘记限制	15

注：<25 分为跌倒低风险，25～45 分为跌倒中风险，>45 分为跌倒高风险。

五、静脉血栓栓塞症风险评估量表

静脉血栓栓塞症风险评估量表

患者相关危险因素	评分	疾病相关危险因素	评分
□年龄 41～60 岁	1	□下肢静脉曲张	1
□肥胖(体重指数≥25 kg/m^2)	1	□炎性肠病史	1

（续表）

患者相关危险因素	评分	疾病相关危险因素	评分
□妊娠期或产后(1个月内)	1	□严重的肺部疾病,含肺炎(1个月内)	1
□不明原因或反复自发流产	1	□肺功能异常(FEV_1%＜50%)	1
□口服避孕药或激素替代治疗	1	□急性心肌梗死	1
□因内科疾病卧床	1	□充血性心力衰竭(1个月内)	1
□下肢水肿	1	□脓毒血症(1个月内)	1
		□小手术(＜45分钟)	1
□卧床＞72小时	2		
□石膏固定(1个月内)	2	□恶性肿瘤	2
□年龄61～74岁	2	□大手术(＞45分钟)	2
		□腹腔镜手术(＞45分钟)	2
□年龄≥75岁	3	□关节镜手术	2
□VTE家族史	3	□中心静脉置管	2
□VTE病史	3		
□肝素诱导的血小板减少症	3	□脑卒中(1个月内)	5
□抗心磷脂抗体阳性	3	□急性脊髓损伤(瘫痪)(1个月内)	5
□凝血酶原20210A或因子V Leiden阳性	3	□择期髋关节置换术	5
□蛋白C、蛋白S和/或抗凝血酶缺陷	3	□择期膝关节置换术	5
□狼疮抗凝物阳性	3	□髋关节、骨盆或下肢骨折、多发性创伤(1个月内)	5
□其他先天或获得性易栓症	3		
风险判断:低危0～2分;中危3～4分;高危≥5分			

量表来源:本表基于美国胸科医师学会(American College of Chest Physicians,ACCP)指南修订。

六、日常生活能力评估量表

日常生活能力评估量表

序号	项目	完全独立	需部分帮助	需极大帮助	完全依赖
1	进食	10	5	0	—
2	洗澡	5	0	—	—
3	修饰	5	0	—	—
4	穿衣	10	5	0	—
5	控制大便	10	5	0	—
6	控制小便	10	5	0	—
7	如厕	10	5	0	—
8	床椅转移	15	10	5	0
9	平地行走	15	10	5	0
10	上下楼梯	10	5	0	—
Barthel评分总分:					
分级:					

分级标准:无须依赖,总分100分,日常生活活动能力良好,无须他人帮助。

轻度依赖,总分61～99分,能独立完成部分生活活动,但需一定帮助。

中度依赖,总分41～60分,需要极大帮助才能完成日常生活活动。

重度依赖,总分≤40分,大部分日常生活活动不能完成或完全需人照料。